Informacja o prawach autorskich

Zastrzeżenia i uwagi prawne

Informacje zawarte w tej książce służą wyłącznie do celów edukacyjnych. Nie jestem lekarzem i nie należy ich traktować jako porady lekarskiej. Informacje zawarte w tej książce są oparte na moich doświadczeniach, badaniach, a także na moich interpretacjach dostępnych obecnie badań.

Porady i wskazówki podane w tym przewodniku są przeznaczone wyłącznie dla zdrowych dorosłych osób. Każda osoba niepewna swojego zdrowia, powinna skonsultować się ze swoim lekarzem, aby upewnić się, że wskazówki podane w tej książce są odpowiednie dla jej indywidualnych potrzeb i okoliczności.

Jeśli masz jakiekolwiek problemy zdrowotne lub istniejące wcześniej schorzenia, skonsultuj się ze swoim lekarzem przed zastosowaniem jakichkolwiek informacji przedstawionych w tym przewodniku. Produkt służy wyłącznie do celów informacyjnych i treningowych, a autor nie ponosi żadnej odpowiedzialności za jakiekolwiek zobowiązania, szkody, rzeczywiste lub domniemane, wynikające z informacji zawartych w tej książce.

243 ASANY JOGI
ILUSTROWANY PRZEWODNIK DLA PRAKTYKÓW

autorzy
DOROTA KAMIŃSKA & ANIL MELWIN MACHADO

Wykonanie asan oraz tłumaczenie
DOROTA KAMIŃSKA

Fotografia
ALEKSANDRA PIEKARSKA
KARINA DOMIŃCZAK

Tłumaczenie i korekta *(Proof reading)*
DARIA JABŁONSKA

Tytuł wydania oryginalnego:
„Yoga Asanas. An illustrated guide for practitioners"

ISBN: 9798345844304
WCTTA
World Complementary Trainers & Therapists Accreditation
Sieradz 98-200, Polska

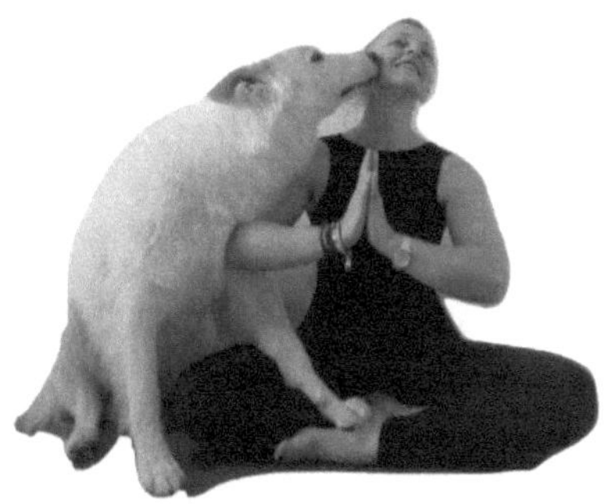

WPROWADZENIE

Joga jest jedną z sześciu starożytnych filozofii wedyjskich.
Mimamsa - refleksja lub dociekania krytyczne.
Vedanta - ostatni odcinek Wed.
Nyaya - logika i badanie źródła wiedzy.
Vaiseshika - empiryczna szkoła atomizmu.
Sankhya/Samkhya - ateistyczna i wysoce dualistyczna teoretyczna
wykładnia świadomości i materii.
Joga – jarzmo; zjednoczenie Jaźni z Boskim Ja. Osiągnięcie stanu
Samadhi lub ostatecznego celu jako Moksza lub Kaivalya.

„Jest tyle pozycji, ile jest gatunków istot. Tylko Maheśvara (Pan Sziwa)
zna wszystkie ich odmiany. Z 8 400 000 (asan) wymieniono jedną na
100 000. W ten oto sposób Sziwa stworzył osiemdziesiąt cztery
asany/pozycje (pitha) dla joginów".
- (Goraksha Paddhati 1,8 - 1,9)[1]

Większość joginów dzisiaj i na przestrzeni dziejów Indii uważało,
że oto Pan Sziwa był twórcą 84 asan, o których wspomina się w kilku
klasycznych tekstach o jodze. Te 84 asany symbolizują 8 400 000
różnych stanów odczuwanych przez Sziwę i Parwati, tworzących siłę
życiową we Wszechświecie. Liczba ta stanowi ważny aspekt filozofii jogi -
jest ona symboliczna i nie należy jej rozumieć dosłownie - dlatego teksty
klasyczne i jogini często wspominają o 84 podstawowych asanach.
Wśród tradycji wedyjskich 84 symbolizuje świętą liczbę, oznaczającą
harmonijne połączenie pomiędzy osobą a kosmosem. Dlatego też
wskazanie 84 asan ma podłoże duchowe. Jednak pełna lista asan Sziwy
nie może być opisana, a tylko w jednym tekście, „Hatharatnavali",
wymienione są metaforyczne nazwy wszystkich 84 pozycji, jednak bez
żadnych szczegółowych opisów na ich temat.

W systemie Asztangi (ośmiostopniowej ścieżki jogi) Patanjalego
w „Jogasutrach", asany są trzecią odnogą tej drogi. Patanjali określa
asanę jako „Sthiram sukham asanam", co oznacza „ustaloną, wygodną
pozycję".
„Yoga Yajnavalkya" (szacowana na 500 l. p. n. e.- 400 l. p. n. e.)
wymienia 8 asan.
„Yoga Tattva Upanishad" (100 l. p. n. e. - 150 l. n. e.) przedstawia tylko
4 asany.
„Shiva Purana" (2 - 1 p. n. e.) wspomina o 8 asanach.
„Joga Kundalini Upanishad" (napisana jakiś czas po „Jogasutra"),
asanami nazywa pozycje siedzące Padmasana i Wadżrasana podczas
pranajamy.

---

[1] "Goraksha Paddhati", znana też jako "Goraksha Samhita". Uważa się, że autorem
dzieła jest Gorakhnath

„Vimanarcanakalpa (X - XI w. n. e.) - tekst prozatorski o Hatha Jodze - opisuje 9 asan.

„Goraksha Sataka" z X w. wspomina o 84 asanach, a „Hatha Pradipika" z XV w. wymienia ich 15. „Hatha Pradipika" podaje też, że bez wzmocnienia ciała i uzdrowienia umysłu nie można osiągnąć żadnych duchowych celów.

„Gheranda Samhita", XVII-wieczny tekst o Hatha Jodze, mówi o 32 asanach.

„Shiva Samhita", XVII-wieczne dzieło (choć niektórzy uczeni twierdzą, że zostało napisane już około XIII w.) nazywa 84 asany, ale opisuje tylko 4. „Bahr al-Hayat" („Ocean życia") Muhammada Ghawtha, opublikowany w 1602 roku, jest pierwszym ilustrowanym podręcznikiem w języku perskim, poświęconym Hatha Jodze, który zawiera obrazy przedstawiające 22 asany. Podobnie jest z kilkoma tekstami Upaniszad i Tantr, które wspominają o znaczeniu asan w praktyce jogi.

W dzisiejszych czasach kluczowy aspekt asany jest często pomijany. Jej podstawą jest zawsze głębokie skupienie umysłu. Ma ono wywierać szczególny wpływ na ludzką świadomość poprzez proces **drdhata** (co oznacza „ten, który łączy w sobie atrybuty siły, stałości, determinacji i rzetelności"). Jeśli chodzi o tajemny, mało znany element asany, najistotniejsza i niezbędna jest fundamentalna myśl, skłaniająca ucznia do nawiązania relacji z boskością. To przemyślenie pomaga osobie praktykującej poznać i dotrzeć do nieuchwytnego znaczenia każdej asany. Prawdziwe pozycje powinny być doświadczane jako obrazy i „doskonałe piętno". Przyjmując daną pozycję, czynimy to w celu przemiany w "żywy posąg boskiej istoty". Stan ten decyduje o zatrzymaniu rozprzestrzeniania się przepływów pranicznych organizmu. Bezstronność, czystość i stałość umysłu wolnego od wcześniejszych założeń, powinny znaleźć swoje odbicie w ciele poprzez stworzenie nadzwyczajnego obrazu, np. „posągu boskiej istoty". Ma to znaczenie również z cielesnego punktu widzenia, pozwala bowiem uczniowi utrzymać przez dłuższy czas spokojną pozycję bez dyskomfortu lub bólu (szczególnie w linii kręgosłupa), w błogim odczuciu tajemniczego porządku przekazanego praktykującemu. Jest to, jak dotąd, przygotowanie do realizacji asany.

Zgodnie ze współczesną jogą, katalog asan obejmuje pozycje proste, relaksacyjne, regeneracyjne, terapeutyczne, skomplikowane, skrętne, ekstremalne lub równoważne. W większości przypadków ćwiczenie asan uważa się za główną koncepcję jogi i w dużej mierze ignoruje się jej ogólną filozofię. Niektórzy uważają, że określenie „asany jogi" oznacza pewne pozycje, a dusza tego, który je tylko i wyłącznie wykonuje, z łatwością łączy się z „Najwyższą Duszą". Jednak wiele osób traktuje pozycje jogi po prostu jako wszechstronny, holistyczny trening fitness, który poprawia elastyczność, gibkość, pomaga schudnąć, usprawnić ogólną równowagę, pozbyć się stresu, zwalczyć depresję, lęk, napięcie, pozbyć się chorób; jako ćwiczenia przed i po urodzeniu dziecka, ćwiczenia odtruwające, lek na bóle pleców, lepszy sen, lepszy seks, lepszą odporność, otwarcie czakr, przebudzenie Kundalini itd., itp. Związek pomiędzy umysłem a ciałem jest tak doskonały i jednocześnie tak subtelny, że nie dziwi już nikogo fakt, iż trening fizyczny przynosi określone przemiany i korzyści umysłowi. Nie byłbym zatem zupełnie krytyczny wobec współczesnej praktyki asan lub jogi posturalnej, która kryje się pod nazwą „joga". Chciałbym jednak wzbudzić zainteresowanie i świadomość praktykujących, aby zrozumieli też prawdziwą filozofię Jogi.

Chociaż pierwotna intencja asany była czymś głębokim duchowo, tak czy inaczej, obecny wgląd i badania wykazały niezliczone korzyści dla ciała i umysłu. Jej praktykowanie jest najlepszą formą aktywności fizycznej dla każdej komórki, organu i każdego układu w ludzkim ciele. Zarówno ciało, jak i umysł potrzebują ćwiczeń. To dość oczywiste, że wykonując asany, można poprawić elastyczność ścięgien, mięśni i kręgosłupa. Korzyści zdrowotne są jednak dużo większe, niż tylko uzyskanie elastyczności. Wszystkie asany zwiększają przepływ krwi i tlenu w konkretnym organie i oczywiście, do pewnego stopnia, w całym ciele. Działa to korzystnie na układ sercowo-naczyniowy i limfatyczny. Jako że system limfatyczny „nie ma serca", które pomaga wypompować toksyny, ćwiczenie asan przyczynia się do utrzymania płynnego funkcjonowania tego układu, zapobiegając zastojowi lub zatkaniu węzłów chłonnych. Praktyka polega na kontrolowaniu i formowaniu idealnych pozycji. Ponadto, modeluje ona i buduje siłę mięśni, może korygować złą postawę, uwalniać od bólu i spięć nagromadzonych w ciele, które powodują problemy z poruszaniem się. Dzięki niej można też pracować nad urazami stawów łokciowych i kolanowych oraz rozluźnić napięte mięśnie karku, barków i innych grup. Oto niektóre z wielu korzyści praktyki asan.

ODRODZENIE ASAN W CZASACH WSPÓŁCZESNYCH

W XX w. joga ponownie zyskała popularność, powróciła i przekształciła się w praktykę jogi posturalnej. Obecnie nacisk kładzie się na asanę (pozycję) i vinjasę (sekwencję pozycji) i ta praktyka uważana jest za jogę. Inni z kolei używają technik medytacyjnych New Age, które także nazywają jogą. Surya Namaskar (Powitanie Słońca) również znalazło swoje miejsce i zyskało duże znaczenie we współczesnej jodze posturalnej. Nie jest ona ani starożytna, ani zakorzeniona w starożytnych tekstach o jodze. Jest też czymś innym, niż starożytne Uwielbienie Słońca lub inwokacja do słońca wykonywana przez braminów. Możemy prześledzić praktykę Surya Namaskar od **Sant Samarth Ramdas** i od **radży Aundh, Sri Bhawanrao Pant Pratinidhi**. Obecnie Powitanie Słońca przekształciło się w inne odmiany, takie jak Surya Namaskar A, B, Tańczący Wojownik A, B, C, D oraz w inne formy vinyasy. W rzeczywistości to **T. Krishnamacharya** miał potężny wpływ na współczesną jogę posturalną. Jego nauki były możliwe dzięki patronatowi maharadży Krishnaraja Wodeyara z Majsuru. Rozkwitły one w latach trzydziestych i czterdziestych XX w. w pałacu w Majsurze, jako część edukacji młodych chłopców, głównie z elitarnej klasy. „The Yoga Tradition of the Mysore Palace" („Tradycja jogi w pałacu Majsur"), oferuje dogłębne spojrzenie na okoliczności, które pozwoliły na ewolucję i rozpowszechnienie stylu jogi Krishnamacharyi, szczególnie przez jego wpływowych studentów **B.K.S. Iyengar** i **K. Pattabhi Jois**. XIX-wieczny rękopis z pałacu w Majsurze o nazwie „Sritattvanidhi", autorstwa maharadży Majsuru, **Krishnaraja Wodeyara III**, zawiera opisy i ilustracje 122 póz, w tym stania na rękach, wariacji pozycji lotosu, pozycji z użyciem lin, wygięć do tyłu i akrobacji typu „nogi za głową". Rękopis zawiera również niektóre pozy z XIX-wiecznego manuskryptu gimnastycznego **„Vyayama Dipika"**. Prawdopodobnie to na początku XIX w. do praktyki jogi włączono kilka indyjskich i europejskich nowości - kulturystycznych oraz gimnastycznych ćwiczeń i póz. Można zauważyć, że Sritattvanidhi był pod silnym wpływem gimnastyki, natomiast T. Krishnamacharya pozostawał pod wpływem Sritattvanidhi.

Od tego czasu nastąpił gwałtowny wzrost liczby asan, spopularyzowanych, ponownie wynalezionych lub włączanych do różnych szkół jogi jako „odwieczna tradycja". Większość szkół jogi w Indiach nie ma tekstu pisanego, ani programu zawierającego szczegółowy opis asan, a jednak twierdzą one, że tajniki pozycji zostały im przekazane w formie wiedzy ustnej, poprzez tradycję Guru - Shishya (relacja mistrz - uczeń). Niektóre szkoły mówią, że asany zawsze były częścią większego celu jogi w Indiach, ale dopiero w XX w. trend jogi posturalnej zwyciężył i rozpowszechnił się we współczesnym świecie. Jednakże, przeglądając starożytne teksty i praktyki tam opisane, można zauważyć, że asany były w zasadzie pozycjami siedzącymi, następnie ewoluowały one wraz z nadejściem Tantry i Hatha Jogi w średniowieczu, a w XX w. liczyły już ponad tysiąc nowych pozycji, które zostały dodane pod sztandarem Jogi.

Wiele osób profesjonalnie zajmujących się tą tematyką stara się odzyskać doniosłe dziedzictwo prawdziwej Jogi. Podczas gdy myślą przewodnią jogi jest „najbardziej godny uwagi cel nieziemskiej drogi", praktyki jogiczne dają natychmiastowe i istotne korzyści każdemu, kto szanuje ich głębię. Fizyczne i psychiczne uleczenie to jedno z ważniejszych osiągnięć tego systemu. Jest nim również niezwykły wpływ na odczucie ogólnego zjednoczenia i przyjaźni. Podobnie, joga dominuje jako komplementarny, opcjonalny sposób leczenia niektórych dolegliwości. Według naukowców, leczenie jogą jest owocne ze względu na wyrównanie równowagi, zachodzące w układzie hormonalnym, które bezpośrednio wpływa na inne systemy i narządy ciała. W każdym razie, dla większości ludzi joga jest zasadniczo metodą na utrzymanie dobrego samopoczucia i dobrostanu w nieubłaganie niespokojnym społeczeństwie i świecie.

Asany usuwają fizyczny i psychiczny niepokój nagromadzony podczas pracowitego dnia. W dobie technologii i zakupowego szaleństwa, praktyka asan pozwala nawet zachować rozważność i negocjacyjną roztropność. Co wykracza poza nasze zwykłe oczekiwania względem jogi, to fakt, że jej ukryte standardy są prawdziwym narzędziem do walki z niepokojem społecznym. Kiedy świat jest pełen dylematów, odrzuca dawne wartości i jakości, nie dając nic w zamian, joga przynosi ludziom możliwość odkrycia i kontaktu ze swoim prawdziwym ja.

Dzięki temu związkowi z autentycznym „ja" możliwa staje się w dzisiejszym czasie zgoda, a współczucie może rozwijać się tam, gdzie dotąd go nie było. Pod tym względem joga jest daleka od bycia zasadniczo aktywnością fizyczną, a raczej staje się inspiracją do rozpoczęcia nowego stylu życia, który łączy zarówno treści wewnętrzne, jak i zewnętrzne. Tak czy inaczej, na przestrzeni życia jest ona spotkaniem, którego nie można objąć umysłem, a które okazuje się ciągłą nauką poprzez trening i doświadczanie. Czy kładziemy nacisk na stronę duchową, medytacyjną, czy fizyczną, posturalną w jodze, nadal oferuje ona praktykującemu spokój i ciszę oraz czyni go lepszym.

Klasyfikacja pozycji (asan) obecnie:
1. Pozycje stojące - Uttistha sthiti asana.
2. Pozycje siedzące - Upavistha sthiti asana.
3. Pozycje skłonu w przód - Paschima pratana sthiti asana.
4. Pozycje wygięcia w tył - Purva pratana sthiti asana.
5. Pozycje skrętne boczne - Parivritta sthiti asana.
6. Pozycje odwrócone - Viparita sthiti asana.
7. Pozycje „zawiązania ciała" - Grathen sthiti asana.
8. Pozycje w leżeniu tyłem - Supta sthiti asana.
9. Pozycje równoważne - Bhujatolana sthiti asana.
10. Pozycje spoczynkowe - Visranta karaka sthiti asana.

Doświadczony guru, instruktor lub nauczyciel potrafi stopniować asany z powyższej klasyfikacji od prostych do najbardziej skomplikowanych.

Asany oznaczone sanskryckimi afiksami w czasach współczesnych:

Adho – w dół (jak w Adho Mukha Svanasana – Pies Z Głową W Dół)
Ardha - pół (jak w Ardha Padmasana - Półlotos)
Baddha - związany (Baddha Konasana - Związany Kąt)
Dvi – dwa (Dvi Pada Koundinyasana - poza Dwunożna Mędrca Koundinya)
Eka – jeden (Eka Pada Sirsasana – założenie jednej nogi za głowę)
Parivritta - odwrócony (Parivritta Trikonasana - Odwrócony Trójkąt)
Prasarita – rozłożony, rozstawiony (Prasarita Padottanasana – Skłon do przodu z szeroko rozstawionymi nogami)
Salamba - odwrócona (Salamba Sarvangasana – Świeca)
Supta - leżący na plecach (Supta Virasana - Leżący Bohater)
Upavishta - siedzący (Upavishta Konasana – Posadzony Kąt)
Urdhva - w górę (Urdhva Mukha Svanasana - Pies Z Głową W Górę)
Utthita – rozciągnięty, rozpostarty (Utthita Parsvakonasana - Rozpostarty Kąt)
Viparita - odwrócony (Viparita Dandasana – Odwrócony Kij).

DRISHTI

Jest to punkt skupienia uwagi podczas wykonywania asany. Celem Drishti jest wzmocnienie koncentracji i pomoc w wejrzeniu w głąb siebie. Mogą być one następujące:

Nasagre - nos.
Ajna lub Bhrumadhye - trzecie oko, między brwiami.
Nabi - pępek.
Padayoragre - palce lub stopy.
Parshva – na prawą lub lewą stronę.
Angushtamadhye - kciuki.
Antara – wewnętrzny.
Urdhva - do nieba.
Hastagrai – dłoń lub ręka.

ŚRODKI OSTROŻNOŚCI I PORADY

Przed rozpoczęciem praktyki asan należy opróżnić pęcherz i jelita.
Wskazane jest, aby wykonywać asany na czczo lub przynajmniej trzy do czterech godzin od ostatniego posiłku.
Zawsze oddychaj przez nos i nigdy nie wstrzymuj oddechu.
Kiedy rozpoczynasz od spojrzenia w górę, zawsze zrób wdech.
Wchodząc w pozycję skłonu do przodu lub skrętu, wykonaj wydech.
W skrętach lub skłonach do przodu będziesz mieć ochotę na wdech lub wstrzymanie oddechu - powstrzymaj się od tego.
Nie wykonuj asan po długim dniu spędzonym na słońcu.
Ćwicz w dobrze przewietrzonym i wentylowanym pomieszczeniu/przestrzeni, w ciszy i spokoju. Jeśli ćwiczysz na świeżym powietrzu, nie rób tego w ostrym słońcu, przy silnym wietrze, w zanieczyszczonych lub brudnych miejscach.
Podczas praktyki nie zapalaj sztucznych kadzidełek, ani innych sztucznych aromatycznych świec w swoim pokoju.
Nigdy nie wywieraj nadmiernego nacisku, ani nie nadwerężaj się podczas wykonywania asan.
Asany mogą być praktykowane w każdej grupie wiekowej.
Osoby cierpiące na choroby przewlekłe lub te, które przeszły operacje w ciągu ostatnich sześciu miesięcy, kobiety w ciąży lub osoby cierpiące na dyskopatię i inne problemy kręgosłupa, muszą skonsultować się z lekarzem przed rozpoczęciem praktyki.
Asany najlepiej ćwiczyć między 4 a 6 rano. Jednak inne pory dnia są również możliwe, z wyjątkiem czasu bezpośrednio po posiłku.
Włóż wygodną odzież.
Unikaj żucia gumy lub innych pokarmów podczas ćwiczeń. Nie pij za dużo wody. Wypij jeden lub dwa łyki, tylko po to, aby zwilżyć usta.
Zaleca się wzięcie zimnego prysznica przed rozpoczęciem sesji, ponieważ będzie to skuteczne podczas ćwiczeń, a po treningu ponownie, aby zmyć toksyny z ciała.
Po zakończeniu praktyki asan jogi, zawsze połóż się na plecach w Shavasanie (Pozycji Trupa) na 10 - 15 minut. Następnie powoli odwróć się w prawo, zrelaksuj się leżąc na prawym boku przez 2 - 5 minut, potem wolno wróć do pozycji siedzącej.

Początkujący: Wykonuj każdą asanę przez 20 - 30 sekund.

Średnio zaawansowany: (po 3 - 6 miesiącach regularnej praktyki). Wykonaj 4 oddechy po 8 sekund każdy dla każdej asany (czyli 4 sekundy głębokiego wdechu i 4 sekundy całkowitego wydechu). Następnie, w miarę postępów, dodawaj 1 sekundę do każdego oddechu tak, aby każdy oddech trwał np. 9 sekund, następnie 10 sekund, potem 11 sekund itd.

Zaawansowany: (czyli osoba średnio zaawansowana po 6 - 8 miesiącach regularnych ćwiczeń). Wykonaj 7 oddechów po 12 sekund każdy (czyli 6 sekund wdechu i 6 sekund wydechu). Możesz następnie, w miarę postępów, dodawać 1 sekundę do każdego oddechu. Gdy nabierzesz wprawy i biegłości, liczba oddechów może wynosić od 4 do 10, a każdy z nich może trwać 21 sekund (6 sekund wdech + 15 sekund wydech = 21 sekund na każdy oddech).

       Ta mantra, która pojawiła się w „Katha Upanishadach", podkreśla wagę owocnej relacji między nauczycielem a uczniami. Poczucie wspólnoty i jedności celu wzmacnia skuteczność ich wysiłków w dążeniu do duchowej wiedzy. Pragnienie, aby ten związek był wolny od wszelkiej niezgody wynika z głębokiej pokory i bezgranicznej miłości odczuwanej w obecności boskiej energii w każdym z nas.

Swoją praktykę zawsze zaczynam od tej mantry:

Om saha naavavatu Aum - Niech Bóg/moc nadludzka chroni nas wszystkich

Saha nau bhunaktu - Niech nas wszystkich przyjmie i nakarmi

Saha viryan karavaavahai - Niech w nas działa z wielką siłą

Tejasvi naavadhitamastu - Niech nasza nauka świeci jasno

Maa vidvishhaavahai - Niech nie będzie między nami niezgody

Om shantih shantih shantih Aum - Pokój. Pokój. Pokój dla wszystkich

Uwaga: W celu uniknięcia zbyt wielu powtórzeń w tekście, dla niektórych asan i ich odmian nie są przedstawione Drishti, korzyści i środki ostrożności, ponieważ jedna podstawowa asana wspomina już o nich wcześniej.

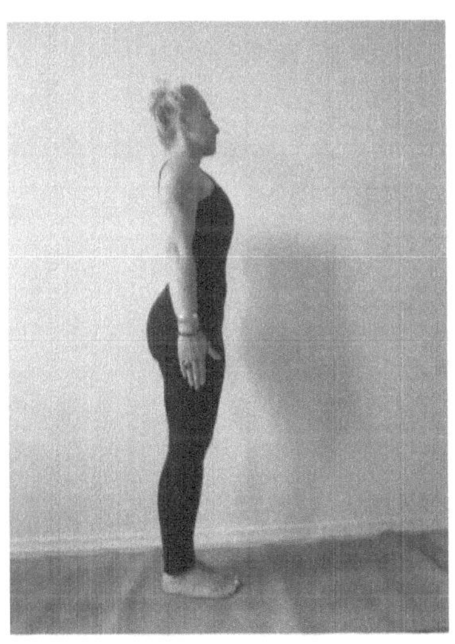 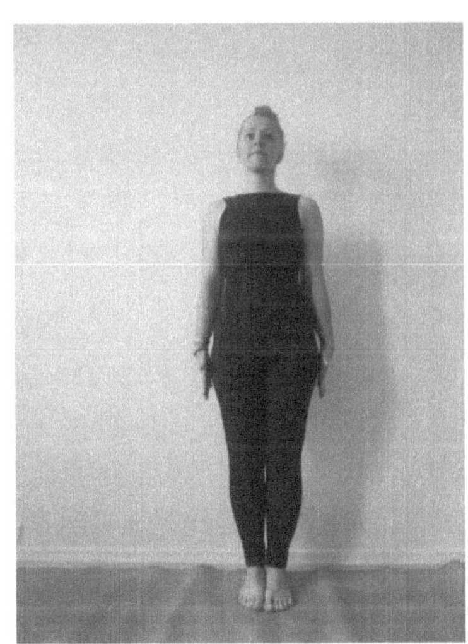

Ta asana jest podstawą dla wszystkich pozycji stojących i często jest stosowana jako przygotowanie do nich.

Metoda: Stań ze złączonymi stopami. Pozwól im zakorzenić się w podłodze. Zaangażuj uda, napinając je i podciągając w górę rzepki kolan. Zrotuj uda do wewnątrz, tworzy się w ten sposób przestrzeń dla guzów kulszowych. Utrzymuj wyprostowaną postawę górnej części tułowia.

Lekko wciągnij brzuch. Barki powinny być rozluźnione i skierowane lekko do tyłu. Ramiona naturalnie zwisają po bokach ciała.

Wydłuż szyję, broda powinna być ustawiona równolegle do podłogi. Początkowo możesz sprawdzić swoją pozycję w lustrze. Upewnij się, że ramiona są ułożone bezpośrednio w linii z biodrami, a biodra bezpośrednio nad stopami.

Możesz także zamknąć oczy, aby zbudować świadomość ciała.

Korzyści: Ta pozycja poprawia postawę i zapewnia prostą sylwetkę.

Drishti: Nasagre (nos).

Środki ostrożności: Jeśli odczuwasz zawroty głowy lub jesteś w ciąży, możesz stać z nieco szerzej rozstawionymi nogami.

TADASANA NAMASKAR

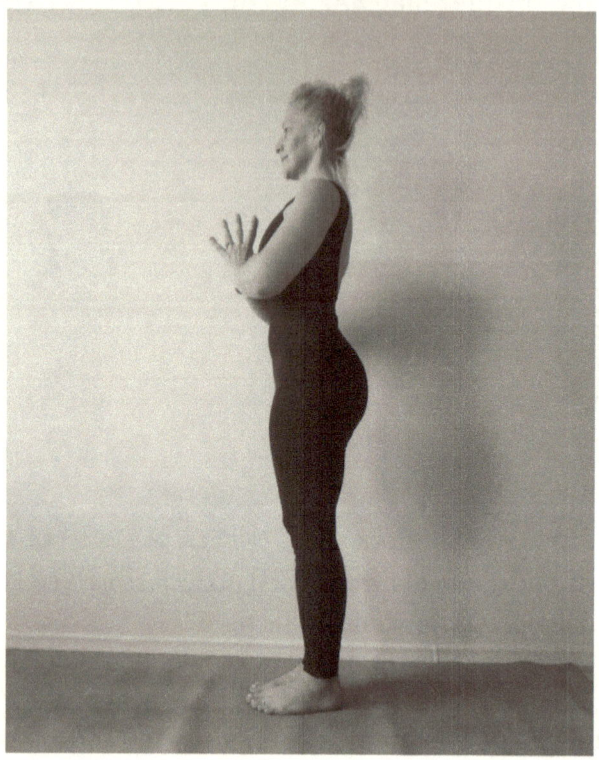

Odmiana Tadasany: ręce połączone są razem jak w modlitwie (Namaste/Namaskar/Anjali Mudra). Technika wykonania pozostaje taka sama, jak w poprzedniej Tadasanie. Ta pozycja jest często używana na początku zajęć jogi oraz rozpoczyna Surya Namaskar (Powitanie Słońca). Jest to pozdrowienie i podziękowanie dla twojego nauczyciela oraz studentów, a także podziękowanie dla przestrzeni wokół nas i świata.

VIPARITA NAMASKAR TADASANA

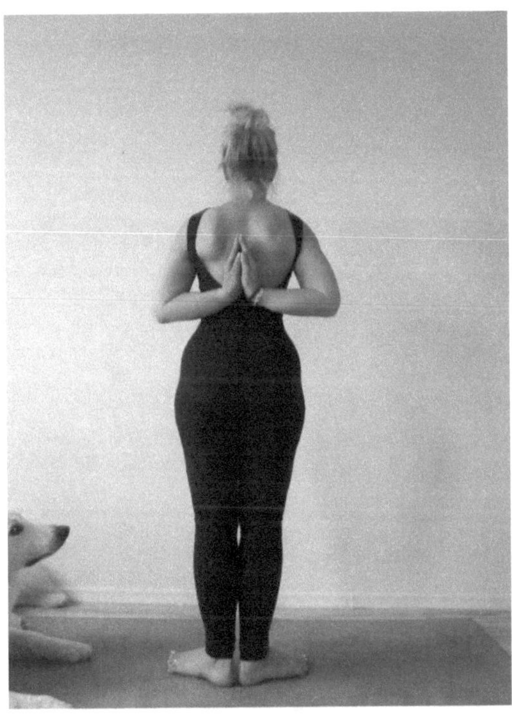

Technika wykonania pozostaje taka sama, jak w Tadasanie, z tym wyjątkiem, że dłonie będą ułożone w pozycji modlitwy za plecami, z opuszkami palców skierowanymi do góry. Stopy zwrócone są na boki. Nie pochylaj ramion do przodu.

Korzyści: Ta pozycja uwalnia sztywność łokci i barków. Rozciąga górną część pleców. Otwiera obszar brzucha i klatkę piersiową, tworząc w niej więcej przestrzeni dla głębszego oddychania. Ponadto, rozciąga również przedramiona i nadgarstki.

Drishti: Nasagre (nos) dla obu powyższych asan.

Środki ostrożności: Jeśli miałeś ostatnio uraz łokci lub barków, nie wykonuj tej pozycji.

BADDHA HASTA TADASANA – POZYCJA GÓRY ZE SPLECIONYMI DŁOŃMI

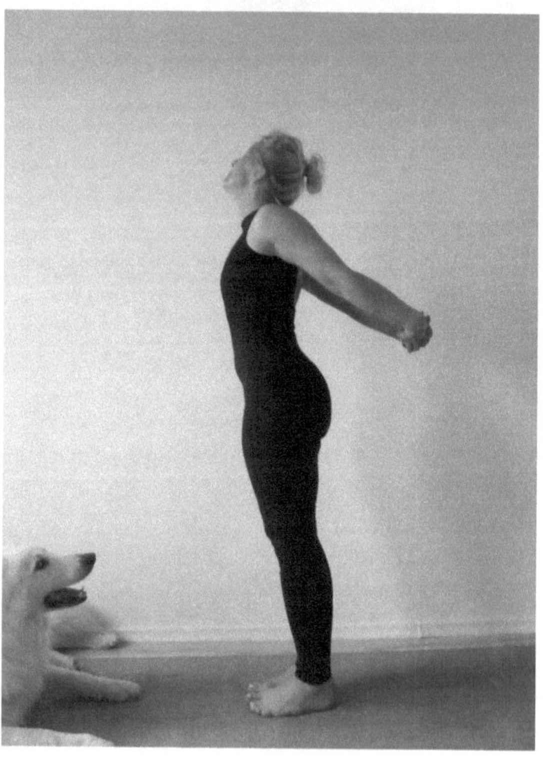

Zacznij od Tadasany. Na wdechu przenieś ramiona za plecy i zapleć dłonie w tzw. koszyczek. Powoli, z wydechem wyprostuj łokcie i pchnij ramiona wyżej w kierunku sufitu, skieruj spojrzenie w górę. Nie unoś barków do uszu. Pozostań w tej pozycji 20 sekund.

Korzyści: Asana rozciąga pachy i ramiona. Poprawia postawę. Zwiększa pojemność płuc. Wspomaga krążenie krwi w organizmie. Łagodzi sztywność górnej części ciała oraz problemy z nerwem kulszowym. Przede wszystkim pomaga osobom z bólem w górnej części pleców oraz sztywnością łopatek.

Drishti: Bhrumadhye (między brwiami).

Środki ostrożności: Pozycja nie jest zalecana dla osób z urazami barków i nadgarstków.

URDHVA HASTASANA

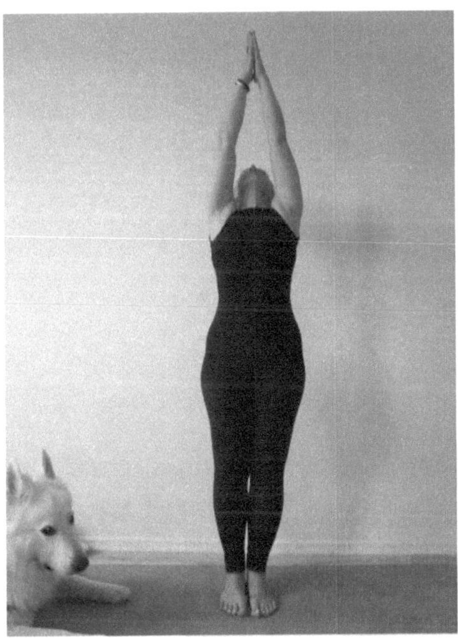

To jest kluczowa pozycja wykorzystywana podczas Surya Namaskar (Powitanie Słońca). Zacznij od Tadasany. Zrób wdech, unosząc ręce do góry, łącząc dłonie nad głową i jednocześnie odchyl głowę do tyłu, patrząc na kciuki.

Korzyści: Pozycja rozciąga górną część ciała i przód szyi.

Drishti: Angusthamadhye (kciuki).

Środki ostrożności: Osoby z wysokim ciśnieniem krwi powinny po prostu patrzeć przed siebie, nie odchylając głowy.

TADASANA URDHVA BADDHA HASTASANA (inna propozycja)

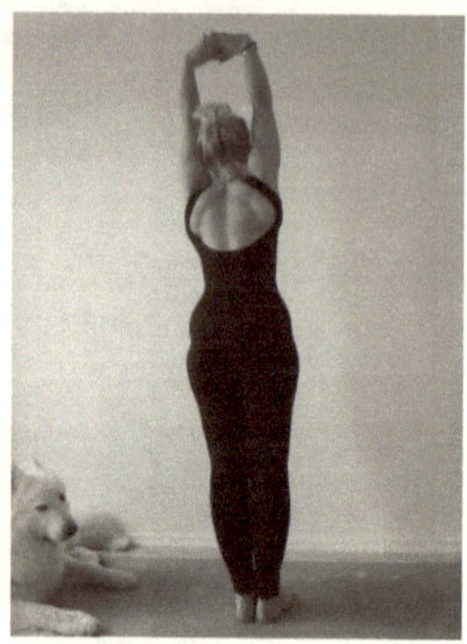

Zacznij od Tadasany. Zrób wdech i unieś ręce do góry. Spleć i odkręć wnętrza dłoni na zewnątrz. Zrób wydech, wyprostuj łokcie, aktywując całe ramiona aż po opuszki palców. Dłonie możesz mieć skierowane do sufitu lub w dół, do czubka (korony) głowy.
Drishti: Nasagre (nos).
Korzyści: Pozycja rozciąga barki, obszar klatki piersiowej i brzucha.

TADASANA URDHVA HASTASANA (inna propozycja)

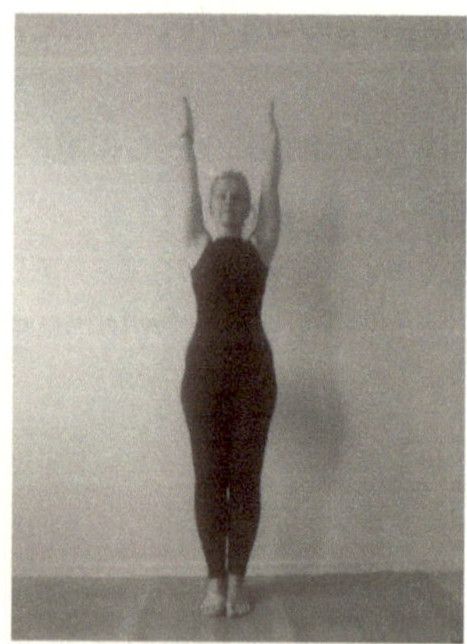

Zacznij od Tadasany. Zrób wdech i unieś ramiona nad głowę, a na wydechu powoli je wyprostuj. Całkowicie rozpostrzyj dłonie. Pozwól, aby dłonie były w jednej linii z barkami.
Drishti: Nasagre (nos).
Korzyści: Asana rozciąga ramiona, okolice klatki piersiowej i brzucha.

Tadasana, Urdhva Hastasana i inne wspomniane powyżej pozycje są doskonałe dla osób początkujących. Dają początkującym pewność siebie i poczucie równowagi, jednocześnie uwalniają od wszelkich sztywności w górnej części ciała, zachęcając ćwiczących do innych pozycji stojących.

Każda z powyższych pozycji służy jako rozgrzewka i powinna być wykonywana przez 20 sekund przy normalnym oddychaniu.

POZYCJE DODATKOWE

INDUDALASANA

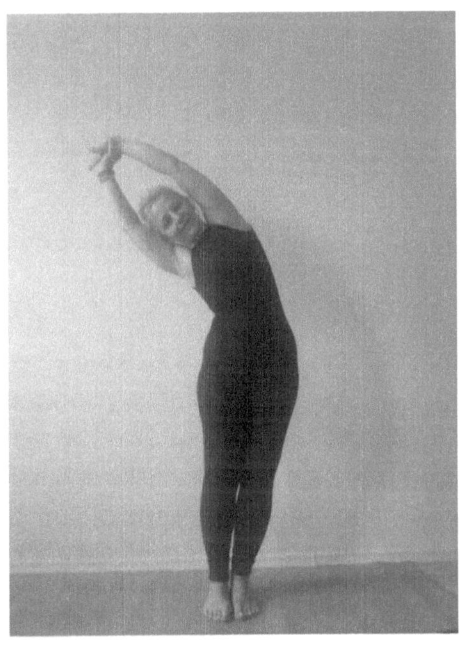

Zacznij od Tadasany. Z wdechem unieś obie ręce nad głowę. Chwyć za nadgarstek górnej ręki. Na wydechu wyprostuj ramiona, następnie powoli wykonaj skłon do boku. Nie wyginaj ciała do tyłu, ani nie opuszczaj ramion do przodu. Upewnij się, że ramiona są dokładnie w jednej linii z bokami ciała. Zostań w tej asanie 20 sekund, z wydechem powróć do pozycji wyjściowej, a następnie powtórz to samo na drugą stronę.

Drishti: Nasagre (nos).

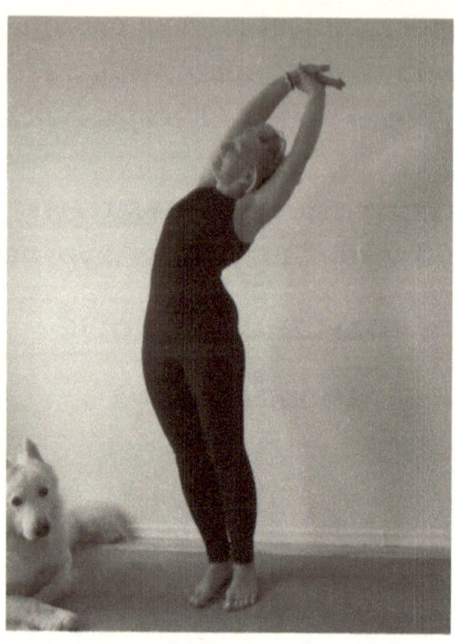

W tym wariancie stopy ustawione są nieco szerzej, a tułów i głowa są lekko zwrócone w stronę górnego ramienia. Chwyć za nadgarstek górnej ręki.

Drishti: Urdhva (w kierunku nieba).

Korzyści: Obie powyższe pozycje przynoszą takie same efekty, jak Tadasana i jej odmiany, ale tutaj dodatkową korzyścią jest rozciąganie boków ciała i uwolnienie sztywności ramion, barków, górnej części kręgosłupa, bioder i mięśni skośnych brzucha.

Środki ostrożności: Asana nie jest zalecana dla osób z urazami barków i nadgarstków. W przypadku problemów z równowagą możesz stanąć z szerzej rozstawionymi stopami.

Indudalasany to doskonałe pozycje do porannej praktyki jogi, tuż po przebudzeniu. Możesz je też wykonać przed pójściem spać. Są to znakomite asany, które nie tylko rozciągają, ale także odmładzają i dodają energii ciału i umysłowi.

EKA HASTA PARSHVASANA

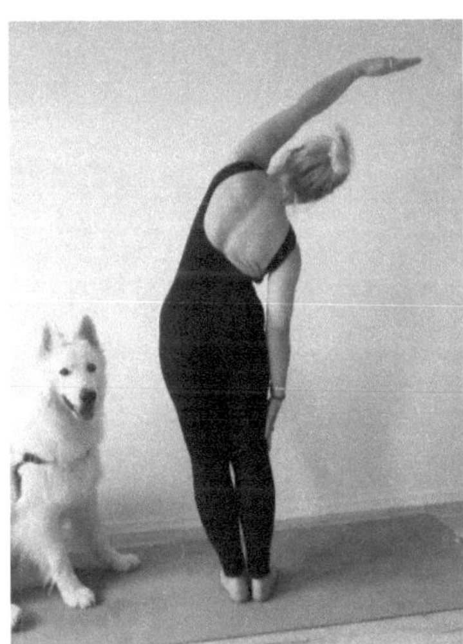

Zacznij od Tadasany. Z wdechem unieś lewą rękę bokiem nad głowę. Prawe ramię pozostaw wzdłuż prawego boku ciała oraz uda, dłoń ciasno przylega do uda. Z wydechem zrób skłon do prawego boku, mocno wydłużając lewą stronę. Uważaj, aby nie pochylać się do przodu. Górna dłoń skierowana jest równolegle do podłogi. Jeśli masz trudności z utrzymaniem równowagi, możesz rozstawić stopy na szerokość 5 cm. Pozostań w asanie przez 20 sekund, a następnie z wydechem wróć do pozycji wyjściowej i powtórz to samo na drugą stronę.

Drishti: Nasagre (nos).

PARSHVASANA

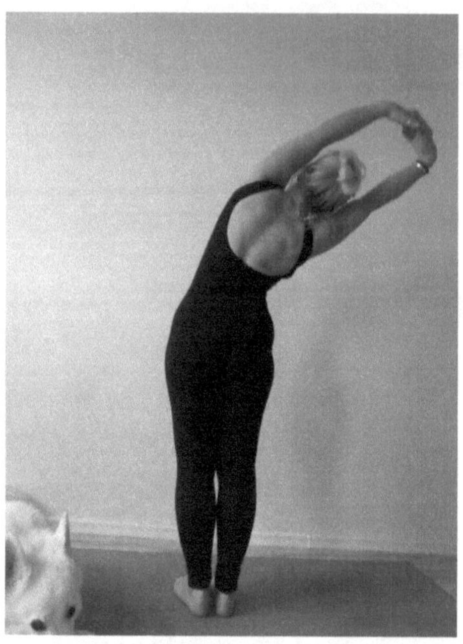

Zacznij od Tadasany. Na wdechu unieś obie ręce nad głowę, spleć palce i wyprostuj łokcie. Dłonie powinny wskazywać czubek głowy (koronę głowy).

Na wydechu, zrób powolny skłon do boku, nie wstrzymuj powietrza. Pozostań tam przez 20 sekund, następnie weź głęboki wdech, a na wydechu wykonaj skłon do boku w drugą stronę. Nie pochylaj ramion, ani górnej części tułowia do przodu i nie zaokrąglaj pleców. Skłon musi być wykonany dokładnie do boku.

Drishti: Nasagre (nos).

Korzyści: Obie te pozycje rozciągają klatkę piersiową, barki, górną i dolną część pleców, biodra, boki ciała, nadgarstki i ramiona. Również twoja klatka piersiowa rozszerza się, dzięki czemu oddech staje się znacznie głębszy w kolejnych asanach.

Środki ostrożności: Obie powyższe pozycje doskonale rozciągają boki ciała, jeśli jednak masz problemy z równowagą - szerzej rozstaw stopy.

BADDHA HASTA UTTHITA STITI SHALABHASANA

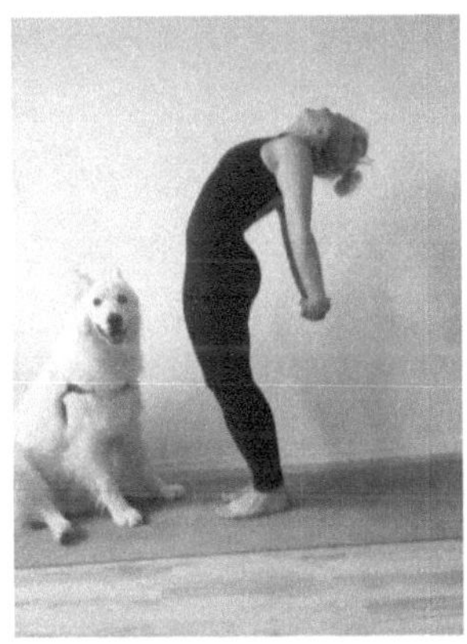

Ta pozycja przygotowuje ciało do bardziej intensywnych asan. Zacznij od Tadasany. Umieść ręce za plecami i spleć palce. Weź głęboki wdech, a następnie na wydechu wyprostuj ramiona. Zrób kolejny wdech, spójrz w górę, opuść głowę do tyłu, otwórz klatkę piersiową i pociągnij barki za siebie. Wydłużaj i wyginaj plecy w tył, trzymając splecione dłonie z dala od ciała. Pozostań w tej pozie przez 20 sekund. Następnie zrób wdech i wróć do pozycji neutralnej.

Drishti: Bhrumadhye (między brwiami).

Korzyści: Asana rozciąga barki, klatkę piersiową i masuje górną część pleców. Pozycja jest pomocna dla osób z wysuniętymi dyskami w odcinku lędźwiowym (w przypadku, gdy dysk jest wypchnięty w kierunku tyłu ciała).

Środki ostrożności: Osoby z wysokim ciśnieniem krwi mogą patrzeć przed siebie i nie powinny opuszczać głowy do tyłu. Unikaj tej pozycji, jeśli masz wysunięty dysk w odcinku lędźwiowym (w przypadku, gdy dysk jest wepchnięty do wewnątrz).

Tadasana, Tadasana Namaskar, Viparita Namaskar, Baddha Hasta Tadasana, Urdhva Hastasana, Tadasana Urdhva Baddha Hastasana, Tadasana Urdhva Hastasana, Indudalasana (i jej odmiany), Eka Hasta Parshvasana, Parshvasana i Baddha Hasta Utthita Stiti Shalabhasana to znakomite pozycje rozgrzewające i rozciągające na stojąco, przygotowują one ciało do kolejnych, bardziej intensywnych póz. Możesz wykonać każdą z nich przez 20 sekund lub wybrać minimum 4 na rozpoczęcie pracowitego dnia. Osoby starsze i bez wcześniejszego fizycznego przygotowania mogą rozpocząć te ćwiczenia rozstawiając szerzej stopy na odległość 5 – 7 cm.

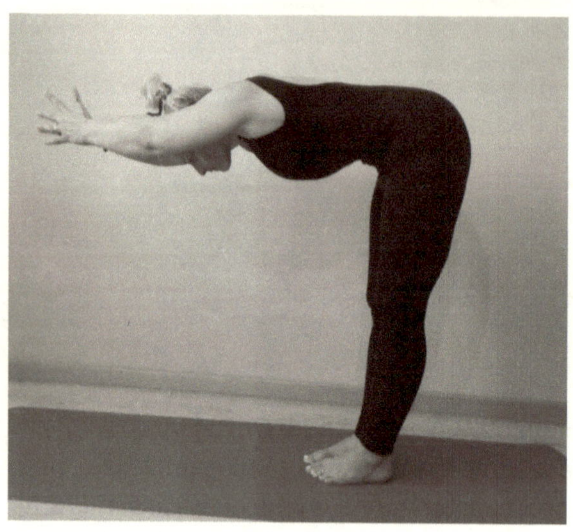

Zacznij od Tadasany (osoby początkujące mogą mieć stopy
ustawione szerzej, na 5 – 7 cm). Weź głęboki wdech, a następnie na
wydechu wykonaj skłon do przodu, ustawiając tułów równolegle do
podłogi. Utrzymuj proste plecy. Zrób wdech i wyprostuj ramiona
przed sobą tak, aby były w jednej linii z plecami. Zaangażuj biodra,
nogi wyprostowane. Wykonuj pozycję przez 20 sekund
(początkujący mogą lekko ugiąć kolana).
Drishti: Nasagre (nos).
Korzyści: Doskonała pozycja rozciągająca całe ciało od bioder do
stóp oraz od barków do dłoni.
Środki ostrożności: Unikaj tej asany, jeśli masz uraz dolnej części
pleców. Jeśli odczuwasz dyskomfort, ustaw stopy szerzej lub pochyl
się do przodu tylko tyle, aby nie czuć napięcia w kręgosłupie
lędźwiowym.

ARDHA PADANGUSHTASANA

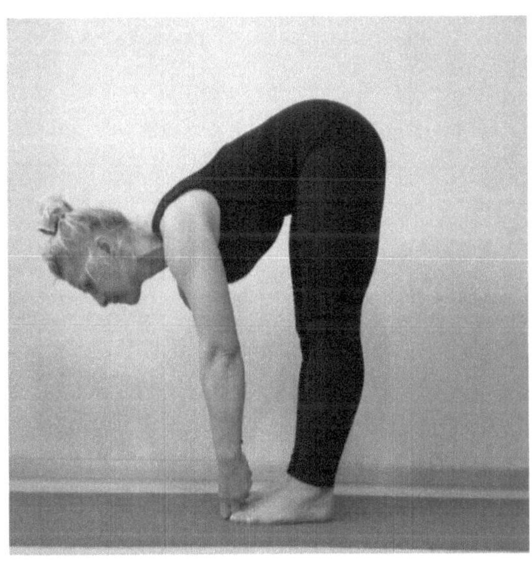

Zacznij od Tadasany. Napnij mięśnie ud i podciągnij rzepki kolanowe. Utrzymując proste nogi, z wydechem zacznij powoli zginać się w biodrach do przodu. Chwyć palcami wskazującymi i środkowymi obu dłoni paluchy stóp. Z wydechem wydłużaj przednią część tułowia i prostuj łokcie. Unieś górną część mostka tak wysoko, jak to możliwe, ale nie podnoś pleców, powodując w ten sposób kompresję kręgów szyjnych. Twoja głowa nie powinna odczuwać napięcia. Pozostań w pozycji przez 20 sekund, a następnie powoli z wdechem wróć do Tadasany.

Drishti: Nasagre (nos).

PADANGUSHTASANA

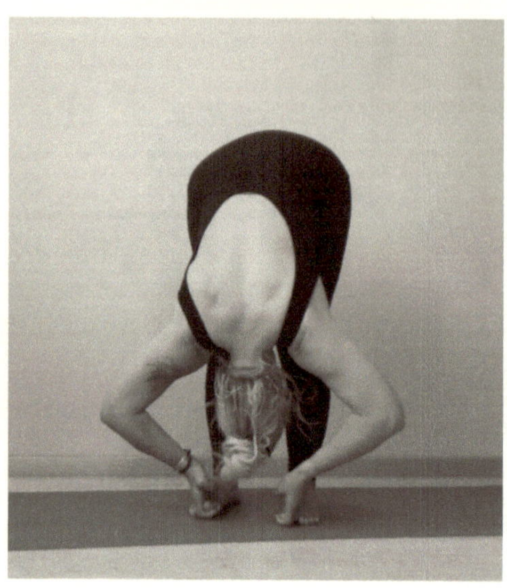

Zacznij od Tadasany. Napnij mięśnie ud, podciągnij rzepki. Stopy ustaw na szerokość 5 – 10 cm, nogi proste, na wydechu zegnij się powoli w biodrach w przód. Chwyć paluchy stóp od spodu palcami wskazującymi i środkowymi obu dłoni. Z wydechem wydłużaj przednią część tułowia i prostuj łokcie. Z kolejnym wydechem zegnij łokcie na boki, podciągając paluchy, wydłuż przód i boki tułowia, delikatnie obniżając się do pełnego skłonu w przód. Możesz przyciągnąć czoło w kierunku goleni lub między kolana. Wydłużaj tułów i unikaj zaokrąglania pleców. Pozostań w pozycji przez 20 sekund, a następnie powoli, z kolejnym wdechem wróć do Tadasany.
Drishti: Nasagre (nos).

UTTANASANA

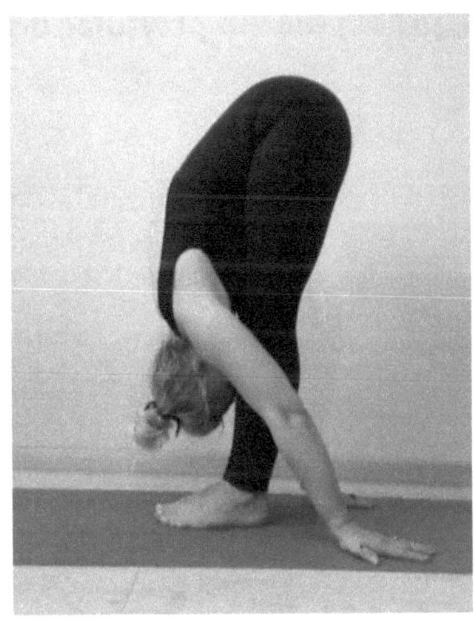

Ta pozycja jest również częścią vinjasy Surya Namaskar.
Zacznij od Tadasany. Skoncentruj się na swoim oddechu przez kilka sekund. Następnie weź wdech i podnieś ręce do URDHVA HASTASANY. Z wydechem pochyl się do przodu tak, żeby dłonie znalazły się za linią stóp. W zależności od twojej anatomii, głowa dotyka kolan lub nieco poniżej. Postaraj się nie garbić pleców w żadnym ich odcinku. Sięgaj jak najdalej dłońmi w kierunku tylnej części pięt. Dociskaj dłonie płasko do maty, możesz też chwycić tył nóg lub po prostu przytulić łydki rękoma. Nigdy nie wstrzymuj oddechu w tej pozie. Zaangażuj mięśnie czworogłowe ud. Weź wdech i wyprostuj się do URDHVA HASTASANY, robiąc wydech opuść ręce do boków, wracając do Tadasany.

Drishti: Nasagre (nos).

Korzyści: (Ardha Padangushtasana, Padangushtasana i Uttanasana) Te asany łagodzą stres, niepokój i uspokajają umysł. Stymulują wątrobę i nerki. Rozciągają ramiona, mięśnie dwugłowe i łydki (mięśnie tyłu nóg). Wzmacniają nogi. Poprawiają trawienie. Pomagają w okresie menopauzy. Łagodzą bóle głowy i bezsenność.

Środki ostrożności: Unikaj tych pozycji, jeśli przebyłeś niedawno kontuzję pleców, masz wysokie ciśnienie krwi, jaskrę lub choroby oczu.

Inna propozycja dla Uttanasany - złap dłońmi za łokcie, obejmując łydki z tyłu, próbuj mocno przytulać brzuch do ud.

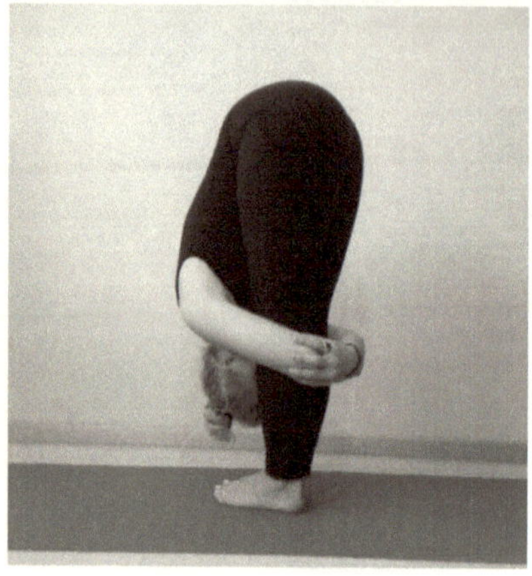

PADA HASTASANA

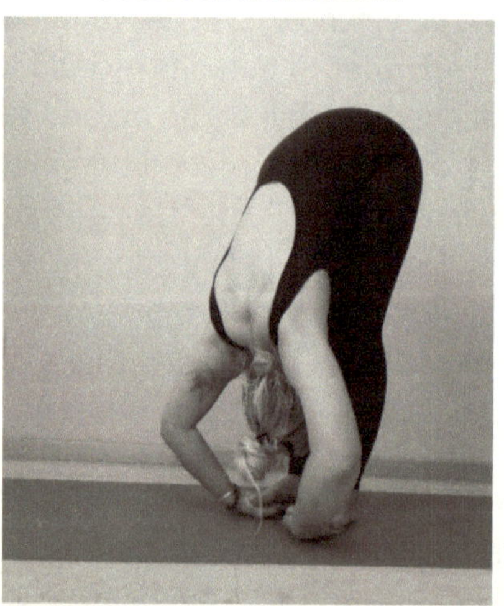

To głębszy skłon do przodu z rękami pod stopami. Kontynuuj od Padangushtasany. Weź wdech, spójrz w górę i ugnij nogi. Podczas wydechu wsuń całe dłonie pod stopy wnętrzami skierowanymi do góry. Zrób wdech, a na wydechu opuść brzuch i przyciągnij głowę do kolan, wyprostuj nogi, przyciągnij klatkę piersiową w kierunku ud, oddal barki od uszu, zegnij łokcie na boki.

Postaraj się jak najbardziej opuścić głowę. Wykonuj asanę przez 20 sekund. Następnie na wdechu, powoli wróć do pozycji wyjściowej.

Drishti: Nasagre (nos).

Korzyści: To doskonałe rozciąganie tułowia. Rozciąga też mięśnie
bioder, górnej i dolnej części pleców, brzucha, tyłu nóg. Pomocna
dla osób z problemami z rwą kulszową. Zapobiega zespołowi cieśni
nadgarstka, ponieważ rozciąga dłonie po czubków palców, co
aktywuje nerwy szyi, łokci i nadgarstków.

Środki ostrożności: Wykonuj ćwiczenie ostrożnie, jeśli masz
kontuzję szyi, pleców, nóg lub mięśni ramion.

PARIVRITTA UTTANASANA NAMASKAR

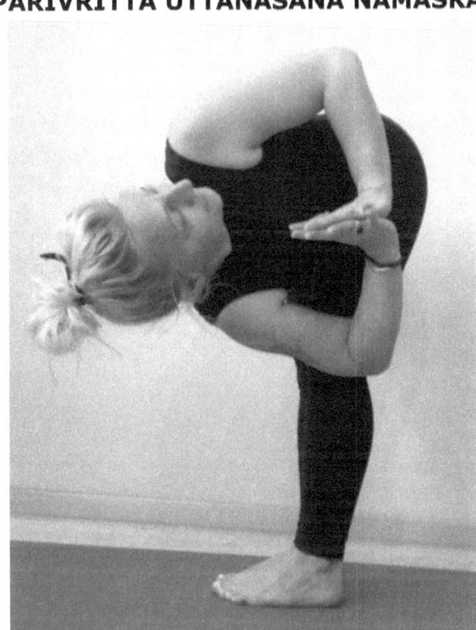

Kontynuacja Uttanasany. Weź głęboki wdech, a z wydechem
przenieś prawy łokieć za lewe kolano. Złóż ręce w Namaskar.
Odwróć głowę w lewo lub w stronę sufitu. Trzymaj wyprostowane
nogi. Pozostań w asanie przez 20 sekund, a następnie uwolnij się z
pozycji, na wydechu wracając do centrum. Powtórz to samo na
drugą stronę, zaczynając od Uttanasany.

Drishti: Urdhva (niebo) lub Parshva (prawa/lewa strona).

Korzyści: Ta pozycja rozciąga nogi, masuje narządy wewnętrzne i
przygotowuje do innych intensywnych pozycji skrętnych.

Środki ostrożności: Nie jest zalecana dla osób z urazami biodra lub
dolnej części pleców.

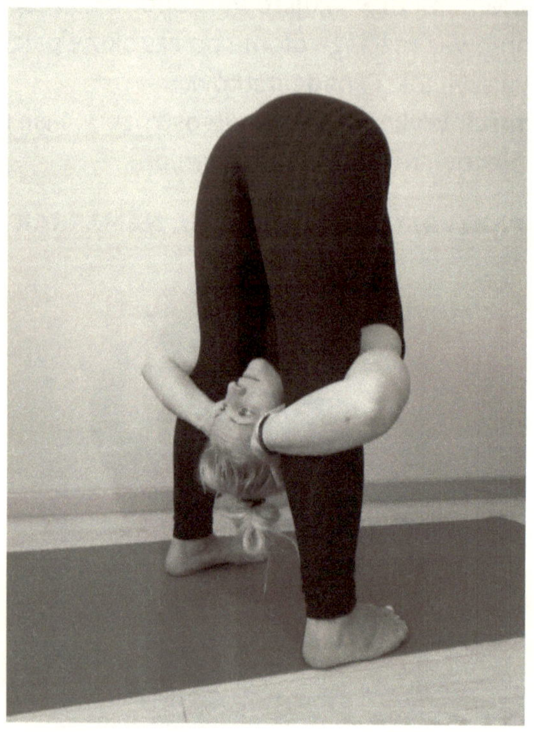

Kontynuuj od pozycji Uttanasana, ale stań lekko szerzej i ugnij kolana. Zrób wydech i owiń ramiona wokół nóg, przenieś głowę między nogi i ponownie na wydechu - złap dłońmi za tył głowy i spleć palce, jeśli to możliwe. Na wydechu wyprostuj też nogi.
Drishti: Nasagre (nos).
Korzyści: Takie same, jak przy Uttanasanie, ale dodatkowo ta pozycja rozciąga też kark, cały kręgosłup i często pomijane mięśnie pośladków.
Środki ostrożności: To asana tylko dla zaawansowanych praktyków. Unikaj wszystkich pozycji skłonów w przód, jeśli masz kontuzję pleców, wysunięte dyski lub jakąkolwiek inną przewlekłą chorobę kręgosłupa. Unikaj tej asany, jeśli masz uraz karku.

SUKHA PRASARITA PADA URDHVA HASTASANA

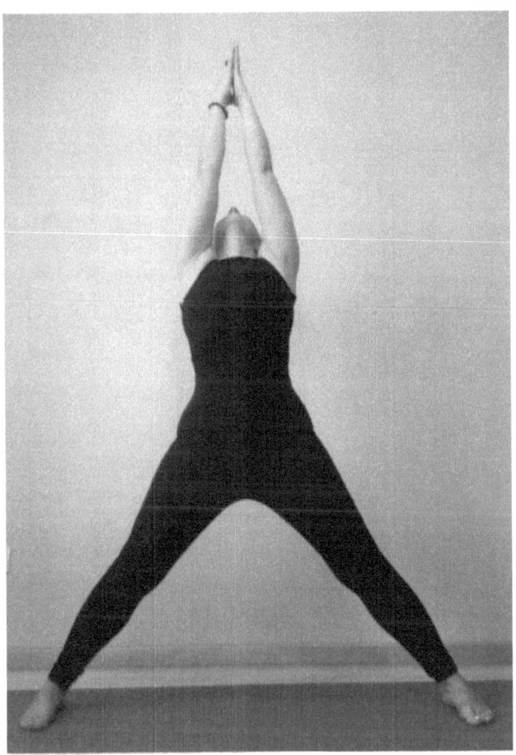

Ta pozycja jest częścią vinjasy Vira Parampara.

Zacznij od Tadasany. Zrób wydech, rozstaw stopy na szerokość ok. 1 metra. Palce stóp skierowane są do przodu, ręce umieszczone na biodrach. Na wdechu unieś ręce nad głowę i złóż dłonie w Namaskar. Zrób wydech i opuść głowę do tyłu. Sprawdź, czy twoja twarz nie dotyka ramion. Nogi powinny być proste. Pozostań w pozycji 20 sekund.

Drishti: Angushtamadhye (kciuki).

Korzyści: To doskonała pozycja do rozciągnięcia nóg i otwarcia klatki piersiowej. Dobra dla osób mających problemy z tarczycą. Wzmacnia nogi i biodra.

Środki ostrożności: Asana nie jest wskazana dla osób cierpiących na nadciśnienie; te osoby nie powinny odchylać głowy do tyłu, tylko patrzeć na wprost.

PRASARITA PADOTTANASANA 1

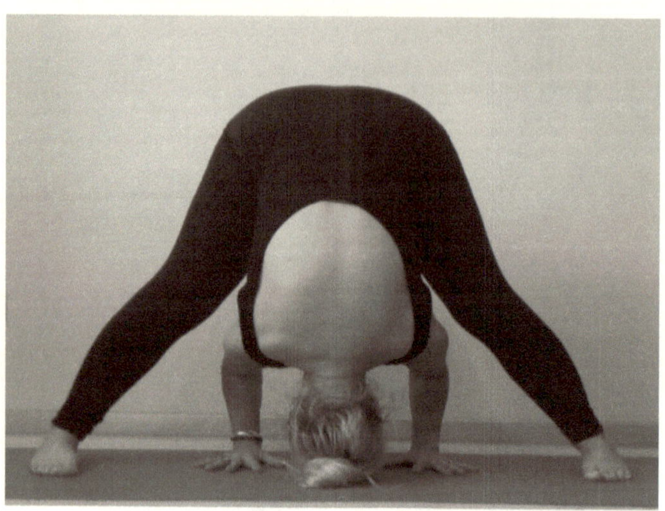

Zacznij od Tadasany. Zrób wydech, rozstaw stopy na szerokość ok. 1 metra. Palce stóp skierowane są w przód, ręce umieszczone na biodrach. Z wydechem, powoli zegnij tułów do przodu i połóż dłonie na macie, w jednej linii ze stopami, palce dłoni skierowane są do przodu. Z wydechem delikatnie połóż czubek głowy (koronę głowy) na macie. Upewnij się, że ciężar ciała nie spoczywa na głowie, a głowa tylko lekko dotyka maty, nie obciążając szyi. Łokcie są zgięte pod kątem 90 stopni, w jednej linii z nadgarstkami i barkami. Wykonuj asanę przez 20 sekund. Następnie, na wdechu powróć do pozycji wyjściowej.
Drishti: Nasagre (nos).

W innym wariancie możesz rozpocząć od Suhka Prasarita Pada Udrhva Hastasana i płynnie przejść do Prasarita Padottanasana 1.

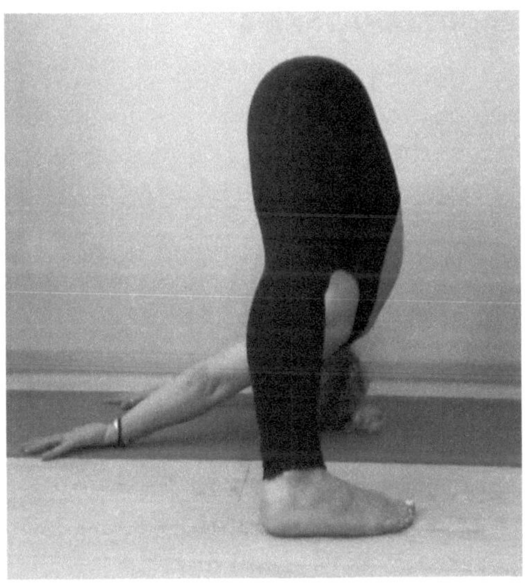

Technika wykonania jest taka sama, jak w Prasarita Padottanasanie 1, z tym, że w tej pozie sięgasz rękoma maksymalnie w tył, z dłońmi skierowanymi wnętrzami do sufitu. Wydłużaj kręgosłup i nie przenoś ciężaru ciała na głowę.

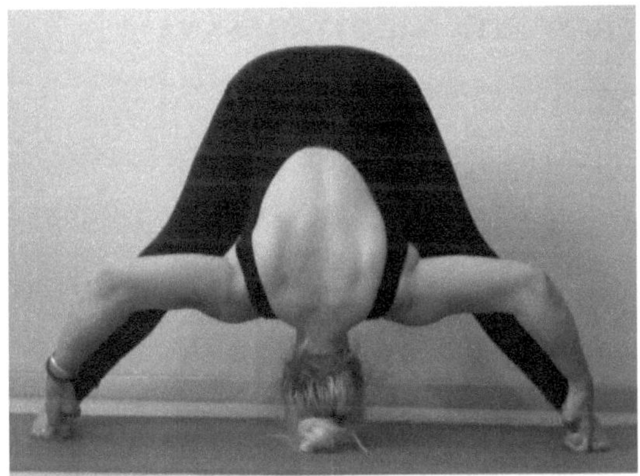

Postępuj zgodnie ze sposobem wykonania przedstawionym powyżej w Prasarita Padottanasanie 1. Wyjątkiem jest inne ułożenie rąk, gdzie palce dłoni chwytają paluchy stóp, a łokcie wskazują sufit.
Drishti: Nasagre (nos).

<h1 style="text-align:center">PRASARITA PADOTTANASANA 4</h1>

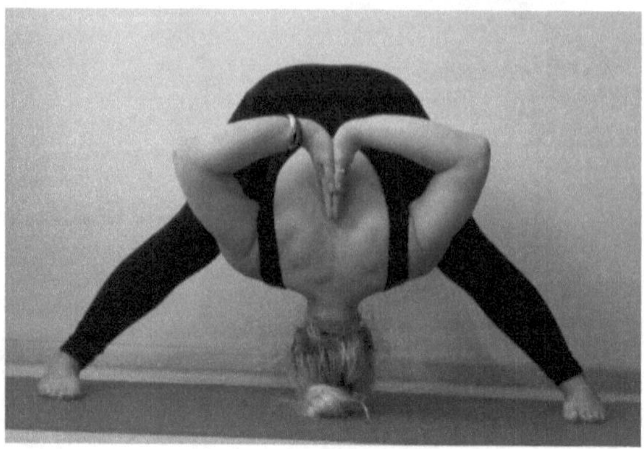

Technika wykonania taka sama, jak w Prasarita Padottanasanie 1, różnica polega na tym, że ręce wykonują za plecami pozycję Namaste/Namaskar. Ta asana jest również nazywana Viparita Namaskar Prasarita Padottanasana.

Drishti: Nasagre (nos).

<h2 style="text-align:center">PRASARITA PADOTTANASANA 5,
znana również jako
BADDHA HASTA PRASARITA PADOTTANASANA</h2>

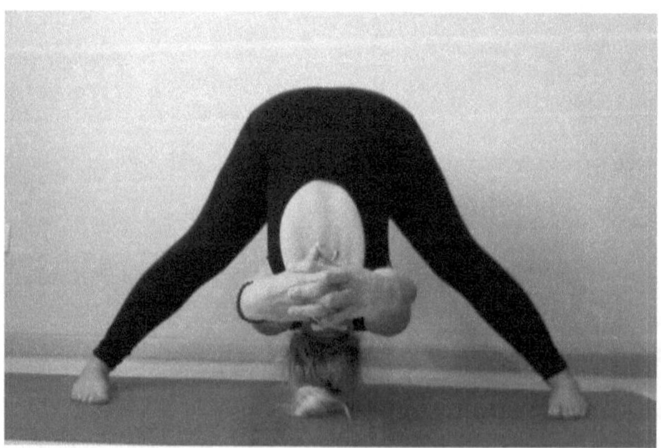

Pozostając w Prasarita Padottanasanie 1, zrób wydech i spleć palce dłoni za plecami. Zrób wdech, a na wydechu wyprostuj ramiona, kierując grzbiety dłoni jak najbardziej do przodu. Możesz także spróbować i opuścić połączone dłonie, aby dotknąć nimi maty.

Drishti: Nasagre (nos). Dla optymalnego rezultatu możesz wykonywać Sukha Prasarita Pada Urdhva Hastasanę, Prasarita Padottanasanę i ich odmiany w jednej płynnej sekwencji.

Korzyści: Sukha Prasarita Pada Urdhva Hastasana, Prasarita Padottanasana i ich odmiany poprawiają siłę i elastyczność. Otwierają tyły nóg, wzmacniają mięśnie czworogłowe ud, a przez to i całe nogi. Sprawiają, że przyczepność stóp do podłoża jest dużo większa, a tym samym zakorzeniają się i znacznie wzmacniają mięśnie stóp i łydek w innych zaawansowanych pozach. Otwierają się biodra, rozciągają mięśnie przywodziciele nóg, wzmacniają mięśnie dolnej części pleców, co staje się ważnym aspektem w każdej kolejnej pozie. Asany zwiększają ogólne zakresy ruchu i elastyczność. Ujędrniają okolice brzucha i masują narządy wewnętrzne. Zwiększają przepływ prany, co pomaga zmniejszyć zmęczenie i zregenerować organizm. Usprawniają układ oddechowy i odprężają układ nerwowy. Dostarczają krew do głowy, w ten sposób pomagają zapanować nad łagodnymi objawami depresji.

Środki ostrożności: Jeśli nie czujesz się dobrze na szeroko rozstawionych stopach, ustaw stopy w wygodnej dla siebie pozycji. Jeśli nie możesz dosięgnąć głową do maty, po prostu użyj kostki do jogi lub poduszki. Unikaj tych pozycji, jeśli masz kontuzje kolan, bioder, stawów skokowych, szyi lub ramion oraz jeśli wracasz do zdrowia po operacji. Jeśli cierpisz na migrenę lub nadciśnienie krwi, powstrzymaj się od wykonywania tych asan, nie rób skłonów do przodu.

PARIVRITTA ARDHA PRASARITA PADOTTANASANA

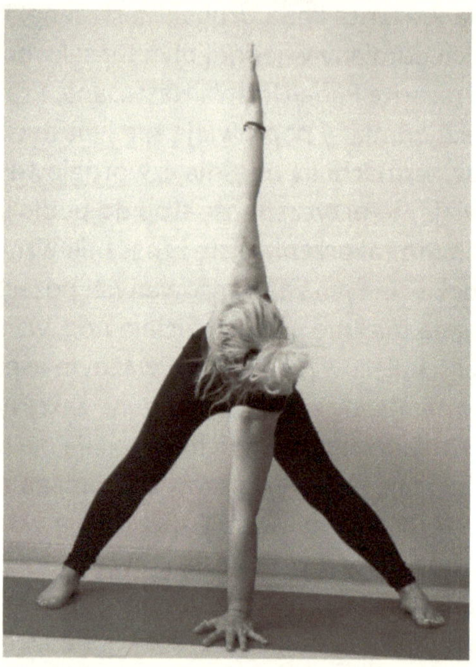

Stań ze stopami rozstawionymi w wygodnej odległości. Z wydechem pochyl się do przodu, połóż dłonie na macie. Twoje plecy powinny być ustawione równolegle do podłogi, a dłonie powinny znajdować się w jednej linii z twarzą. Zrób wdech, a następnie na wydechu unieś prawą rękę bokiem w kierunku sufitu. Biodra, talię postaraj się utrzymać bez ruchu, skręt wykonaj w odcinku piersiowym, maksymalnie w prawo. Ustaw obie ręce i barki w jednej linii, a dłoń skieruj do sufitu. Trzymaj nogi wyprostowane. Pozostań w pozycji przez 20 - 30 sekund, oddychaj naturalnie. Następnie zrób wydech, oprzyj prawą rękę na macie, z kolejnym wdechem powtórz ćwiczenie z drugiej strony.

Drishti: Urdhva (w kierunku nieba).

Korzyści: Pozycja rozciąga i wzmacnia nogi. Ujędrnia okolice brzucha i masuje narządy wewnętrzne.

Środki ostrożności: Unikaj tej asany, jeśli masz urazy kolan lub dolnej części pleców.

UŁOŻENIE STÓP W PONIŻSZYCH POZYCJACH

W tych wszystkich pozycjach staraj się dobrze ustawiać stopy (uwzględniając swoją budowę anatomiczną). Stopa nogi wykrocznej powinna być ułożona palcami na godzinę 12 lub pod kątem 90 stopni (będę posługiwać się też zegarkiem, bo każdy go zna), natomiast stopę zakroczną ustaw palcami na godzinę 9 lub 3 (lub pod kątem 45 stopni). Ustawienie takie jest bardzo ważne w pozycjach: Utthita Parshvakonasana – Rozpostarty Kąt, Virabhadrasana - Wojownik, Trikonasana -Trójkąt oraz we wszystkich ich odmianach. Takie rozstawienie stóp na odległość od 60 do 90 cm oraz usytuowanie ich pod odpowiednim kątem (wykorzystamy to też w następnych asanach) wzmacnia nogi. Daje też solidną podstawę i zakorzenienie we wszystkich innych pozycjach stojących i równoważnych, w których jedna noga jest ugięta pod kątem 90 stopni (stopa/kolano/biodro), a druga noga jest wyprostowana.

UTTHITA PARSHVA KONASANA – POZYCJA ROZPOSTARTEGO KĄTA

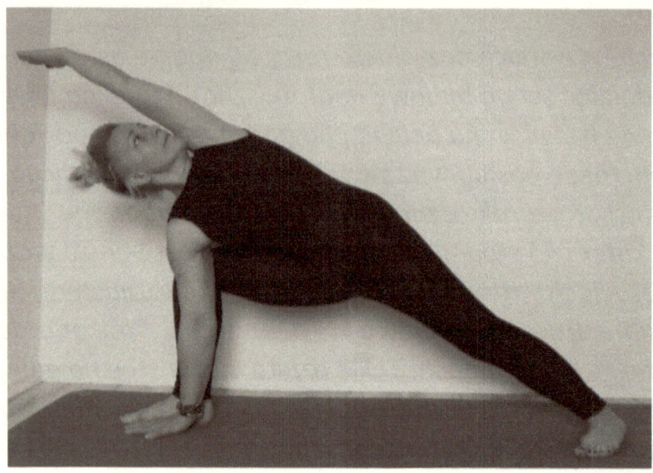

Utthita - rozpostarty, Parshva - bok, Kona - kąt. Zacznij od Tadasany. Na wdechu zrób wykrok w prawą stronę, prawą stopę skieruj w prawo. Ułóż prawą nogę w takiej odległości, aby kolano było ustawione pod kątem 90 stopni (prawe kolano dokładnie nad kostką, a lewa stopa skierowana do przodu lub do wewnątrz pod kątem 45 stopni). Z wydechem opuść prawą dłoń i umieść ją przed prawą stopą. Wykonaj wdech. Sięgnij lewą ręką do góry, wzdłuż ucha, z dłonią skierowaną w dół do podłogi. Otwórz żebra w kierunku sufitu, utrzymuj głowę w neutralnej pozycji lub popatrz w sufit. Upewnij się, że cały bok ciała, zaczynając od lewej stopy, przez nogę, biodro, lewą stronę górnej części tułowia aż do lewej ręki, jest ustawiony w jednej linii, a plecy są wyprostowane. Na początku pozostawaj w pozycjach po 20 sekund na każdą stronę.
Drishti: Hastagrai (dłoń).
Korzyści: Asana poprawia liniowe ułożenie nóg w innych pozycjach, takich jak Virabhadrasana i Trikonasana. Zwiększa siłę mięśni nóg. Poprawia elastyczność i rozciąga nogi, biodra, skośne mięśnie brzucha i kostki stóp. Modeluje mięśnie brzucha i redukuje tkankę tłuszczową w okolicach brzucha i bioder. Masuje narządy wewnętrzne.
Środki ostrożności: Osoby z kontuzją kolana lub słabymi stawami powinny unikać tej pozycji, a osoby cierpiące na nadciśnienie powinny zachować neutralną pozycję głowy.

VIRABHADRASANA 1 – WOJOWNIK 1

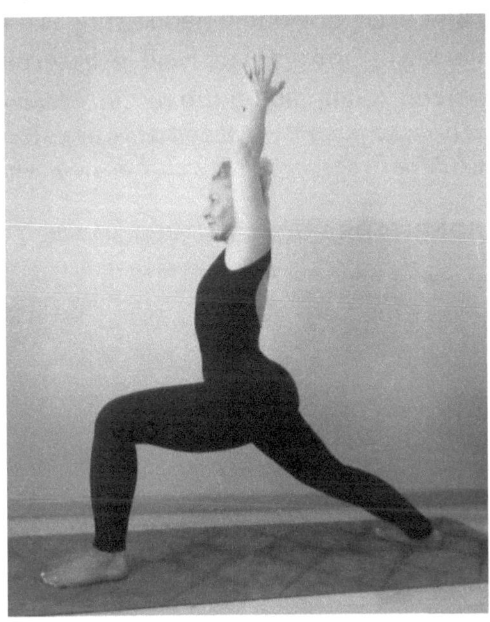

Stań w Tadasanie na końcu maty. Na wdechu zrób krok do pozycji wypadu w przód w taki sposób, aby lewa noga była zgięta pod kątem 90 stopni (stopa, kolano, biodro), a kolano znajdowało się dokładnie nad lewą kostką. Wydech. Zrób wdech i unieś ręce nad głowę z dłońmi skierowanymi do siebie, połącz je ze sobą albo ułóż je w **Ksepana Mudrę** (opis znajduje się na str. 255).Twoje biodra powinny znajdować się w jednej linii pod barkami. Prawa noga ma być wyprostowana w kolanie, a stopa lekko skręcona do wewnątrz pod kątem 45 stopni. Początkujący patrzą prosto przed siebie. Średnio zaawansowani i zaawansowani mogą opuścić głowę do tyłu i spojrzeć w sufit. Pozostań przez 20 sekund w pozycji i spokojnie oddychaj. Na wydechu opuść ram
iona bokiem, wyprostuj lewą nogę. Wróć do Tadasany. Następnie powtórz wszystko na drugą stronę.

Drishti: Nasagre (nos) lub Urdhva (do nieba).

Korzyści: Pozycja wzmacnia nogi, uwalnia od sztywności bioder i rozciąga klatkę piersiową, ramiona i nogi. Rozwija koncentrację i daje poczucie zakorzenienia. Poza przydatna w vinjasie.

Środki ostrożności: Upewnij się, że kolano twojej zgiętej pod kątem 90 stopni nogi znajduje się dokładnie nad kostką. Nie przesuwaj go ani w prawo, ani w lewo. Unikaj tej pozycji, jeśli cierpisz z powodu przewlekłych schorzeń kolan, bioder lub ramion. *Na początek najlepiej patrz przed siebie, aż będziesz potrafił wykonać 4 oddechy po 8 sekund każdy. Wtedy możesz przejść do następnego poziomu, odchylając głowę do tyłu i patrząc w górę.*

VIRABHADRASANA 2 – WOJOWNIK 2

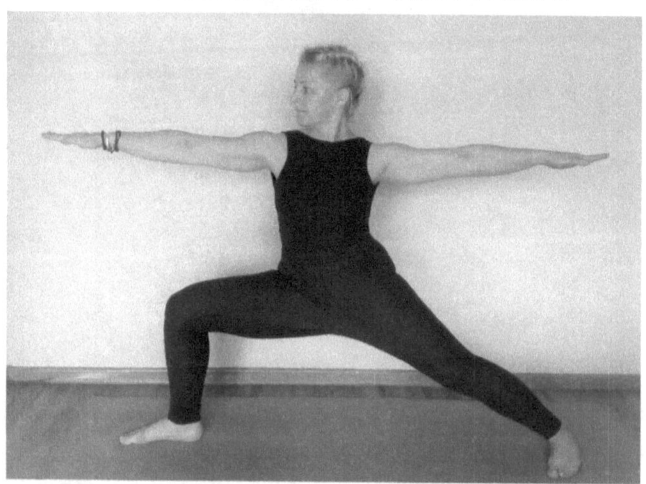

Zacznij od Tadasany na środku maty. Na wdechu zrób krok do boku w prawą stronę, do pozycji wypadu w taki sposób, aby noga była zgięta w kolanie pod kątem 90 stopni (stopa, kolano, biodro), a kolano dokładnie nad prawą kostką. Lewa noga jest wyprostowana, a stopa skierowana w przód lub ustawiona pod kątem 45 stopni. Wydech. Zrób wdech, skręć biodra i ramiona w lewo tak, aby były wyrównane do boków z prawą kostką, prawą stopą/kolanem i lewą nogą. Połącz dłonie w Namaskar, zrób wydech. Weź wdech, a następnie wyciągnij ramiona do boków, unoś je aż znajdą się w jednej linii z barkami. Na wydechu obróć głowę w prawo, ustawiając podbródek w jednej linii z prawym ramieniem i patrz dokładnie na palce dłoni. Plecy muszą być wyprostowane, a dłonie skierowane wnętrzem do podłogi. Początkujący pozostają w pozycji przez 20 sekund, oddychając spokojnie. Na wdechu wyprostuj prawe kolano i wróć dłońmi do Namaskar, z wydechem wróć do Tadasany i powtórz wszystko na drugą stronę.
Drishti: Hastagrai (ręce).

Korzyści: Ta głęboko rozciągająca pozycja doskonale otwiera górną część ud i tył nóg. Wzmacnia i rozciąga mięśnie wzdłuż kończyn dolnych, zapewnia mocne nogi. Doskonała pozycja dla uelastycznienia dolnej części pleców.

Środki ostrożności: Upewnij się, że kolano nogi, która jest zgięta pod kątem 90 stopni, nie wychyla się w prawo lub lewo, ale jest ustawione dokładnie nad kostką. Ponadto, nie obciążaj tego kolana, unikaj pochylania się do przodu, trzymaj kręgosłup w jednej linii od samej podstawy aż do karku.

VIRABHADRASANA 3 – WOJOWNIK 3

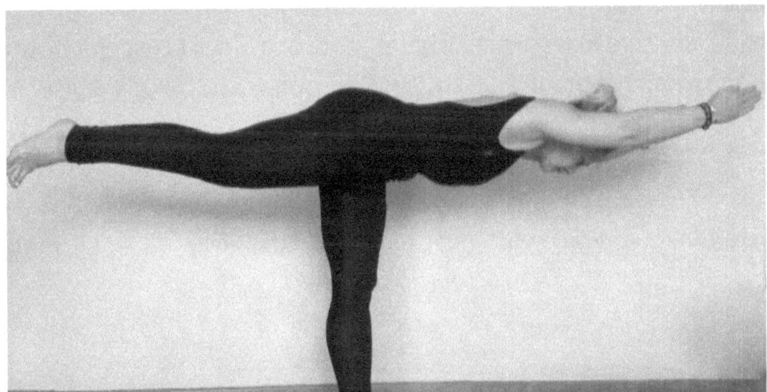

Zacznij od Tadasany na środku maty. Weź wdech i unieś obie ręce nad głowę. Pozostań w tej pozie przez kilka sekund, spokojnie oddychając, aż będziesz w pełni skoncentrowany. Następnie powoli, z wydechem pochyl się do przodu, jednocześnie unosząc prawą nogę do góry. Oddychając powoli, ułóż górną część tułowia, ramiona i prawą nogę w jednej linii tak, aby ustawić je równolegle do podłogi. Złóż dłonie w Namaskar lub Ksepana Mudrę i wyprostuj lewą (podporową) nogę w kolanie. Twoje ciało powinno przypominać literę „T". Pozostań w pozycji przez 20 sekund, z wydechem wróć do Tadasany i powtórz ćwiczenie na drugą stronę.

Drishti: Nasagre (nos).

Korzyści: Virabhadrasana 3 to wymagająca pozycja równoważna, która dodaje energii i buduje siłę w dolnej części ciała oraz wzmacnia wszystkie mięśnie posturalne (mięśnie środka). Stabilność, siła i elastyczność uzyskana w tej asanie pomaga w wykonaniu innych pozycji równoważnych lub tych jeszcze bardziej wymagających. Ponadto, Wojownik 3 rozwija skupienie i koncentrację.

Środki ostrożności: Nie wykonuj tej asany, jeśli masz trudności z utrzymaniem równowagi. Możesz wesprzeć się tylną nogą o ścianę za tobą, jeśli jesteś zdeterminowany, aby ćwiczyć, aż zdobędziesz wprawę w tej pozycji bez asekuracji. Unikaj tej asany, jeśli masz wysokie ciśnienie krwi, uraz kolana, biodra, dolnej części pleców lub słabe mięśnie kręgosłupa, brzucha, tyłu nóg.

Virabhadra – Wojownik - jest niezwykle okrutną, dziką i groźną formą Pana Sziwy.

VIPARITA VIRABHADRASANA

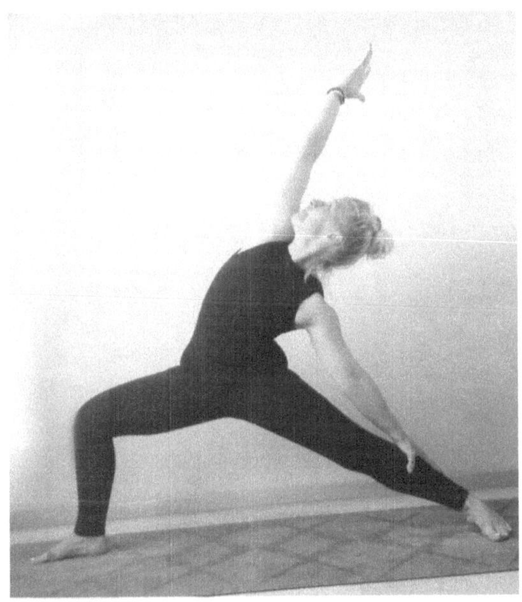

Zacznij od Tadasany na środku maty. Następnie postępuj, jak w Virabhadrasanie 2. Zrób wdech i unieś prawą rękę bokiem nad głowę, przekręcając dłoń, a na wydechu wykonaj zgięcie boczne w lewo, sięgając jak najdalej lewą dłonią do lewej łydki. Na wdechu obróć głowę w taki sposób, żeby popatrzeć na prawą dłoń. Upewnij się, że ramiona i biodra są dokładnie w jednej płaszczyźnie, że nie odchylasz ciała na boki. Pozostań w asanie 20 sekund, spokojne oddychając, zrób wydech i wróć do Tadasany. Te same ruchy powtórz na drugą stronę.

Drishti: Hastagrai (dłoń).

Korzyści: Oprócz korzyści takich, jak w Virabhadrasanie 2, ta pozycja zapewnia również pełne rozciągnięcie boków ciała.

Środki ostrożności: Jeśli jesteś osobą po niedawno przebytej operacji serca, masz słabe serce lub wysokie ciśnienie krwi, nie patrz w górę, głowę pozostaw w neutralnym ustawieniu. Zarówno w Virabhadrasanie 1, jak i w tej pozycji nie pozostawaj zbyt długo lub je po prostu pomiń, jeśli masz problemy z kolanami lub biodrami.

ARDHA BADDHA VIPARITA VIRABHADRASANA

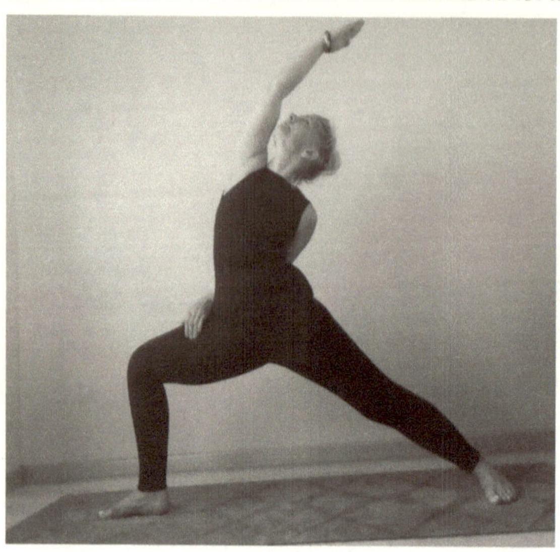

Zacznij od Tadasany. Zrób wdech. Wykonaj wszystkie kroki, jak w poprzedniej pozycji Viparita Virabhadrasana do momentu, gdy będziesz w Virabhadrasanie 2 z dłońmi złożonymi w Namaste. Wydech. Z kolejnym wdechem wyprostuj na chwilę prawą nogę. Z wydechem umieść lewą rękę za plecami i sięgnij dłonią tak, aby chwycić prawe udo. Zrób wydech, jeszcze raz ustaw prawą nogę pod kątem 90 stopni. Wdech, unieś prawą rękę nad głowę. Zrób wydech, lekko pochylając się do lewego boku, obracając głowę w prawą stronę i kierując wzrok do góry na prawą dłoń. Początkujący pozostają w tej pozycji 20 sekund. Robiąc wydech, powoli uwolnij się z asany i powtórz wszystko na drugą stronę.

Drishti: Hastagrai (dłoń).

Korzyści: Asana oferuje te same korzyści co Virabhadrasana 2, ale dodaje również świetne rozciągnięcie boków ciała, barków, ramion i górnej części pleców. Ponieważ jest to wymagająca pozycja, jej wykonanie przynosi poczucie zadowolenia i spełnienia.

Środki ostrożności: Jeśli twoja ręka z tyłu nie dotyka zewnętrznej części uda, po prostu sięgnij ręką jak najdalej możesz i umieść ją w dolnej części pleców. W miarę systematycznej praktyki nauczysz się sięgać jeszcze dalej, nawet do uda.

ANJANEYASANA

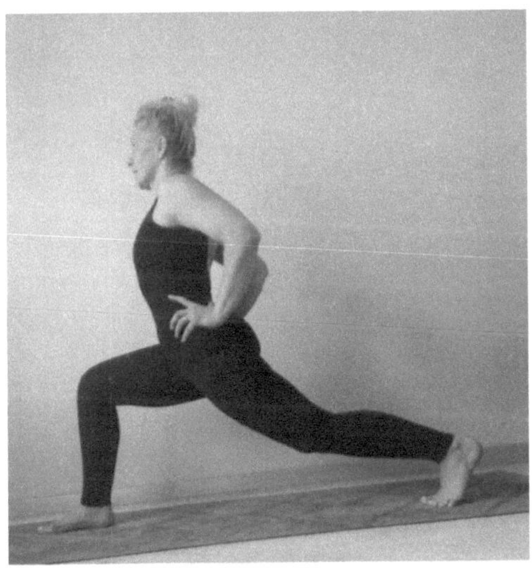

Zacznij od Tadasany. Na wdechu zrób krok prawą nogą do przodu,
do pozycji wypadu tak, aby noga była zgięta pod kątem 90 stopni, a
kolano znajdowało się dokładnie nad kostką. Tylna noga jest lekko
ugięta, lewe kolano lekko opuszczone do maty, pięta oderwana od
podłoża. Górną część tułowia ustaw jak w Virabhadrasanie 1. Z
wydechem połóż dłonie na biodrach, z wdechem pociągnij barki do
tyłu i ściągnij mięśnie łopatek, zachowując wyprostowane plecy i
patrząc prosto przed siebie. Otwórz klatkę piersiową i wciągnij
brzuch. Nie pochylaj się do przodu, barki trzymaj wyrównane nad
biodrami.
Drishti: Nasagre (nos).
Korzyści: Asana wzmacnia nogi, zapewnia uziemienie i dobrze
przygotowuje do pozycji równoważnych. Osoby, które wykonują
Virabhadrasanę w odmianach, mogą pracować nad tą pozą przez
dłuższy czas.
Środki ostrożności: Osoby o słabych kolanach i biodrach mogą
położyć kolano tylnej nogi na macie lub spróbować innego wariantu
tej asany.

Odmiana ANJANEYASANY

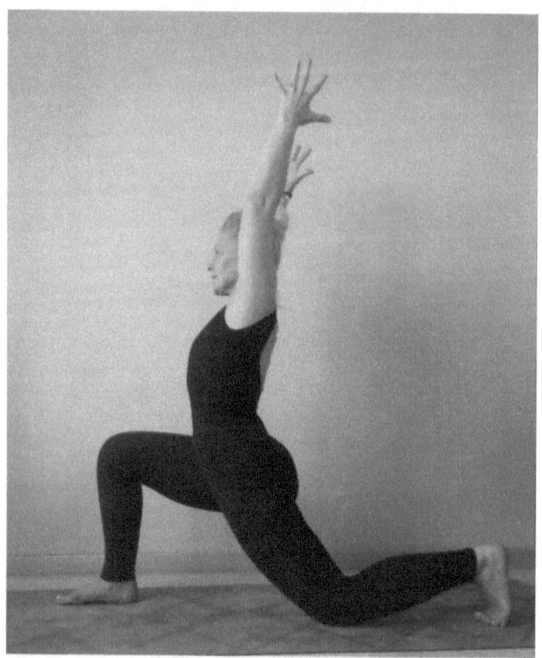

Znana również jako Pozycja Wschodzącego Księżyca.
Technika wykonania, jak w powyższej Anjaneyasanie, ale w tej pozycji możesz oprzeć kolano tylnej nogi na macie, aby zapewnić dodatkowe wsparcie i bardziej skoncentrować się na rozciąganiu górnej części tułowia. Weź wdech, unieś ręce nad głowę i spójrz prosto przed siebie. Ta pozycja jest doskonała dla początkujących, dla których wcześniejsza Anjaneyasana jest zbyt trudna.
Drishti: Nasagre (nos) lub Urdhva (do nieba).
Korzyści: Asana rozciąga biodra, uda i górną część klatki piersiowej wraz z ramionami. Wzmacnia nogi.
Środki ostrożności: Jeżeli masz wrażliwe kolana, umieść złożony koc, kostkę do jogi, ręcznik lub poduszkę pod kolanem tylnej nogi.

Odmiana ANJANEYASANY

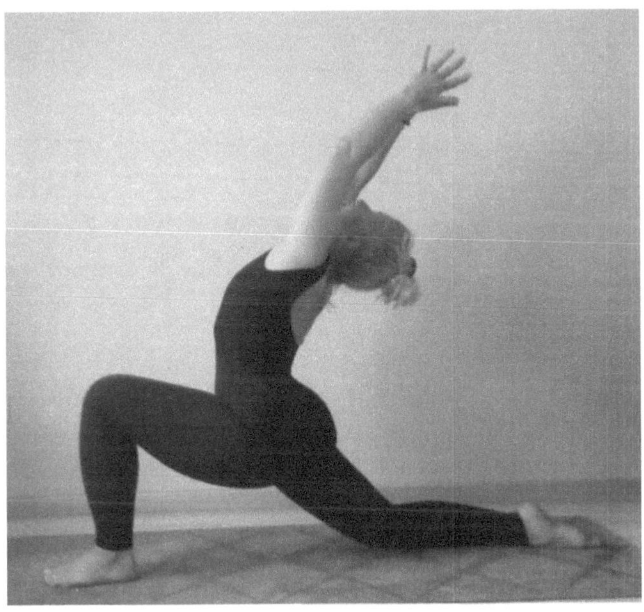

Znana również jako Pozycja Wypadu w Półksiężycu, Ashwa Sanchalanasana (Pozycja Jeźdźca) lub Kapyasana (Pozycja Małpy); czasami wykonywana jest z rękami opuszczonymi na matę.
Technika wykonania, jak w powyższej odmianie Anjaneyasany, ale tutaj grzbiet tylnej stopy i piszczel są umieszczone na macie z palcami skierowanymi do tyłu. Ręce są wyciągnięte nad głową, a plecy wygięte w łuk do tyłu, głowa odchylona, oczy patrzą na sufit.
Drishti: Bhrumadhye (między brwiami).
Środki ostrożności: Nie wykonuj wygięcia w tył, jeśli masz słabą dolną część pleców lub jej uraz. W przypadku nadciśnienia, patrz wprost przed siebie.

UTTANA PRISTHASANA

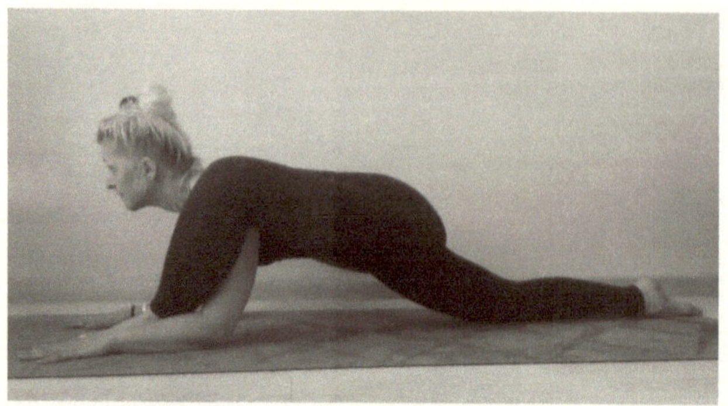

Zaczynając od powyższej odmiany Anjaneyasany, możesz kontynuować wejście do tej pozycji. Kiedy zakończysz Anjaneyasanę, z wydechem opuść dłonie na matę tak, aby stopa nogi z przodu znalazła się między dłońmi. Zrób wdech, a następnie połóż przedramiona na macie na wydechu. Oba przedramiona powinny spoczywać na macie. Masz dwie możliwości umieszczenia przedramienia - wewnątrz lub na zewnątrz stopy. Twoja noga nie musi utrzymać kąta 90 stopni, może być lekko przesunięta do przodu, aby można było uzyskać głębsze i mocniejsze rozciągnięcie. Kręgosłup powinien być wydłużony, nie zaokrąglaj pleców. Na wdechu lekko podnieś głowę, aby spojrzeć przed siebie, możesz też spojrzeć w dół. Przedramiona powinny być ułożone równolegle do siebie.

Drishti: Nasagre (nos).

Korzyści: Asana głęboko rozciąga obszar miednicy. Wzmacnia narządy rozrodcze. Uelastycznia mięśnie pośladkowe. Mięśnie ramion stają się silniejsze. Uwalnia sztywność bioder, dzięki czemu jest jednym z najlepszych ćwiczeń otwierających biodra. Zapewnia głębokie rozciągnięcie tyłu nóg i mięśni czworogłowych. Jest to też doskonała pozycja, która równoważy wydzielanie hormonów i zmniejsza problemy związane z menopauzą. Świetna poza dla biegaczy i sportowców, ponieważ rozciąga i wzmacnia całe biodra i nogi.

Środki ostrożności: Unikaj tej pozycji, jeśli masz kontuzje kolan, bioder, słabe stawy barkowe lub przedramiona oraz bóle w dolnej części pleców.

UTTHITA TRIKONASANA – POZYCJA TRÓJKĄTA

We współczesnej jodze jest to jedna z podstawowych pozycji stojących z kilkoma wariacjami i modyfikacjami, dostosowanymi do praktykujących. Ta pozycja pojawiła się po raz pierwszy w książce „Yoga Makaranda" z 1934 roku, autorstwa Tirumalai Krishnamacharya. Ćwiczący mogą używać kostki do jogi na wypadek, gdyby dolna ręka nie sięgała maty (albo opierać swoją dłoń o nogę) lub spróbować tej pozycji z plecami opartymi o ścianę. Różne szkoły jogi preferują różną metodykę dla tej pozycji. Jednak zawarte tutaj instrukcje nie odrzucają innych metod. Ta technika jest jedną z powszechnie stosowanych w Zachodnich Indiach.

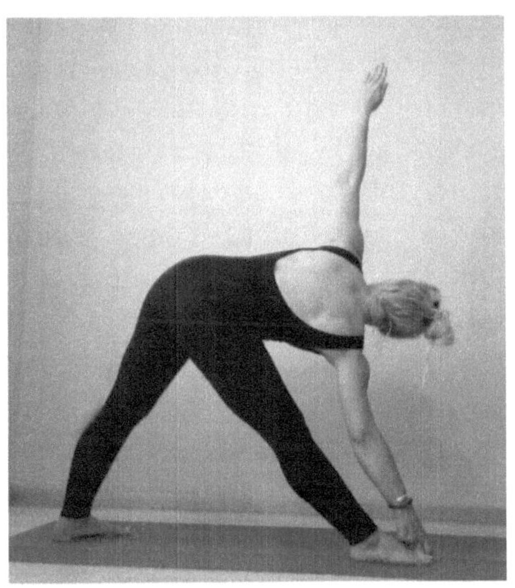

Fundament: Zacznij od ułożenia nóg i zbudowania dobrego fundamentu, jak we wszystkich pozycjach stojących, które wymagają dobrej i stabilnej podstawy. Stań ze stopami równolegle rozstawionym na odległość 60 – 90 cm, pięty powinny być ustawione w jednej linii. Powinieneś czuć się stabilnie, adekwatnie do swojego wzrostu i budowy anatomicznej. Ustaw prawą stopę skierowaną palcami na godzinę 12 (lub inaczej - skręć prawą stopę o 90 stopni). Lewą stopę pozostaw bez zmian (wersja dla początkujących). Jeśli możesz, ustaw lewą stopę skierowaną palcami na godzinę 9 (lub skręć ją o 30 - 45 stopni w kierunku prawej stopy). W ten sposób zbudowałeś fundament i teraz możesz przystąpić do dalszych kroków wykonywania pozycji TRIKONASANA i jej wariacji.

Metoda: Stań na początku maty w pozycji Tadasana. Zrób wydech, robiąc wykrok do tyłu, skręcaj się w prawą stronę. Ustaw nogi wraz z całym ciałem równolegle do długiej krawędzi maty. Teraz przekręć stopy, obracając pięty (kieruj palce prawej stopy na godzinę 12, lewej - na godzinę 9). Gdy tylko ustawisz odpowiednio nogi, na wydechu wyprostuj prawe kolano, angażując prawe udo. Wyrównaj tułów, biodra i stopy, jednocześnie unieś ramiona do boków, jak w Pozycji Wojownika 2 tak, aby barki, ramiona i dłonie tworzyły jedną linię. Te wszystkie kroki staraj się wykonać na jednym wdechu. Na wydechu zrób powoli skłon do prawego boku i ułóż prawą dłoń na prawym udzie, piszczeli, kostce do jogi lub, jeśli to możliwe, chwyć palcami wskazującym i środkowym duży palec prawej stopy – zrób to, co jest dla ciebie wygodne. Wykonując skłon do boku nie pozwól biodrom skręcać się, utrzymuj też ręce w jednej linii z tułowiem. Na wydechu skręć głowę w kierunku sufitu i skieruj wzrok za lewą dłonią wskazującą sufit. Osoby początkujące mogą utrzymywać głowę w neutralnej pozycji. Otwórz klatkę piersiową. Staraj się nie przeprostowywać prawego kolana. Początkujący pozostają w pozycji przez 20 sekund, oddychając spokojnie. Następnie powoli, z głębokim wdechem powróć do pionu tak, jak potrafisz (osoby zaawansowane wychodzą z pozycji w ten sam sposób, w jaki w nią weszły), a z wydechem wróć na początek maty do Tadasany. Powtórz wszystko symetrycznie na drugą stronę.

Drishti: Nasagre (nos), jeśli głowa znajduje się w neutralnej pozycji lub Angusthamadhye (kciuk) w wersji ostatecznej.

Korzyści: Pozycja wzmacnia nogi, skośne mięśnie brzucha, rozciąga pachwiny, mięśnie miednicy, ścięgna podkolanowe, otwiera klatkę piersiową i biodra. Uwalnia stres, ból pleców i wspomaga mięśnie brzucha.

Środki ostrożności: Nie kładź ręki na kolanie. Nie skręcaj głowy do sufitu, jeśli nie czujesz się stabilnie. Wówczas patrz przed siebie lub w podłogę.

UTTHITA PARSHVA TRIKONASANA

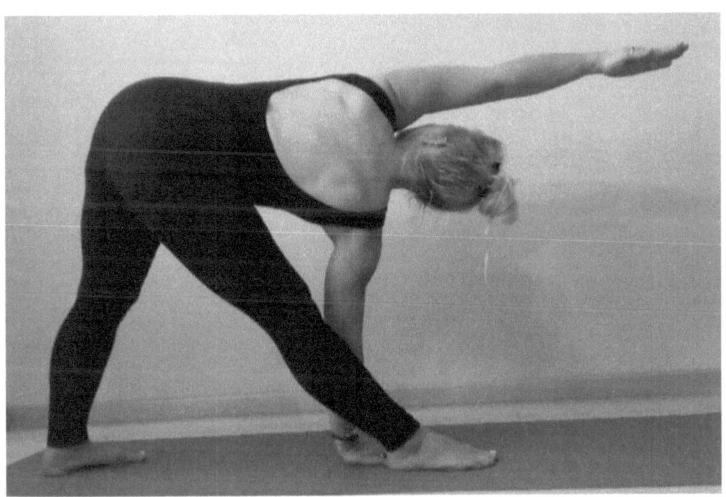

Technika wykonania tej pozycji jest prawie taka sama, jak we wcześniejszej Utthita Trikonasanie, która jest naszą bazą. Jednak w tej pozycji górne ramię jest wyciągnięte równolegle do podłogi. Prawa dłoń spoczywa na macie (dłoń możesz umieścić po obu stronach przedniej nogi tak, jak lubisz). Możesz również położyć dłoń na piszczeli, kostce lub złapać duży palec u nogi, a gdy jesteś początkujący - położyć dłoń na kostce do jogi. Głowę pozostaw w neutralnej pozycji lub z wdechem odwróć w stronę sufitu, patrząc pod pachą. Gdy pozostajesz w pozycji 20 - 40 sekund, staraj się nie kłaść górnego ramienia na swoim uchu.

Drishti: Nasagre (nos) lub Urdhva (do nieba).

ARDHA BADDHA UTTHITA TRIKONASANA

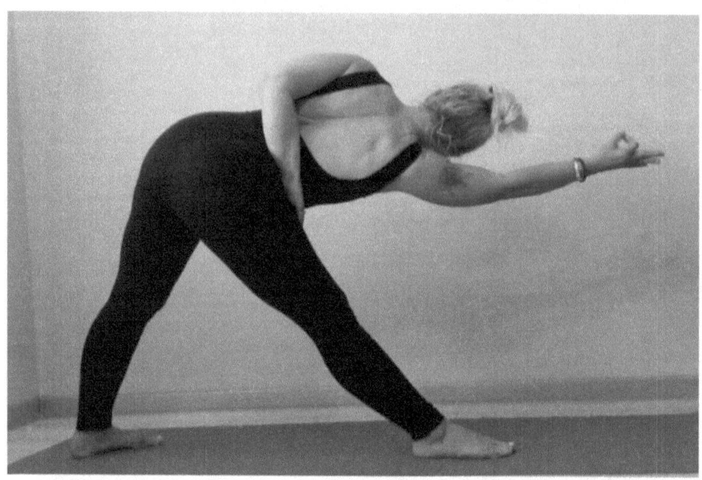

Postępuj zgodnie z instrukcją, jak w Utthita Trikonasanie. Gdy przygotujesz już pozycję do skłonu w prawą stronę, na wdechu przenieś lewą rękę za plecy, próbując dłonią chwycić prawe udo w okolicy biodra. Na wydechu wykonaj skłon do prawej nogi, jednocześnie układając prawą rękę równolegle do podłogi tak, żeby tworzyła jedną linię z tułowiem i barkiem. Prawą dłoń ułóż w Jnana Mudrę. Pilnuj, aby twoje całe ciało wraz ze stopami było w jednej płaszczyźnie. Pozostań w pozycji przez 20 sekund oddychając, następnie na wdechu wróć do pozycji pionowej, a na wydechu wróć do początku maty do Tadasany. Powtórz to samo na lewą stronę. Głowa może być w pozycji neutralnej lub zwrócona do sufitu.
Drishti: Nasagre (nos) lub Urdhva (do nieba).
Środki ostrożności: Jest to pozycja zaawansowana i wymaga gruntownej praktyki i techniki, jak w powyżej opisanych odmianach Trikonasany.

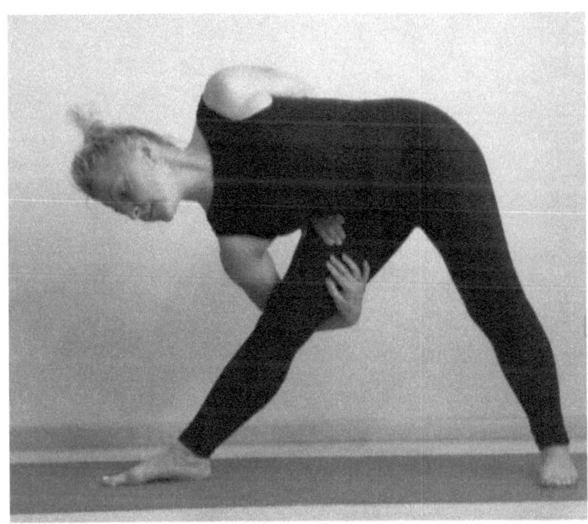

W tej asanie stosujemy taką samą technikę wykonania, jak w
Utthita Trikonasanie z niewielką modyfikacją. Mając ustawioną całą
pozycję gotową do skłonu, z wydechem ugnij prawe kolano, przełóż
prawą rękę pod udem i spróbuj umieścić dłoń na przodzie uda.
Lewą rękę prowadź za plecami, również umieszczając dłoń na
przodzie prawego uda. Z wdechem wyprostuj prawą nogę,
utrzymując palce dłoni dotykające się na przodzie uda. Ta pozycja
wymaga już mocnego otwarcia klatki piersiowej i obręczy barkowej.
Patrząc w dół, pozostań w pozycji 20 sekund, spokojnie oddychaj.
Na wdechu wróć do pionu, a na wydechu - do Tadasany. Powtórz
wszystko na drugą stronę.
Drishti: Padayoragrai (palce/stopy).
Uwaga: W przypadku, gdy trudno ci jest wykonać pozycję w pełnej
wersji, możesz po prostu złapać dłońmi łokcie (prawą dłonią lewy
łokieć, lewą dłonią – prawy).

PARIVRITTA TRIKONASANA

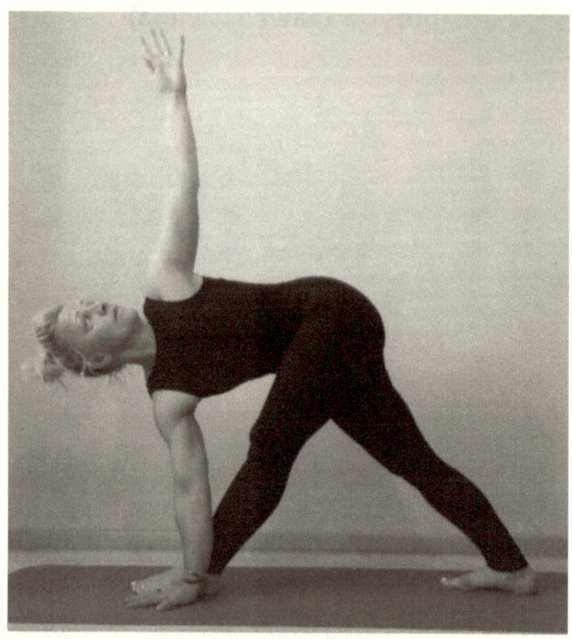

Stań na początku maty w Tadasanie. Na wdechu wykonaj skręt i
krok w lewą stronę, ustawiając nogi na odległość 60 – 90 cm. Lewą
stopę ustaw na godzinę 12, a prawą na 3. Jednocześnie ręce
rozstaw na boki (dłonie, łokcie, barki i tułów tworzą jedną linię), jak
w zwykłej Trikonasanie z tą różnicą, że dłonie skierowane są
wnętrzami do podłogi. Wykonując wydech, skręcaj tułów i ręce tak,
żeby prawą dłoń ułożyć na macie przy lewej stopie (od wewnątrz
lub od zewnątrz), a lewą dłoń skierować do sufitu. Biodra powinny
być ustawione równolegle do podłogi, skręt ramion powinien być
wykonany w górnym odcinku kręgosłupa (w odcinku piersiowym).
Z kolejnym wdechem skręć głowę i skieruj wzrok za kciukiem lewej
dłoni. Pozostań w asanie przez 20 sekund, następnie powoli, z
wdechem powróć do pozycji pionowej. Na wydechu idź z powrotem
na początek maty, do Tadasany.
W ten sam sposób powtórz wszystko na drugą stronę. Sprawdź, czy
nogi są proste, ale kolana nie są przeprostowane.
Drishti: Angushtamadhye (kciuki).

Korzyści: Asana zwiększa elastyczność i mobilność. Poprawia ogólną równowagę i siłę mięśni środka (core), otwiera klatkę piersiową i całą obręcz barkową, rozciąga nogi, a szczególnie ich tyły (grupa kulszowo-goleniowa). Maksymalny skręt kręgosłupa i bioder masuje i odtruwa narządy wewnętrzne. Wzmacnia nogi i plecy.

Środki ostrożności: Osoby początkujące nie powinny ustawiać pięt w jednej linii. Stopy powinny być rozstawione nieco szerzej, najlepiej na szerokość bioder. Osoby zaawansowane utrzymują jedną linię pięt. Osoby początkujące i średnio zaawansowane, które jeszcze nie czują się stabilnie i pewnie w tej asanie, mogą ćwiczyć, lekko podpierając plecy o ścianę. Mogą też położyć dłoń na nodze, lub używać klocka do jogi. Jeżeli masz problemy z odcinkiem szyjnym lub czujesz się niestabilnie, możesz patrzeć w podłogę z naturalnie ułożona głową.

PARSHVOTTANASANA 1 - łatwa odmiana

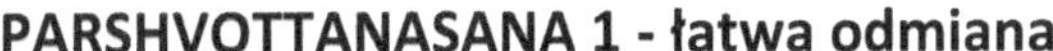

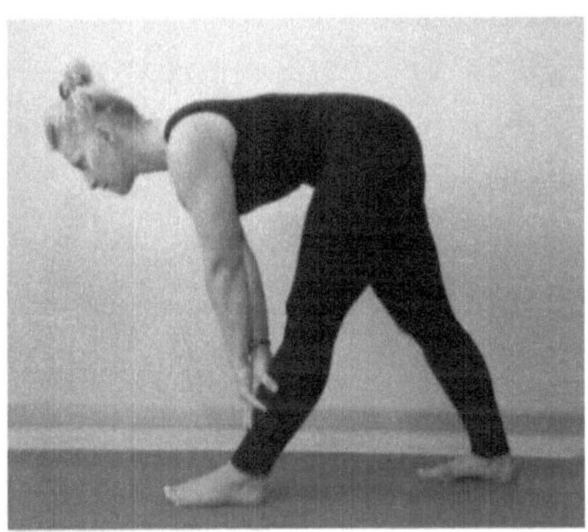

 Zacznij od Tadasany, ustaw lewą stopę z przodu w wygodnej odległości. Zrób wdech i podnieś obie ręce do góry, na wydechu powoli wykonaj skłon do przodu, opierając obie dłonie na goleni przedniej nogi. Staraj się utrzymać plecy równolegle względem podłogi, głowa jest przedłużeniem kręgosłupa, wzrok skieruj w dół. Upewnij się, że obie nogi są proste. Pozostań w pozycji przez 20 sekund, spokojnie oddychając

Drishti: Padayoragre (palce/stopy).

Korzyści: Pozycja rozciąga plecy, barki i nogi. Otwiera klatkę piersiową. Łagodzi bóle i sztywność dolnej części pleców. Uwalnia od stresu. Wzmacnia mięśnie brzucha.

PARSHVOTTANASANA 2 - propozycja wariacji

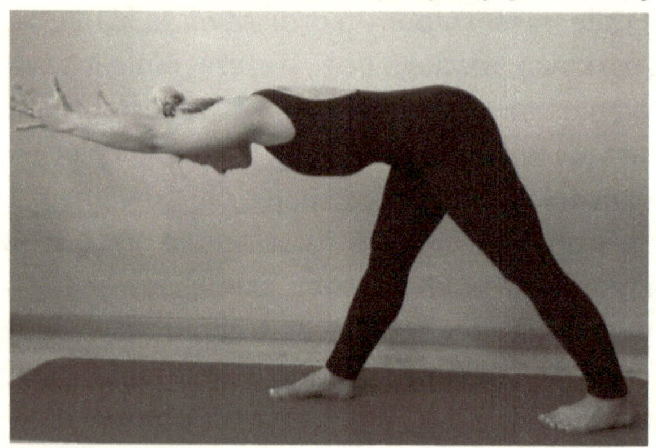

Osoby średnio zaawansowane mogą na wdechu wyciągnąć ramiona do przodu tak, aby były ułożone w jednej linii z plecami i równolegle względem podłogi. Trzymaj tylną stopę obróconą pod kątem 45 stopni. Skoncentruj się na oddechu i wydłuż kręgosłup. Trzymaj napięte mięśnie brzucha (pępek zassany w stronę kręgosłupa, to pozwala uniknąć wygięcia w odcinku lędźwiowym), ręce równolegle, dłonie powinny być wyciągnięte i skierowane wnętrzami do siebie lub złożone razem w Ksepana Mudrę. Nie dociskaj barkami uszu. Pozostań w pozycji 20 sekund, zrób wydech, oprzyj dłonie na goleni przedniej nogi. Weź wdech, unieś obie ręce do góry, wróć do pozycji pionowej ruchem z bioder. Podejdź do Tadasany i powtórz wszystko na drugą stronę.

Drishti: Padayoragre (palce/stopy).

Korzyści: Asana wzmacnia i rozciąga nogi, plecy, barki i ramiona. Modeluje mięśnie brzucha. Łagodzi sztywność i bóle w odcinku lędźwiowym. Uwalnia od stresu.

Środki ostrożności: Unikaj tej pozycji, jeśli masz zbyt słabe mięśnie brzucha oraz osłabione mięśnie lub uraz dolnej części pleców.

PARSHVOTTANASANA 3 - propozycja wariacji

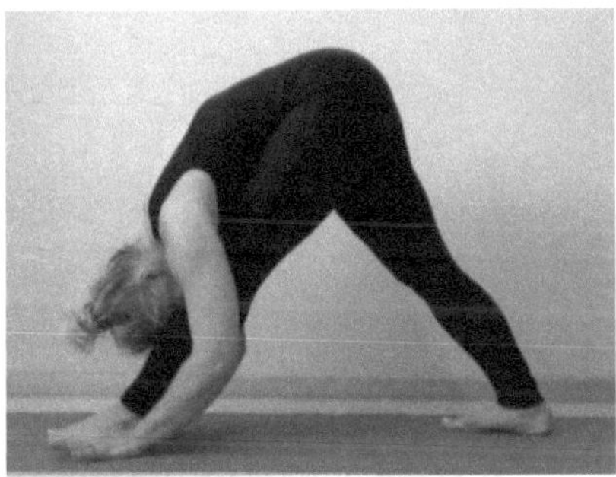

Kontynuuj poprzednią pozycję, postępuj zgodnie z tymi samymi instrukcjami ustawiając rozkrok lub ustaw stopy w jednej linii. Tylną stopę odkręcaj lekko na zewnątrz. Zrób wdech, podnieś ręce nad głowę, a podczas wydechu wykonaj skłon do przodu, kładąc dłonie na macie po obu stronach przedniej stopy. Nos/twarz dotykają przedniego kolana lub piszczeli, w zależności od twojej budowy anatomicznej. Nogi powinny być proste, brzuch spoczywa na udzie przedniej nogi. Wykonuj asanę przez 20 sekund, następnie weź głęboki wdech, jednocześnie unosząc ręce i wracając do pozycji wyprostowanej. Opuść ramiona.

Drishti: Nasagre (nos).

Korzyści: Regularne ćwiczenie tej pozycji zapewnia równowagę i stabilność. W tym głębokim skłonie rozciąga się całe ciało, masują się narządy wewnętrzne. Pozycja wspomaga trawienie. Pomocna jest także dla osób cierpiących na problemy z rwą kulszową.

Środki ostrożności: Unikaj tej asany, jeśli masz osłabioną dolną część pleców lub wysokie ciśnienie krwi.

PARSHVOTTANASANA 4 - propozycja wariacji

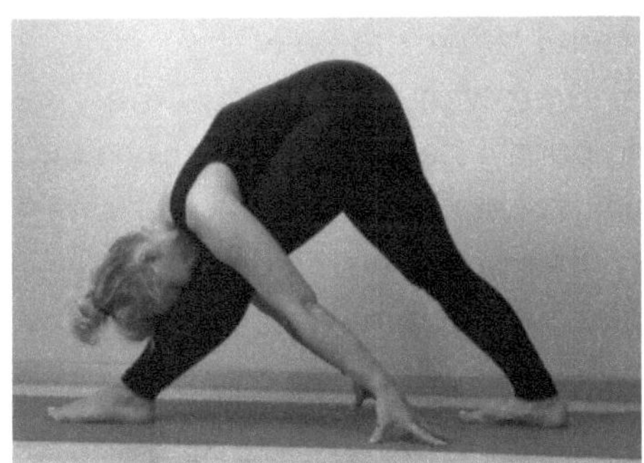

z brodą do kolana i z czołem do goleni; ręce wyprostowane i całkowicie rozciągnięte na macie za sobą.

PARSHVOTTANASANA 5 - propozycja wariacji

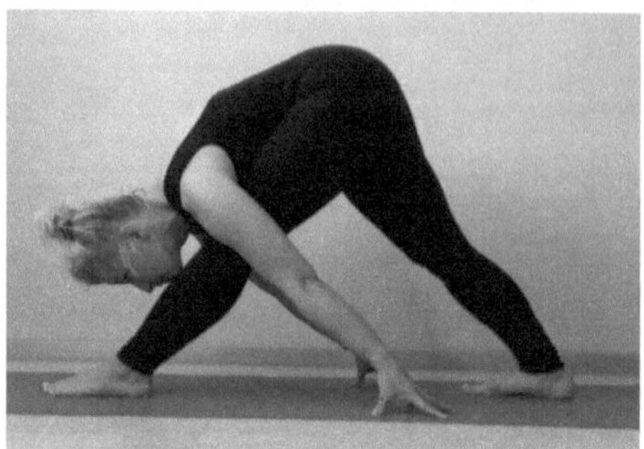

 z brodą do goleni, ręce wyprostowane i całkowicie rozciągnięte na macie za sobą.

Drishti: Nasagre (nos).

Korzyści: Jak wyżej.

Środki ostrożności: Unikaj tych asan, jeśli masz osłabioną dolną część pleców lub wysokie ciśnienie krwi.

PARSHVOTTANASANA, znana również jako VIPARITA NAMASKAR PARSHVOTTANASANA

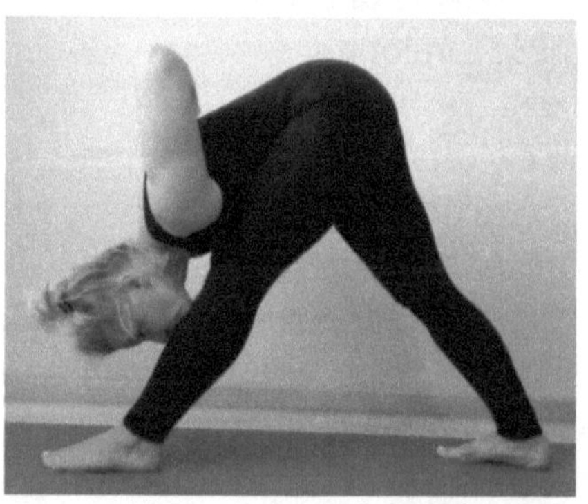

Postawa i technika wykonania, jak w poprzednich odmianach. Zrób wydech i umieść obie ręce za plecami, łącząc dłonie w Namaskar/Anjali Mudrę z palcami skierowanymi do góry. Zrób wdech, spójrz w sufit, na wydechu pochyl się do przodu, dotykając nosem lub brodą do przedniej nogi (kolana lub piszczeli). Upewnij się, że gdy zaczynasz ruch od pozycji wyprostowanej do zgięcia w przód, nie wyginasz dodatkowo pleców. Ruch musi się rozpocząć w biodrach, a nie w plecach (nie powinieneś odczuwać żadnego napięcia mięśni pleców).

Zaangażuj, napnij ramiona i nie opuszczaj ich. Nogi wyprostowane. Wykonuj asanę przez 20 sekund, a następnie na wdechu wróć do pozycji pionowej, zmień ustawienie nóg i powtórz na drugą stronę.
Drishti: Padayoragrai (palce/stopy).
Środki ostrożności: Jeśli nie możesz złożyć rąk w Namaskar, po prostu chwyć za plecami swoje łokcie.

BADDHA HASTA PARSHVOTTANASANA

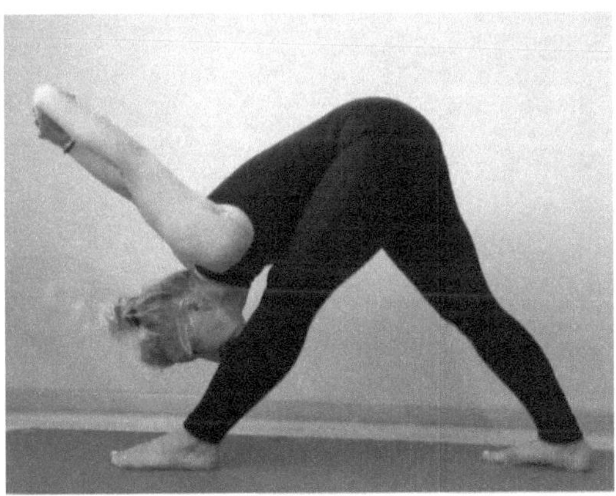

Technika wykonania taka sama, jak w Parshvottanasanie, ale w tym przypadku spleć dłonie za plecami „w koszyczek" lub ułóż je w Ksepana Mudrę. Podczas skłonu do przodu zaangażuj ramiona, rozciągnij je do maksimum tak, jakbyś chciał je umieścić na podłodze, bez zginania łokci. Pozostań w pozycji 20 sekund. Wróć do pozycji wyjściowej i wykonaj asanę na drugą stronę.
Drishti: Padayoragrai (palce/stopy).

VRIKSHASANA NAMASKAR

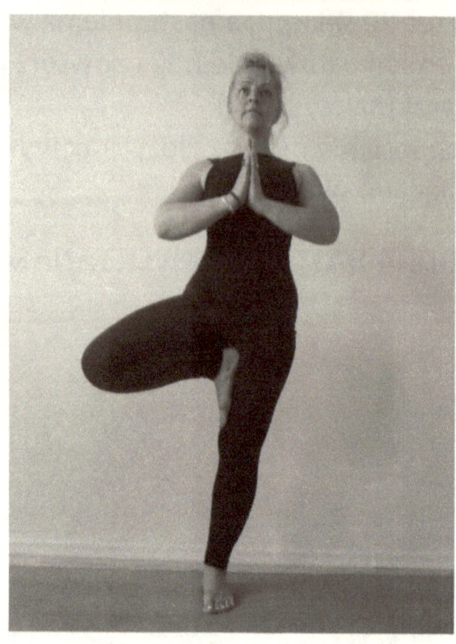

Zacznij od Tadasany. Unieś prawą nogę i ugnij ją w kolanie (możesz sobie w tym pomóc prawą ręką), prawą stopę oprzyj na lewym wewnętrznym udzie wysoko, przy pachwinie. Twoje prawe kolano powinno być ustawione do boku, w jednej linii z prawym biodrem. Utrzymuj proste plecy i nie spinaj barków. Zaangażuj lewą nogę, napnij mięśnie, ale nie blokuj kolana. Gdy prawa stopa jest umieszczona na lewym udzie, nie wypychaj ciała w biodrze na lewą stronę. Zrób wdech i umieść ręce przed splotem słonecznym, przyjmując Namaskar. Palce prawej stopy skierowane są bezpośrednio w dół. Twoja lewa stopa jest mocno osadzona na macie, a ciężar równomiernie na niej rozłożony. Lewa stopa, środek miednicy, barki i głowa są ustawione pionowo. Utrzymuj linię podbródka równolegle do podłogi. Pozostań w pozycji przez 20 sekund lub dłużej, oddychając spokojnie i koncentrując wzrok na jednym punkcie. Powtórz asanę na drugą stronę.
Drishti: Nasagre (nos).

Korzyści: Jest to jedna z podstawowych pozycji równoważnych w jodze. Poprawia koncentrację i skupienie. Poprawia koordynację nerwowo-mięśniową. Rozciąga pachwiny, biodra, kolana i kostki stóp. Wzmacnia nogi i dolny odcinek pleców. Pomaga stabilizować miednicę. Wzmacnia więzadła i ścięgna w stopach. Wzmacnia wszystkie mięśnie posturalne.

Środki ostrożności: Nie pozostawaj w tej pozycji dłuższy czas, jeśli masz wysokie ciśnienie (ewentualnie oprzyj się o ścianę). Unikaj tej asany, jeśli cierpisz na bezsenność lub migreny. Najlepszy czas na wykonanie tej pozy to poranek. Staraj się utrzymywać barki w jednej linii. Na początku możesz też ćwiczyć przed lustrem do czasu, aż uzyskasz pewność i doskonałość linii w tej asanie.

W starożytności sadhu w Indiach dyscyplinowali się praktykując Dharanę/Dhjanę, stojąc dłuższy czas w tej pozycji.
Tekst z XVII wieku, Gheranda Samhita, opisuje tę asanę.

VRIKSHASANA – POZYCJA DRZEWA

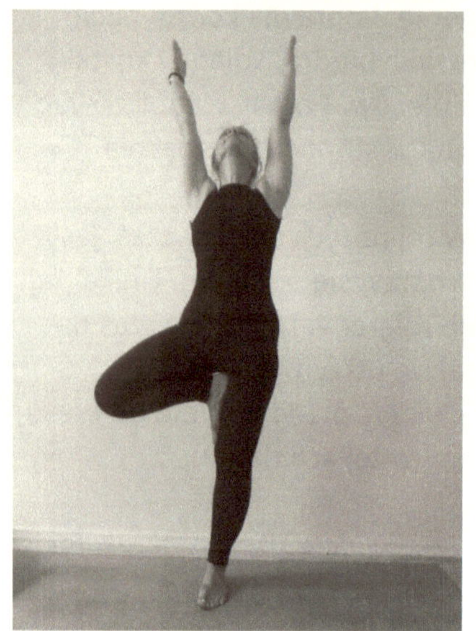
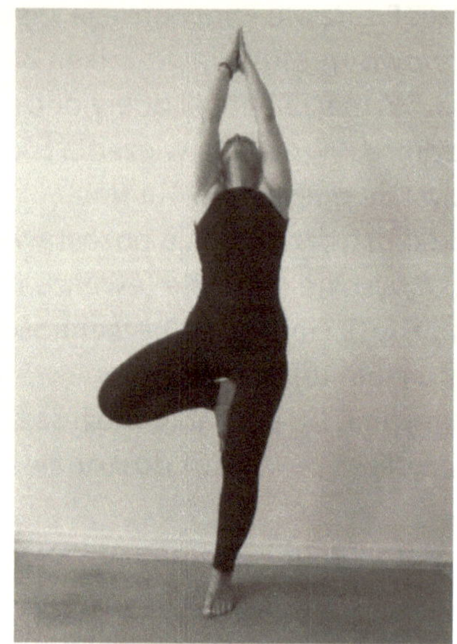

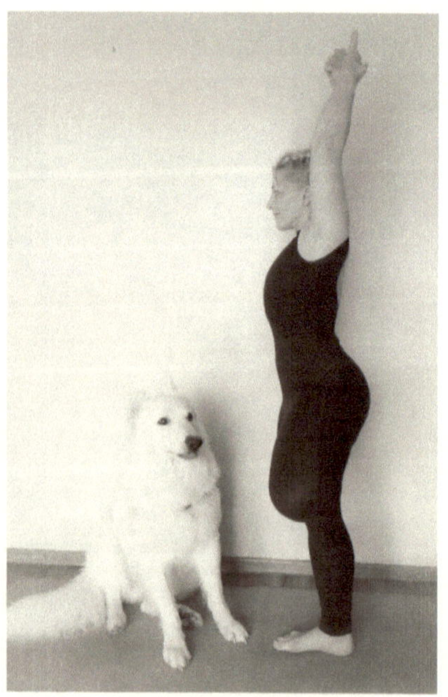
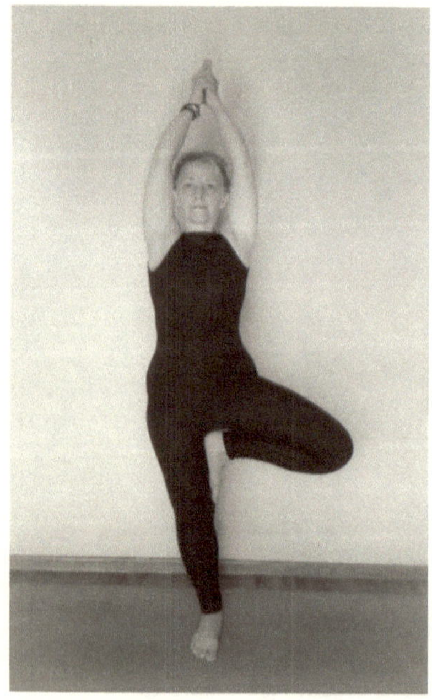

Ustawiając tę pozycję, postępuj zgodnie z tymi samymi wskazówkami, jak w poprzedniej Vrikshasanie Namaskar. Jednak w tym wariancie zrób wdech, unosząc obie ręce do góry, czubki palców skieruj do sufitu. Trzymaj ramiona prosto, rozstaw je na szerokość barków. Pamiętaj, aby wydłużyć szyję i kierować łopatki w dół do kręgosłupa.

Zrób wydech i skieruj wzrok na wprost lub, jak na pierwszym zdjęciu, odchyl głowę do tyłu, mocno rozciągając przód szyi. Kiedy masz otwarte ramiona i wydłużoną szyję, twój oddech staje się głębszy i nic go nie ogranicza.

Możesz połączyć obie dłonie, jak na drugim zdjęciu lub wykonać Ksepana Mudrę, jak na czwartym zdjęciu. Sprawdź, czy ugięte do boku kolano pozostaje zawsze w linii z biodrem. Zostań we wszystkich wariantach pozycji po 20 sekund na każdą nogę.

Drishti: Nasagre (nos), jeśli głowa nie jest odchylona. Angusthamadhye (kciuki), gdy odchylasz głowę.

Środki ostrożności: Jeśli cierpisz na nadciśnienie, nie odchylaj głowy do tyłu i nie unoś wzroku do góry, ale patrz przed siebie z naturalnie ustawioną głową.

PARSHVA VRIKSHASANA

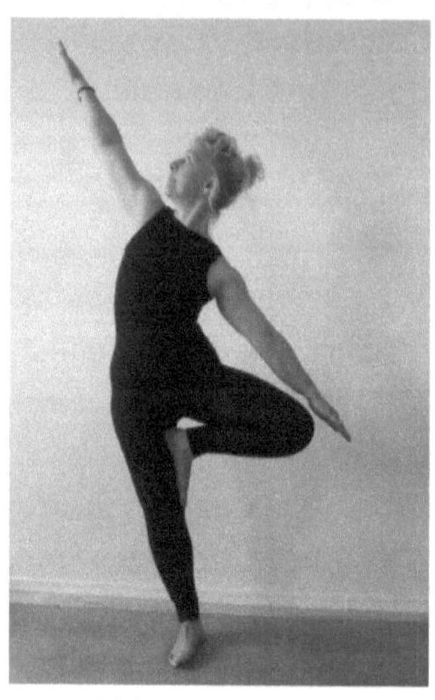

Zacznij od Tadasany. Umieść lewą stopę na prawym wewnętrznym udzie wysoko, przy pachwinie, palcami skierowanymi w dół do podłogi. Gdy złapiesz równowagę i poczujesz się stabilnie, z wdechem podnieś obie ręce do boków, do poziomu barków, z wnętrzami dłoni skierowanymi do maty. Zrób wydech, obróć głowę w prawo, przenosząc podbródek nad prawe ramię. Wydychając powoli powietrze, wykonaj powolny skłon w biodrze do boku (w lewą stronę). Sprawdź, czy lewe kolano, biodro i ramię ułożone są w jednej linii oraz czy prawe ramię wyrównane jest z prawym bokiem ciała. Nie pochylaj tułowia, ani nie zginaj nogi postawnej. Pozostań w tej pozycji przez 20 sekund, nie zapomnij powtórzyć wszystkiego na lewą stronę.

Drishti: Hastagrai (ręce).

Korzyści: Oprócz korzyści wspomnianych we wcześniejszych odmianach Vrikshasany, ta dodatkowo rozciąga boki i dodaje więcej mocy twoim pozycjom równoważnym.

Środki ostrożności: Unikaj tej asany, jeśli cierpisz na problemy z ciśnieniem. Jest ona już zaliczana do zaawansowanych - nie jest łatwo utrzymać równowagę i patrzeć w górę za dłonią. Na początek możesz patrzeć przed siebie. Jeżeli poprzednie pozycje równoważne wymagały od ciebie podparcia o ścianę, nie wykonuj jeszcze tej asany. W jodze nie należy i nie trzeba się spieszyć.

URDHVA EKA HASTA ARDHA BADDHA PADMA VRIKSHASANA

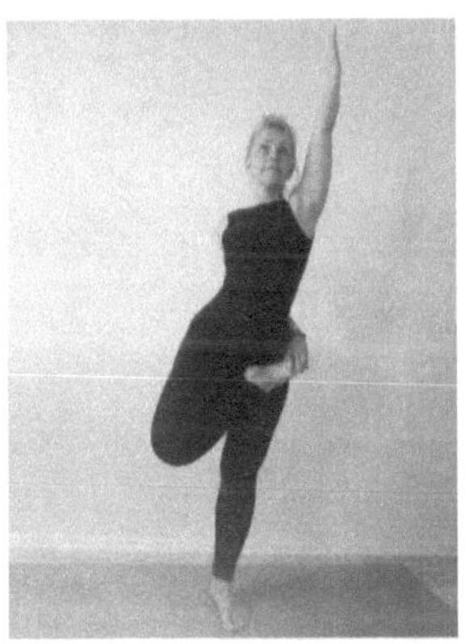

Zacznij od Tadasany. To zaawansowana pozycja. Zegnij prawą nogę w kolanie i pomagając sobie prawą lub lewą ręką, umieść ją na górze w zagięciu lewego biodra. Zewnętrzny staw skokowy prawej stopy powinien znajdować się wysoko w lewym biodrze, jak w Ardha Padmasanie (Pozycji Półlotosu). Przytrzymaj tę stopę lewą ręką, aby nie opadła. Zrób wydech, unieś prawą rękę za plecami i sięgnij do prawej stopy, ostatecznie chwytając prawą stopę za duży palec. Zrób wydech, wyprostuj plecy. Jeśli masz pewność, że prawa ręka dobrze trzyma prawą stopę, weź wdech i powoli unieś lewą rękę nad głowę, wyrównując ją z lewym barkiem. Pozostań w asanie 20 sekund. Z wydechem uwolnij się z pozycji i powtórz wszystko na drugą stronę. W przypadku, gdy nadal nie jesteś w stanie chwycić prawej stopy prawą ręką od tyłu, możesz przytrzymać prawą stopę lewą ręką, a prawą dłonią chwycić lewy łokieć.

Drishti: Nasagre (nos).

Korzyści: Asana wzmacnia całą nogę podporową, aż do pośladka. Rozciąga ugiętą nogę, zwłaszcza jej zewnętrzne części, kolano, kostkę, a także uwalnia sztywność bioder. Poprawia równowagę i stabilność. Wzmacnia więzadła i ścięgna stóp. Stabilizuje miednicę. Daje poczucie pewności siebie, koncentracji i równowagi.

Środki ostrożności: To poza dla średnio zaawansowanych i zaawansowanych. Osoby z brakiem poczucia równowagi, mające problemy z kolanami, stawami skokowymi lub biodrami, powinny unikać tej pozycji. Osoby z nadciśnieniem również nie powinny jej wykonywać.

<h2 style="text-align:center">Pozycje dodatkowe
TANDAVASANA 1</h2>

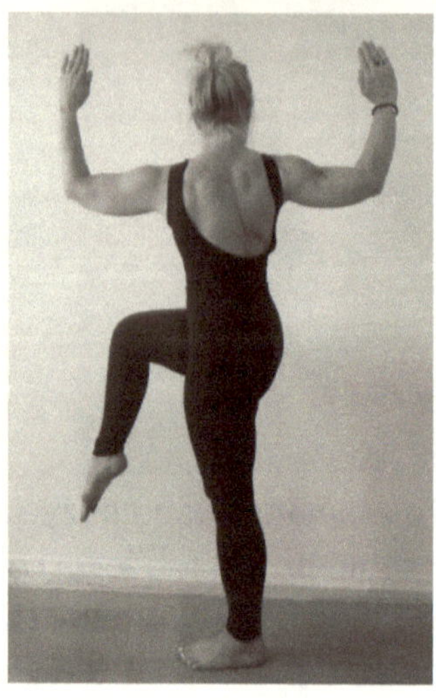

Zacznij od Tadasany. Weź wdech, unieś prawe kolano na wysokość biodra (biodro, udo i kolano w jednej linii), palce stopy skieruj w dół. Lewa noga może być ugięta lub prosta. Jednocześnie, z tym samym wdechem, unieś ręce i ugnij łokcie pod kątem 90 stopni, dłonie otwarte a palce skierowane w górę, do sufitu. Twoje łokcie powinny znajdować się na poziomie barków. Zrób wydech, skręć się w biodrach w prawo, utrzymując wyprostowane plecy. Głowa powinna być wyrównana z przedramionami (uszy i nadgarstki w jednej linii podczas skrętu).

Pozostań w pozycji 20 sekund. Z wydechem wróć do Tadasany i powtórz asanę na drugą stronę.

Drishti: Parshva Drishti (prawa/lewa strona).

Pisma wedyjskie wspominają o kilku sytuacjach, kiedy to bogowie wykonywali taniec Tandava, jak Kryszna tańczący Tandavę w Bhagavata Purana, Sziwa tańczący Rudra Tandavę i Ganesza tańczący Tandavę. Według sziwaizmu, Tandava to energiczny taniec, który jest podstawą cyklu tworzenia, podtrzymania/trwania i rozpadu. Sziwa jako Nataraj jest uważany za „Króla tańca" lub „Najwyższego Pana tańca".

LASYASANA

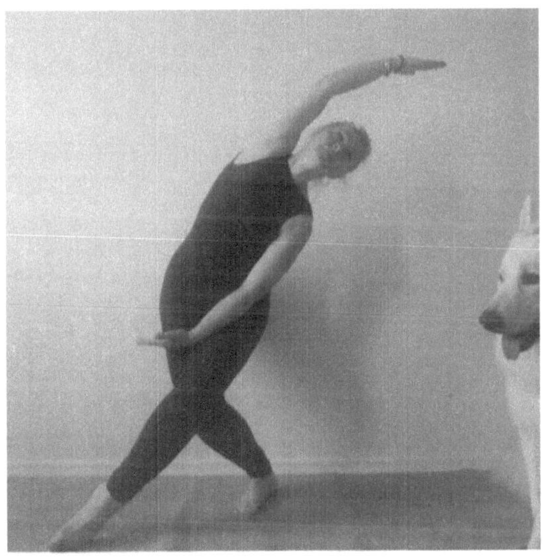

Zacznij od Tadasany. Skrzyżuj lewą nogę i stopę z przodu przed prawą nogą tak, aby było ci wygodnie. Obie nogi są ugięte w kolanach. W przedniej nodze palce stóp są obciągnięte, tzw. point. Z wdechem podnieś prawą rękę nad głowę, a lewą sięgnij do lewego uda przedniej nogi. Utrzymując tę postawę, pochylaj się do boku, przenosząc górną dłoń dalej za głowę, a dolną dłoń za udo. Rozciągnij maksymalnie boki ciała. Patrz na górną rękę.
Drishti: Hastagrai (ręce).

Parwati jest żoną Sziwy. Taniec Lasya jest odpowiedzią Parwati na Tandavę Sziwy – to kobieca wersja Tandavy.

NATARAJASANA

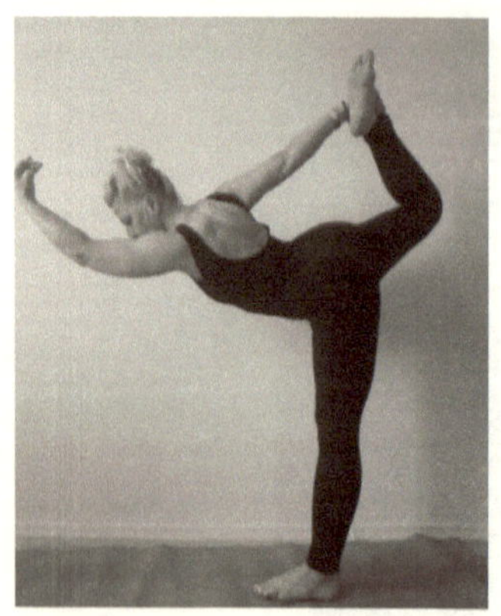 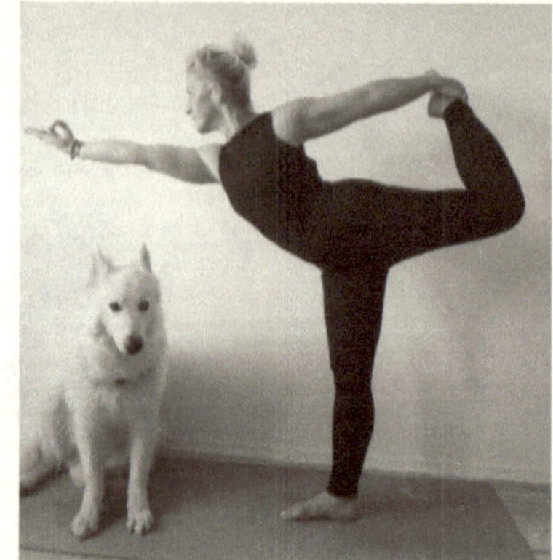

Zacznij od Tadasany. Stojąc na lewej nodze, ugnij prawą nogę w kolanie i zbliż stopę do prawego pośladka. Chwyć stopę za plecami prawą ręką, a lewą wyciągnij przed siebie i ułóż w Jnana Mudrę. Jeśli nie dosięgasz jeszcze stopy, pozostaw rękę i nogę z plecami, możesz też skorzystać z pomocy paska. Na wydechu pochylaj się powoli do przodu, jednocześnie jak najdalej od ciała i jak najwyżej unoś prawą nogę i prostuj prawą rękę. Prawe udo może być ułożone równolegle względem podłogi lub wyżej, w zależności od elastyczności twojego ciała. Lewa ręka może być prosta lub ugięta, noga postawna wyprostowana. W pełni otwórz klatkę piersiową. Patrz w podłogę lub przed siebie. Możesz też zejść niżej i oprzeć lewą dłoń na macie blisko lewej stopy (lub umieścić dłoń na kostce do jogi). Pozostań w pozycji przez 20 sekund, spokojnie oddychaj, na wdechu unieś ciało do pionu. Na wydechu wróć do Tadasany, powtórz te same kroki na drugą stronę.

Drishti: Nasagre (nos), jeśli patrzysz na podłogę lub Hastagrai (ręce), jeśli patrzysz prosto przed siebie.

Korzyści: Ta pozycja wzmacnia nogi, kostki, klatkę piersiową, barki, centrum ciała (mięśnie środka), ramiona i tułów. Poprawia równowagę i otwiera zginacze bioder. Rozszerza klatkę piersiową i poprawia pojemność płuc. Rozciąga pachwiny, uda, narządy jamy brzusznej. Pomocna jest w lepszym trawieniu. Łagodzi napięcia i uspokaja umysł.

Środki ostrożności: Ta zaawansowana pozycja wymaga połączenia różnych umiejętności, takich jak: równowaga, mocne wygięcie

kręgosłupa, otwarcie klatki piersiowej i obręczy barkowej, co
wymaga pewnej praktyki. Kolano nogi podporowej powinno być
delikatnie miękkie i niezablokowane (nieprzeprostowane),
zaangażuj też mięśnie czworogłowe tej nogi. Utrzymuj biodra
prostopadle względem maty, a kolana wyrównane z biodrami, aby
uniknąć rotacji, która zakłóca liniowość.

DWI HASTA PADA UTTHITA STITI EKA PADA BHEKASANA

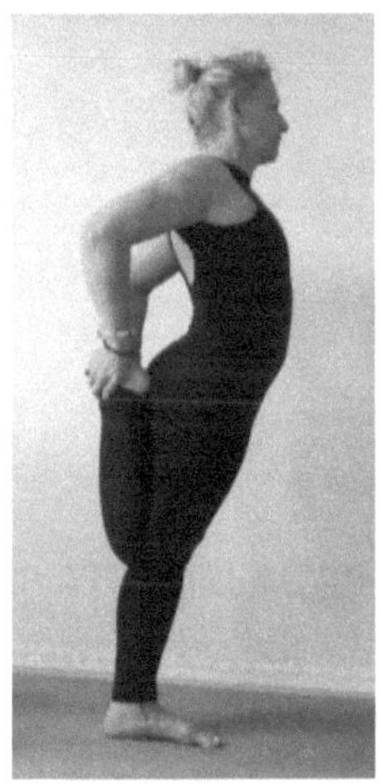

Jest to podstawowa pozycja równoważna dla osób, dla których
wcześniejsza Natarajasana była trudna.
Zacznij od Tadasany. Zrób wydech, unieś prawą stopę w tył, zginając
nogę w kolanie i przyciągając ją do prawego pośladka obiema
rękoma. Upewnij się, że kolana są złączone. Utrzymuj
wyprostowane plecy. Uaktywnij, ściągnij mięśnie górnego odcinka
pleców i rozszerz klatkę piersiową. Przyciągając łokcie do siebie za
plecami, ściągaj łopatki, otwieraj serce i mostek. Pozostań w pozycji
20 sekund i powtórz na drugą stronę.
Drishti: Nasagre (nos).
Korzyści: Asana rozciąga uda, kolana, miednicę, stawy skokowe i
barki. Pozycja równoważna wzmacnia mięśnie posturalne ciała.
Usuwa zmęczenie nóg. Rozszerza obszar klatki piersiowej i pozwala
lepiej oddychać.
Środki ostrożności: Unikaj tej pozycji, jeśli masz słabe lub
kontuzjowane kolana i kostki nóg.

NATARAJASANA dla początkujących

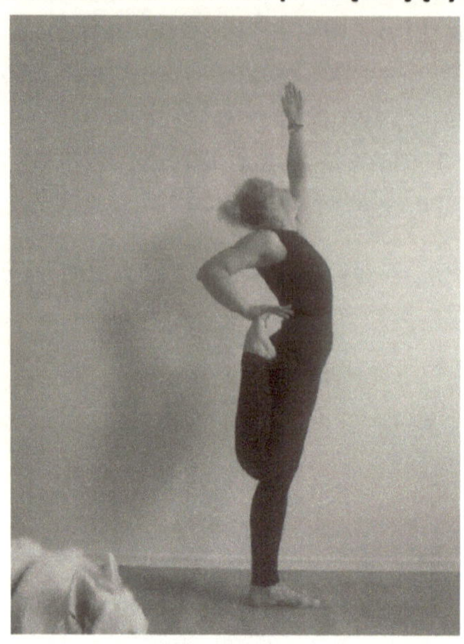

Kontynuując DWI HASTA PADA UTTHITA STITI EKA PADA
BHEKASANĘ, oderwij lewą rękę od prawej stopy i podczas wdechu
unieś ją nad głowę. Możesz patrzeć prosto przed siebie lub do góry.
Lewą rękę wyciągaj do sufitu, a prawą dłonią przyciągaj prawą stopę
tak, aby pięta dotykała pośladka. Otwórz klatkę piersiową, ugiętym
łokciem wskazując ścianę za tobą. Wykonaj to samo, symetrycznie
na drugą stronę, pozostając przez minimum 20 sekund w pozycji.
Drishti: Nasagre (nos), jeśli patrzysz przed siebie lub Hastagrai
(ręka), jeśli głowa jest odchylona do tyłu.
Korzyści: Oprócz korzyści takich, jak poprzednio, ta pozycja również
rozciąga stopy i palce.
Środki ostrożności: Osoby cierpiące na wysokie ciśnienie krwi nie
powinny patrzeć do góry, tylko zachować neutralną pozycję głowy i
patrzeć przed siebie. Unikaj tej pozycji, jeśli masz problemy z
kolanami lub stawami skokowymi.

NANTUM NATARAJASANA

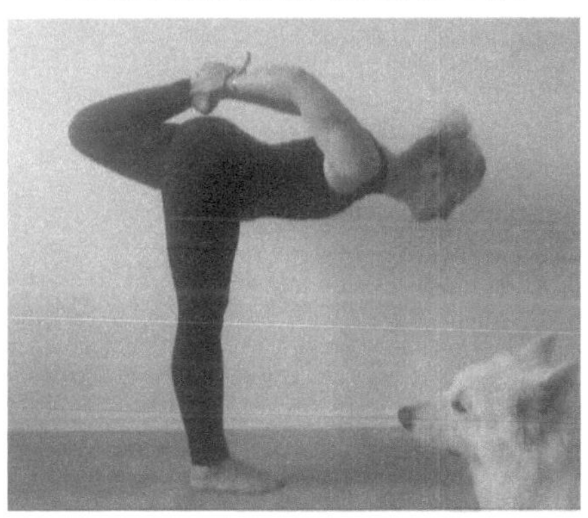

Kontynuuj DWI HASTA PADA UTTHITA STITI EKA PADA BHEKASANĘ,
weź wdech, a następnie na wydechu powoli pochyl się do przodu,
aż górna część tułowia będzie równoległa względem podłogi, a
łokcie będą skierowane do sufitu. Przyciągaj stopę obiema rękoma,
utrzymaj piętę jak najbliżej pośladka.
Drishti: Nasagre (nos).

EKA HASTA PADA UTTHITA STITI EKA PADA BHEKASANA

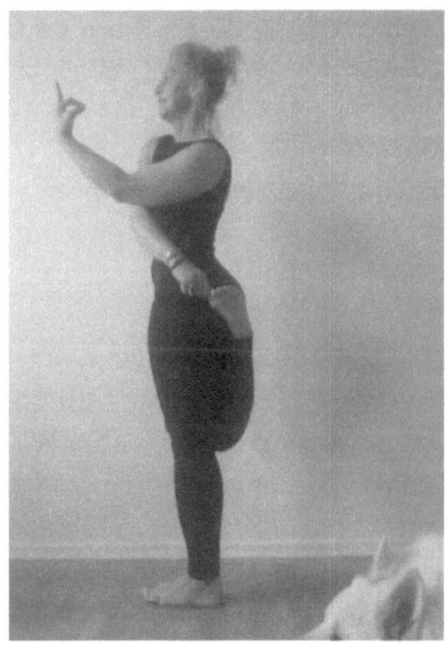

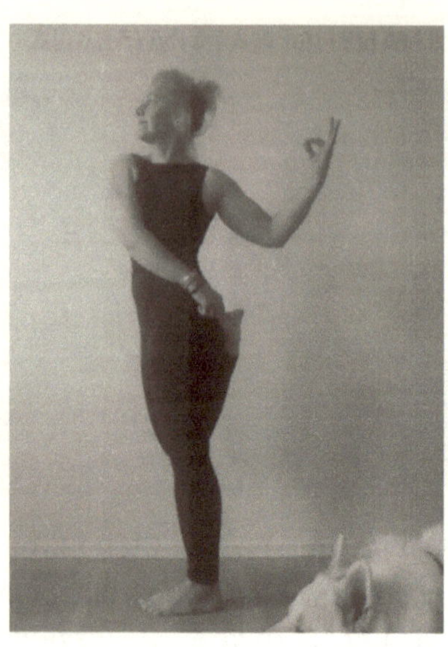

Zacznij od Tadasany. To zaawansowana pozycja równoważna na jednej nodze. Z wdechem unieś prawą nogę do tyłu, zginając ją w kolanie i przyciągając do lewego pośladka. Z wydechem skręć się i pochyl delikatnie do przodu, spróbuj prawą dłonią złapać paluch prawej stopy (jeżeli to jest za trudne, użyj paska do jogi, bądź umieść prawą dłoń na lewym biodrze, a stopę z tyłu przyciągaj do lewego pośladka). Z kolejnym wdechem podnieś lewą rękę przed ciałem, układając dłoń w Jnana Mudrę na wysokości wzroku, łokcie powinny się skrzyżować. W drugim wariancie, na wdechu unieś lewą dłoń do góry, układając ją w Jnana Mudrę i spójrz na nią, a z wydechem skręcaj tak ustawioną górną część tułowia w lewą stronę, za lewym ramieniem. Prawy i lewy bark ustaw bokiem do podstawy nóg.

Drishti: Nasagre (nos) lub Hastagrai (ręka).

Korzyści: Jest to wymagająca pozycja dla osób zaawansowanych. Daje poczucie pewności siebie, rozciąga nogi, biodra, kolana, kostki i stopy. Wzmacnia obszar brzucha i mięśnie środka (core). Masuje narządy wewnętrzne.

Środki ostrożności: Unikaj tej pozycji, jeśli masz urazy kolan, bioder lub cierpisz na wysokie ciśnienie krwi.

ARDHA CHANDRACHAPASANA 1

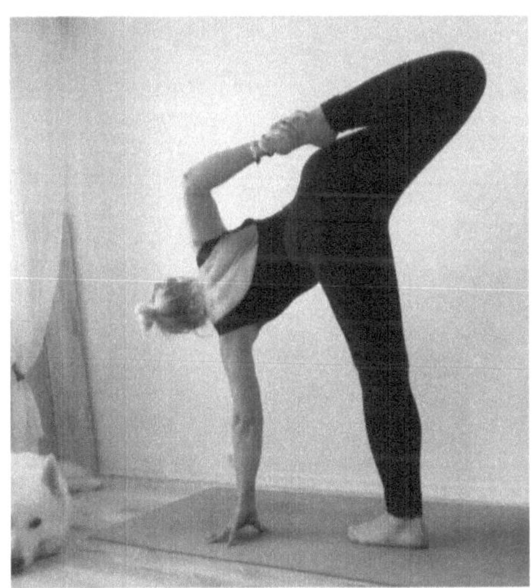

Zacznij od Tadasany. Zegnij prawą nogę za sobą, przybliżając stopę do prawego pośladka, a następnie chwyć ją prawą ręką. Zrób wydech, pochyl się do przodu, opuszki palców lewej dłoni umieść na macie w taki sposób, aby lewy bark znajdował się bezpośrednio nad lewą dłonią. Prawe biodro unoś i odkręcaj do góry tak, aby nie opadało, ale znalazło i ułożyło się nad lewym biodrem. Twoje barki powinny być ustawione bokiem w taki sposób, aby prawy bark był ułożony bezpośrednio nad lewym. Prawy łokieć kieruj do sufitu. Możesz patrzeć na boki lub w dół, na matę, albo też odwrócić twarz w prawo podczas wydechu, aby spojrzeć w sufit. Lewa noga powinna być prosta, ale nie zablokowana w kolanie. Prawe kolano, biodro i bark powinny znajdować się w jednej linii. Prawa pięta dotyka prawego pośladka. Sprawdź, czy klatka piersiowa jest szeroko otwarta i nie ogranicza oddychania. Pozostań w pozycji przez 20 sekund, a następnie powtórz wszystko na drugą stronę.

Drishti: Nasagre (nos).

Korzyści: Jest to pozycja średnio zaawansowana i zaawansowana, która rozciąga i wzmacnia nogi, biodra, barki, ręce i otwiera klatkę piersiową.

Środki ostrożności: Unikaj tej asany, jeśli masz wysokie ciśnienie krwi, uraz nóg, bioder lub problemy z dolnym odcinkiem kręgosłupa.

PARIVRITTA ARDHA CHANDRACHAPASANA

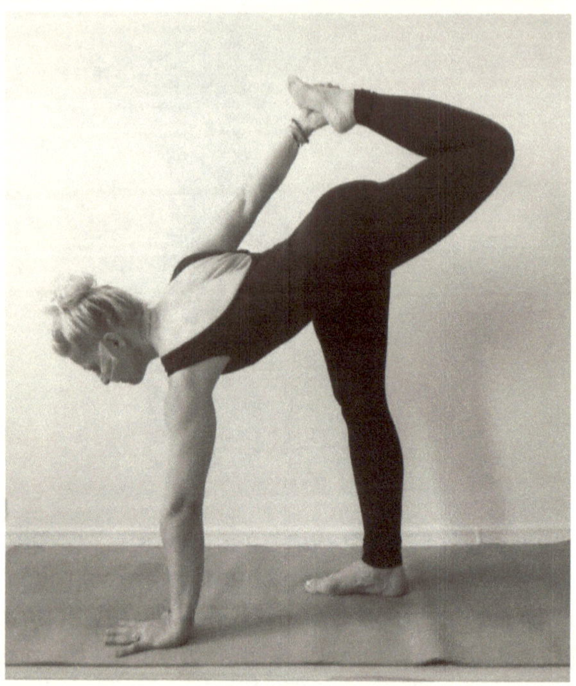

Zacznij od Tadasany. Wdech, a z wydechem pochyl się do przodu, kładąc lewą dłoń na macie dokładnie pod lewym barkiem. Podnieś lewą nogę, zginając ją w kolanie, sięgnij prawą ręką za plecami i chwyć lewą stopę od zewnątrz. Na wydechu wyprostuj prawą rękę i spróbuj unieść lewą stopę jak najwyżej w kierunku sufitu, jednocześnie maksymalnie rozciągając lewą nogę i prawą stronę tułowia. Spójrz w dół lub w prawo. Na wydechu skręć górną część tułowia na prawą stronę, ustawiając barki w taki sposób, aby prawy bark znalazł się lewym. Otwieraj klatkę piersiową, rozszerzając ją na boki.

Drishti: Nasagre (nos), jeżeli patrzysz w dół. Parshva drishtri (lewa lub prawa strona), jeżeli patrzysz na boki.

HASTA PADA ARDHA CHANDRACHAPASANA

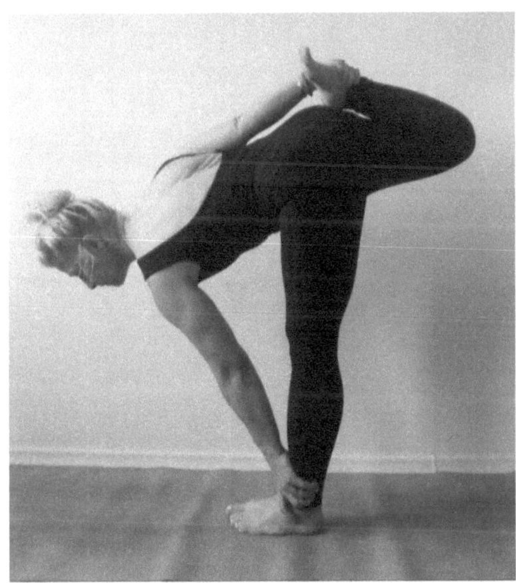

Zacznij od Tadasany. Powtarzając kolejne kroki, jak przy ARDHA CHANDRACHAPASANIE 1, z wydechem pochyl się do przodu, połóż lewą dłoń na macie. Na wdechu złap równowagę, a z kolejnym wydechem powoli przybliżaj lewą dłoń do lewej stopy, aby położyć ją na niej lub chwycić lewą kostkę albo piszczel. Inną opcją, którą możesz wypróbować, jest kontynuacja PARIVRITTA ARDHA CHANDRACHAPASANY. Z wydechem umieść lewą dłoń na macie, na wdechu złap równowagę i z kolejnym wydechem skręcaj się delikatnie do prawej nogi, żeby położyć dłoń na lewej stopie, kostce lub piszczeli.

Drishti: Padayorgrai (palce/stopy).

HASTA PADA PARIVRITTA ARDHA CHANDRACHAPASANA

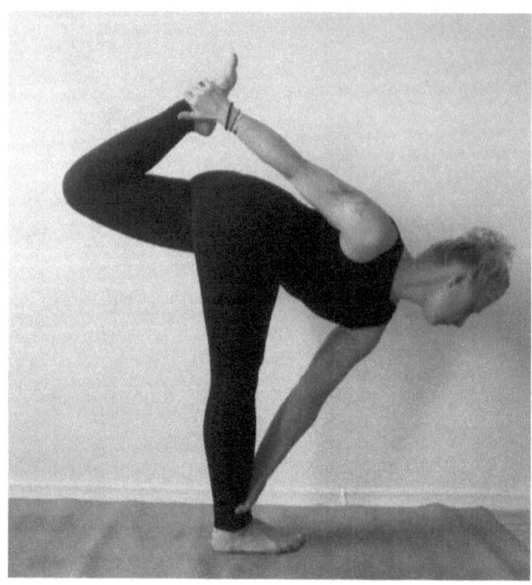

Zacznij od Tadasany. Z wydechem unieś lewą nogę w tył i przyciągnij ją w kierunku prawego pośladka. Przenieś prawą rękę tyłem za plecami i chwyć lewą stopę. Z wydechem powoli pochylaj się do przodu i połóż lewą dłoń na macie tuż obok prawej stopy. Z kolejnym wydechem rozciągaj lewą nogę, kierując ją jak najwyżej, do sufitu. Lewe kolano ustaw w jednej linii z lewym biodrem, a biodra równolegle względem maty. Teraz, jeśli czujesz się stabilnie, możesz umieścić lewą dłoń na prawej stopie, kostce lub piszczeli. Spójrz w dół lub w prawo.

Drishti: Nasagre (nos), jeśli patrzysz w dół. Parshva drishti (prawa lub lewa strona), jeśli patrzysz w bok.

Korzyści: Asana wzmacnia nogi i ramiona. Rozciąga mięśnie czworogłowe i tyły nóg. Usuwa sztywność bioder. Rozciąga ramiona, barki i górną część pleców.

Środki ostrożności: Obie powyższe pozycje są przeznaczone tylko dla osób zaawansowanych.

ARDHA BADDHA NIRALAMBA EKA PADA UTTANASANA

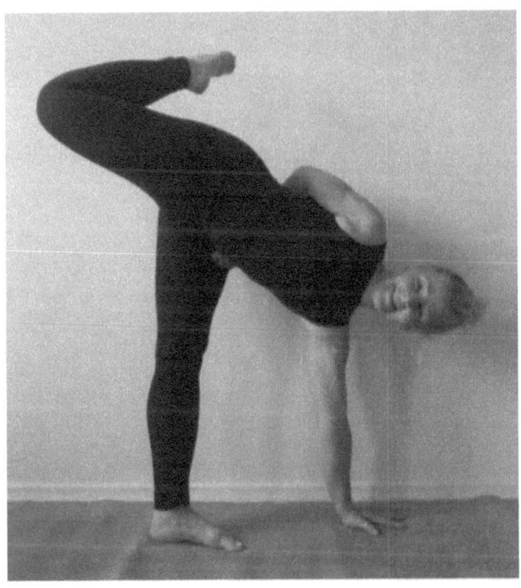

Zacznij od Tadasany. Z wdechem umieść prawą rękę za plecami i pomagając sobie lewą ręką, pociągnij maksymalnie prawe ramię w lewą stronę. Połóż prawą dłoń wysoko na lewym udzie, w zgięciu biodra. Gdy już to zrobisz, z wydechem pochyl się pomału do podłogi, umieszczając lewą dłoń na macie, bezpośrednio pod lewym barkiem. Możesz położyć całą dłoń, tylko czubki palców lub pomóc sobie kostką do jogi. Na wydechu unieś prawą nogę, zginając ją w kolanie (przyciągaj prawą piętę do prawego pośladka). Wdech, ustabilizuj pozycję, z wydechem skręcaj i otwieraj tułów w prawą stronę (unosząc prawe ramię i prawe biodro do sufitu, umieszczając prawy bark dokładnie nad lewym). Spójrz w prawo. Pozostań w pozycji przez 20 sekund.

Drishti: Parshva (prawa lub lewa strona).

Korzyści: Asana wzmacnia i rozciąga nogi, ramiona, barki. Otwiera sztywność klatki piersiowej i łopatki. Masuje narządy jamy brzusznej.

Środki ostrożności: Pozycja dla osób średnio zaawansowanych i zaawansowanych.

ARDHA BADDHA NANTUM NATARAJASANA

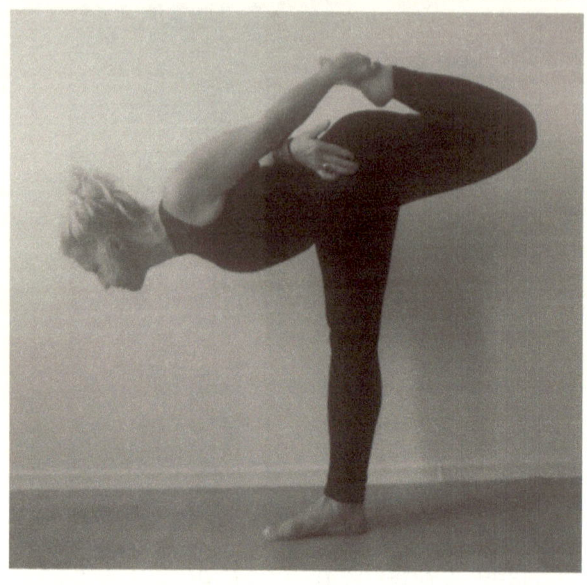

Kontynuuj poprzednią pozycję. Podnieś rękę, która spoczywa na macie i na wydechu chwyć stopę zgiętej za plecami nogi. Zrób wydech, spróbuj dotknąć piętą do pośladka po tej samej stronie. Tułów będzie trochę niżej, niż udo tylnej nogi w górze. Spójrz prosto przed siebie lub w dół. Nie zaokrąglaj pleców i nie blokuj kolana w postawnej nodze.

Drishti: Nasagre (nos).

Korzyści: Asana wzmacnia i rozciąga nogi. Ramiona, przedramiona i barki otwierają i uelastyczniają się, następuje też uwolnienie sztywności w klatce piersiowej i łopatkach.

Środki ostrożności: Jest to pozycja dla osób zaawansowanych, które potrafią wprawnie balansować. Jednak jeśli nadal chcesz spróbować, możesz opierać się o ścianę. Unikaj pozycji równoważnych stojących i jednocześnie pochylonych w przód, jeśli masz problemy z ciśnieniem krwi (zbyt niskim albo zbyt wysokim) lub jakiekolwiek urazy kolan, dolnej części pleców, nadgarstków i barków.

NATARAJASANA 1 - wariant

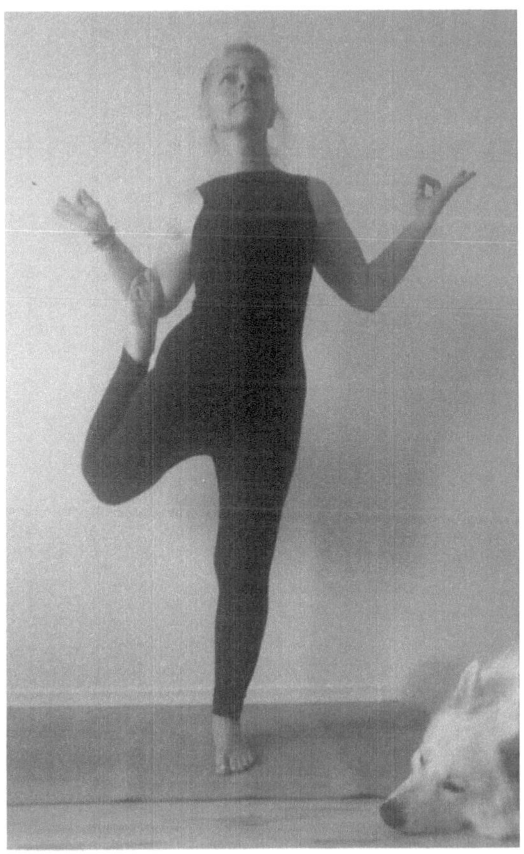

Zacznij od Tadasany. Zrób wdech, unieś prawą nogę za siebie, przybliżając prawą stopę do prawej strony biodra. Następnie pomóż sobie lewą ręką i spróbuj umieścić palce prawej stopy w zgięciu prawej ręki, między bicepsem i przedramieniem. Zrób wydech, wyprostuj plecy i unieś ręce na boki. Łokcie są ugięte i skierowane w dół. Wykonaj Jnana Mudrę w obu dłoniach. Trzymaj lewą nogę prosto. Spójrz w górę lub do przodu. Ta pozycja jest przygotowaniem do następnej asany.

Drishti: Bhrumadhye (między brwiami).

Środki ostrożności: Unikaj tej pozycji, jeśli masz osłabione kolana lub uraz dolnej części pleców i bioder.

Odmiana - NATARAJASANA 2

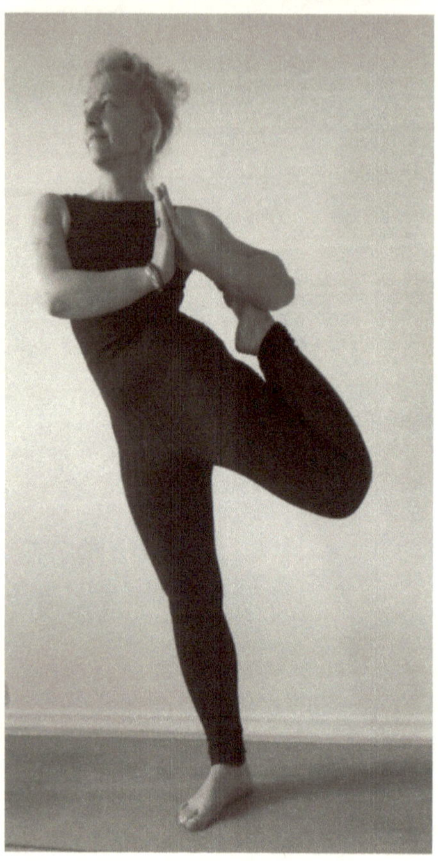

Postępuj zgodnie z tą samą techniką wykonania, co we
wcześniejszej wariacji Natarajasana 1. Jednak tutaj dłonie będą
złożone, a głowa zwrócona w stronę przeciwną niż zgięta noga.
Utrzymuj barki w jednej linii. Chodzi o to, aby podnieść nogę jak
najwyżej i nie pochylać tułowia w stronę uniesionej nogi.

Drishti: Parshva (lewa lub prawa strona).

Korzyści: Pozycja wzmacnia nogi i ramiona. Rozciąga uda, tyły nóg,
kolana, kostki i stopy. Masuje boki brzucha. Modeluje pośladki i
brzuch.

Środki ostrożności: Unikaj tej pozycji, jeśli masz osłabione kolana
lub uraz dolnej części pleców i bioder.

ARDHA CHANDRACHAPASANA 2

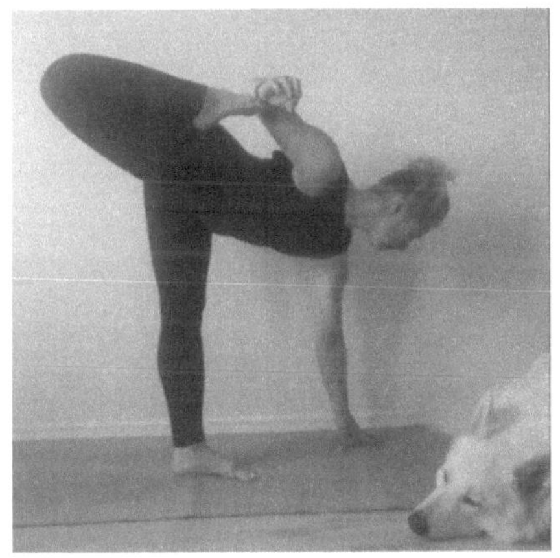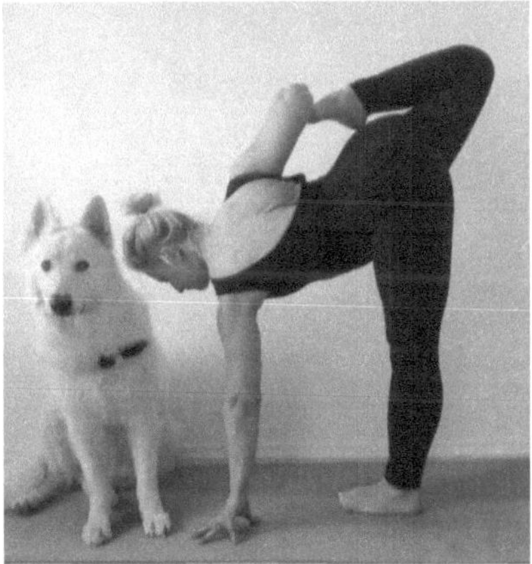

Kontynuuj od odmiany Natarajasana 1. Weź głęboki wdech i opuść lewą rękę bokiem wzdłuż ciała, podczas gdy cały czas trzymasz prawą stopę w zgięciu prawego łokcia. Zrób wydech, pochyl się do przodu, aż lewa dłoń lub czubki palców oprą się na macie, lewy nadgarstek i bark znajdują się w jednej linii. Sprawdź, czy twój prawy bark nie opada do podłogi, ale jest otwarty, ułożony powyżej lewego barku. Bark, biodro i kolano z prawej strony również powinny być wyrównane w jednej linii.

Drishti: Hastagrai (ręce).

Korzyści: Asana wzmacnia nogi i ramiona. Rozciąga uda, tyły nóg, kolana, kostki i stopy. Masuje boki brzucha. Wzmacnia pośladki. Otwiera klatkę piersiową i pomaga lepiej oddychać.

Środki ostrożności: Unikaj tej pozycji, jeśli masz kontuzję kolan lub bioder.

PATAN VRIKSHASANA 1

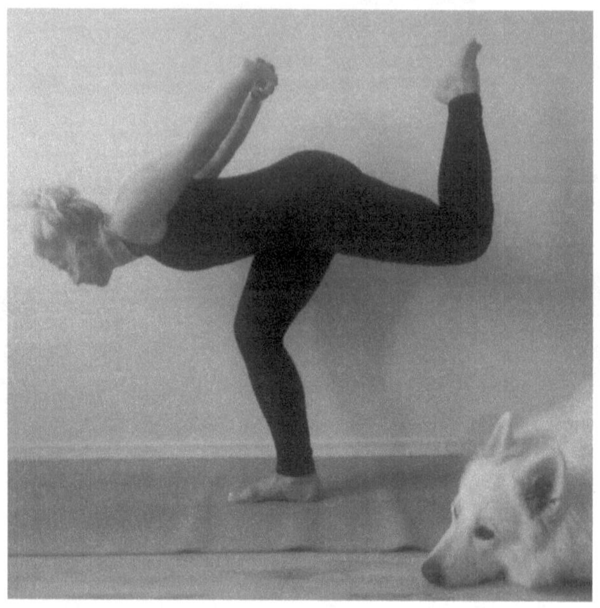

Zacznij od Tadasany. Zrób wydech, przenieś obie ręce za plecy i spleć palce, wyprostuj łokcie. Ponownie zrób wydech, delikatnie i powoli pochyl się do przodu i jednocześnie podnieś lewą nogę za sobą, zginając kolano, kierując palce stopy do góry.
Niech górna część tułowia będzie ustawiona nieco niżej lub równolegle względem maty. Prawa noga też powinna być ugięta w kolanie. Skoncentruj się na oddechu i równowadze. Weź wdech, wróć do Tadasany i przejdź na drugą stronę.
Drishti: Nasagre (nos) lub Bhrumadhye (między brwiami).
Środki ostrożności: Unikaj tej pozycji, jeśli masz kontuzję lub słabe kolana.

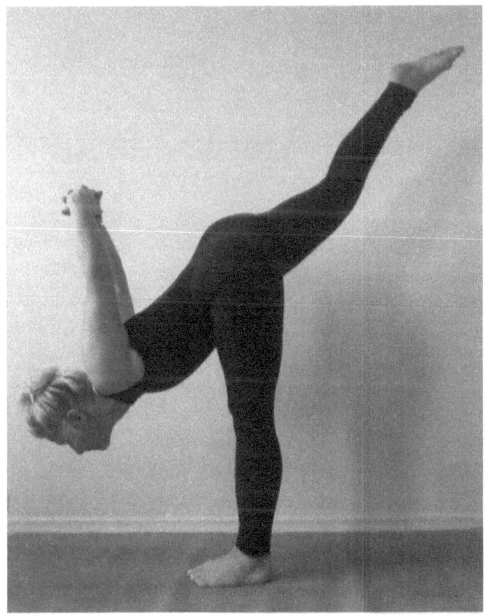

PATAN VRIKSHASANA 2

Na początek postępuj zgodnie z techniką wykonania Patan Vrikshasany 1. Z wydechem przejdź do głębszego skłonu w przód i unoś tylną nogę tak wysoko, jak to możliwe, trzymając obie nogi wyprostowane, a twarz równolegle względem podłogi. Upewnij się, że dłonie są mocno zaciśnięte. Utrzymuj też napięcie w ramionach, aby odchylać je w przeciwnym kierunku, nad plecami, przy czym klatka piersiowa jest rozciągnięta i mocno otwarta.

Drishti: Bhrumadhye (między brwiami) lub Nasagre (nos).

Korzyści: Pozycja rozciąga ramiona, barki, górną część pleców, mięśnie łopatki oraz usuwa sztywność i ból w tych partiach. Wzmacnia nogi, daje poczucie równowagi i pewności siebie. Te dwie powyższe pozy nie tylko rozciągają i wzmacniają, ale także odprężają i uspokajają.

Środki ostrożności: Jest to pozycja średnio zaawansowana. Gdy już nauczysz się Patan Vrikshasany 1, możesz spróbować tego wariantu. Możesz też postarać się i wykonać tę asanę, opierając tylną nogę o ścianę za tobą.

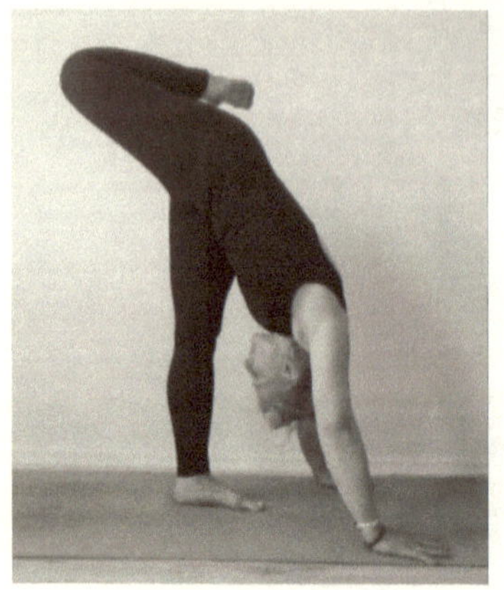 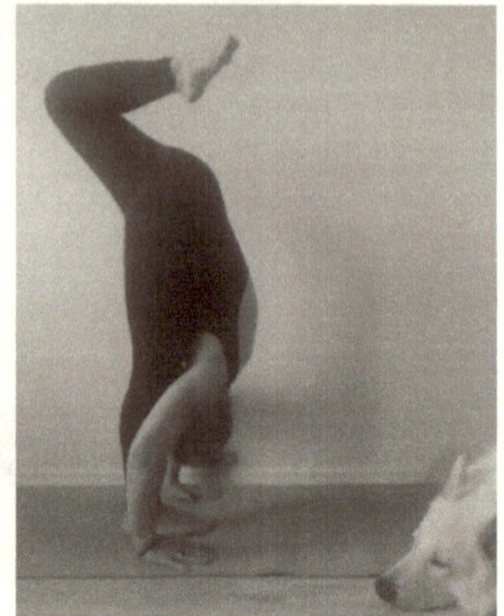

Zacznij od Tadasany. Zrób wdech, podnieś ręce nad głowę, a następnie pochyl się do przodu z wydechem, aż dłonie spoczną na macie. Początkujący mogą umieścić dłonie lekko z przodu. Skoncentruj się na oddychaniu. Zrób wdech, a następnie na wydechu unieś jedną nogę do tyłu, zginając ją w kolanie. Podnieś tylną nogę zgiętą w kolanie tak wysoko, jak to możliwe. Sprawdź, czy podniesione kolano tylnej nogi i biodro po tej samej stronie znajdują się w jednej linii. Osoby średnio zaawansowane i zaawansowane mogą położyć dłonie po bokach stojącej stopy. Weź wdech, a następnie na wydechu dotknij czołem kolana lub piszczeli. Noga stojąca musi być prosta. Pozostań w asanie przez 20 sekund.
Drishti: Padayoragai (stopa/palce) lub Nasagre (nos).
Korzyści: Pozycja rozciąga i wydłuża tyły ud oraz łydki. Rozciąga mięśnie czworogłowe. Jest to także asana relaksacyjna i odstresowująca, która pomaga również złagodzić bezsenność. Wzmacnia nogi. Modeluje mięśnie brzucha i usuwa z tych okolic tkankę tłuszczową. Rozciąga plecy. Poprawia ukrwienie głowy.
Środki ostrożności: Unikaj tej pozycji, jeśli masz uraz dolnego odcinka pleców, wysokie ciśnienie, jaskrę lub w ciągu ostatnich 45 dni przeszedłeś zabieg dentystyczny. Jeśli jesteś początkujący i nie potrafisz wyprostować nogi postawnej, możesz lekko ugiąć kolano. Ponadto, osoby mające trudności z sięgnięciem dłońmi do maty, mogą używać klocków do jogi. Upewnij się, że twoja postawna stopa jest dobrze rozłożona na macie i nie obciążasz tylko jednej jej krawędzi.

BADDHA HASTA UTTHITA STITI VAYU MUKTYASANA 1

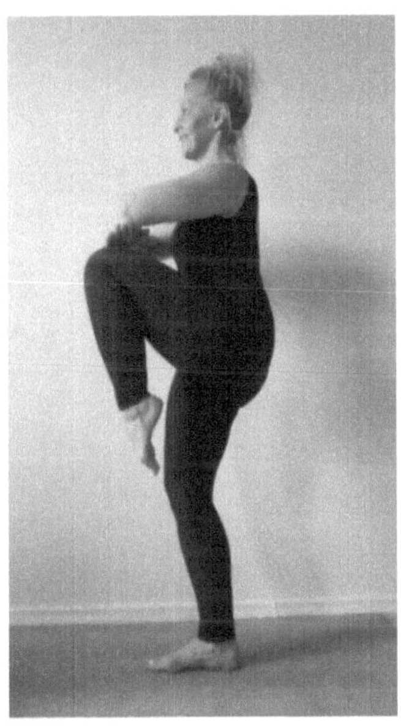

Zacznij od Tadasany. Zrób wdech, unieś lewe kolano na wysokość splotu słonecznego (serca) z palcami stopy obciągniętymi i skierowanymi w dół do maty. Jednocześnie unieś ręce do boków na wysokość barków. Na wydechu obie ręce zegnij w łokciach tak, aby przedramiona były połączone a palce dotykały łokci (najpierw lewa dłoń jest nad prawym przedramieniem, palce dłoni dotykają prawego łokcia, następnie, przy zmianie nogi, zmieniasz też ułożenie rąk). Ramiona muszą być równoległe względem podłogi i w jednej linii z plecami, nie powinny się zapadać do środka i zamykać klatki piersiowej. Kolano uniesionej nogi dotyka przedramion. Noga podporowa powinna być lekko ugięta, prawa stopa przed lewym udem, plecy wyprostowane.

Drishti: Nasagre (nos).

Korzyści: Asana wzmacnia nogi, rozciąga piszczele, stawy skokowe i stopy, przynosi równowagę i skupienie. Modeluje, napina mięśnie brzucha i usuwa gazy.

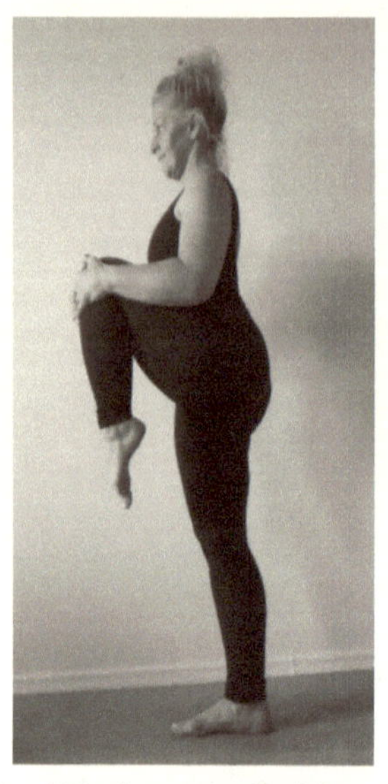 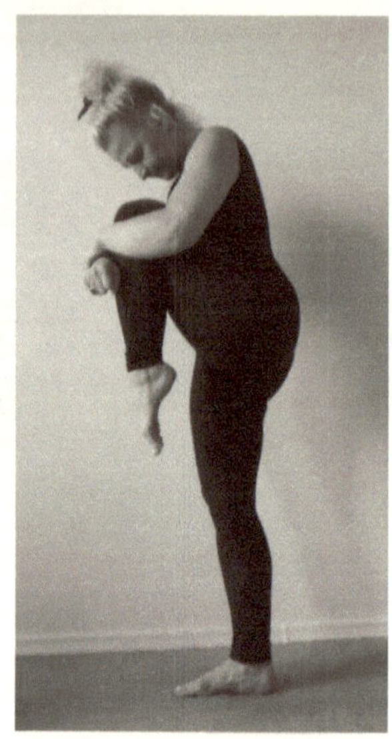

Zacznij od Tadasany. Robiąc wdech, unieś lewe kolano, zbliż je do brzucha, a na wydechu połącz palce dłoni na piszczeli. Spróbuj przycisnąć uniesioną nogę do brzucha, utrzymuj proste plecy. Następnie, aby pogłębić pozę (zgodnie z 2. zdjęciem), chwyć swoje nadgarstki (prawy lewą dłonią, lewy prawą) i mocno dociśnij kolano do brzucha. Weź wdech, a z wydechem przybliż brodę do lewego kolana. Wykonuj pierwszy wariant przez 20 sekund, a następnie drugi przez kolejne 20 sekund. Powoli, na wdechu uwolnij się z pozycji i powtórz te same kroki na drugą stronę.
Drishti: Nasagre (nos).
Korzyści: Asana masuje narządy jamy brzusznej, zmniejsza wzdęcia, łagodzi napięcie w dolnej części pleców i usprawnia krążenie. Wzmacnia nogi, ramiona, plecy i mięśnie brzucha. Dzięki niej możesz pozbyć się odbijania i gazów. Łagodzi bóle brzucha i skurcze, poprawia trawienie.
Środki ostrożności: W przypadku problemów z ciśnieniem krwi lub równowagą, wykonaj pozycję z plecami wspartymi o ścianę.

STITI UTTHITA VAYU MUKTYASANA

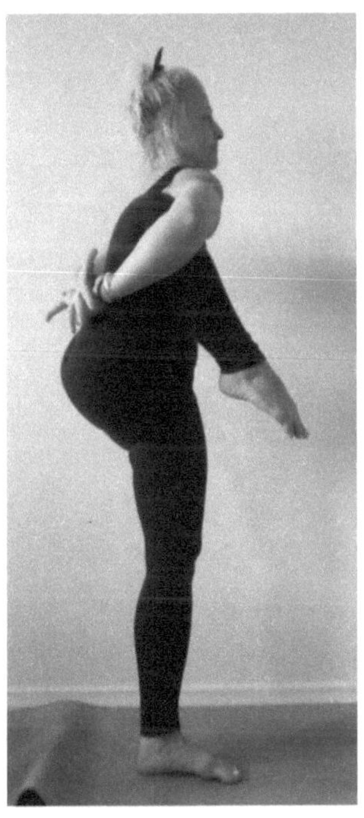

Zacznij od Tadasany. Zrób wdech, unieś prawą nogę zgiętą w kolanie i zbliż ją do prawej strony klatki piersiowej. Zrób wydech, owiń prawą rękę wokół prawego kolana. Trzymając kolano pod pachą, spróbuj połączyć dłonie za plecami. Jeżeli nie potrafisz tego zrobić, ułóż ręce z tyłu na plecach. Weź głęboki oddech, wyprostuj plecy i lewą nogę postawną. Palce stopy uniesionej nogi powinny być napięte i skierowane w dół. Spójrz przed siebie i wytrzymaj w tej pozycji przez 20 sekund, spokojnie oddychając.

Drishti: Nasagre (nos).

Korzyści: Asana usprawnia działanie układu trawiennego. Wzmacnia okolice brzucha. Masuje narządy wewnętrzne. Stymuluje narządy rozrodcze. Spala tkankę tłuszczową na brzuchu. Łagodzi napięcie w dolnej części pleców. Poprawia równowagę i wzmacnia nogi. Usuwa sztywność bioder. Rozciąga ramiona i barki.

Środki ostrożności: Unikaj tej pozycji, jeśli cierpisz na poważne problemy z biodrami, bóle szyi, urazy nóg lub przeszedłeś operację brzucha w ciągu ostatnich 6 miesięcy.

PARIVRITTA NAMASKAR STITI UTTHITA VAYU MUKTYASANA

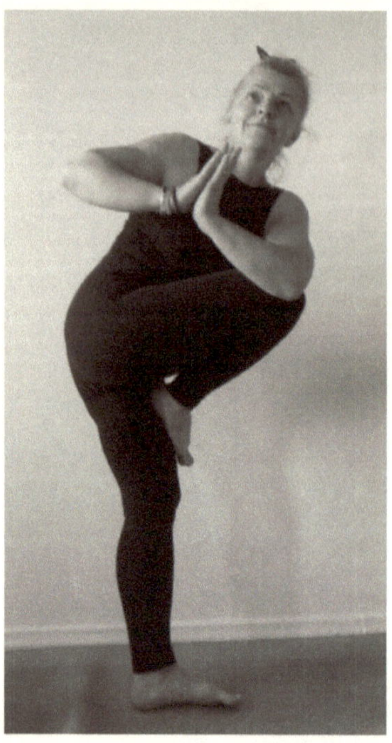

Zacznij od Tadasany. Weź wdech, unieś prawą nogę i umieść prawą stopę na lewym udzie. Na wydechu skręcaj tułów (górną część klatki piersiowej), przenosząc lewy łokieć przez prawe kolano i złóż dłonie w Namaskar/Anjali Mudrę. Wydłuż kręgosłup na wdechu, a następnie na wydechu odwróć głowę w prawo lub jeszcze dalej, do sufitu. Lewa noga jest lekko ugięta w kolanie. Upewnij się, że nie zaokrąglasz pleców. Barki powinny być w jednej linii z plecami.

Drishti: Parshva (prawa/lewa strona) lub Urdhva (do nieba).

Korzyści: Pozycja masuje narządy wewnętrzne. Wzmacnia nogi. Zapewnia głębsze rozciągnięcie dolnej części pleców. Usuwa gazy i odbijanie.

Środki ostrożności: Unikaj tej asany, jeśli masz kontuzję dolnej części pleców, kolan, bioder lub nóg. Nie wstrzymuj nieświadomie oddechu w takich pozycjach, ponieważ możesz dostać skurczów brzucha.

PARIVRITTA BADDHA STITI UTTHITA VAYU MUKTYASANA

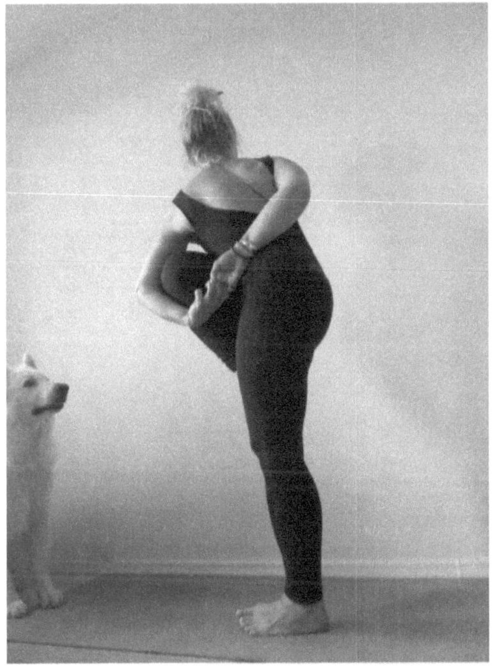

Kontynuuj od PARIVRITTA NAMASKAR STITI UTTHITA VAYU MUKTYASANY (poprzednia asana). Na wdechu przenieś obie ręce za plecy, spróbuj połączyć palce dłoni tak, żeby prawe kolano pozostało w zgięciu lewej ręki. Na wydechu odkręcaj górną część tułowia w prawą stronę.
Drishti: Parshva (prawa/lewa strona).

TANDAVASANA 2

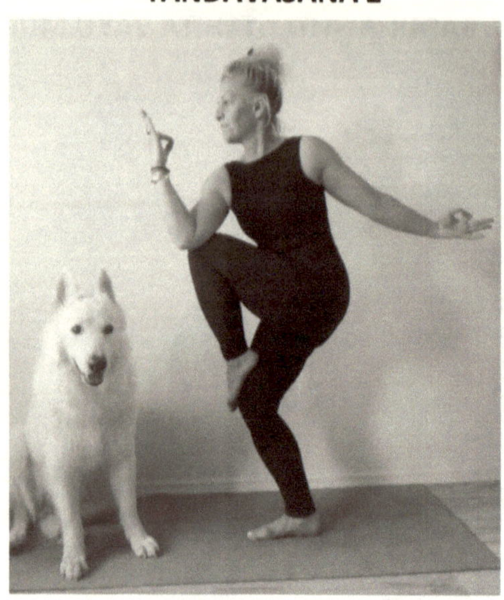

Rozpocznij w Tadasanie. Unieś ugiętą lewą nogę i oprzyj stopę
wysoko na prawym udzie (prawa noga też jest ugięta). Upewnij się,
że lewa stopa jest wygodnie oparta na udzie. Na wydechu przenieś
prawą rękę za lewe kolano i ułóż dłoń w Jnana Mudrę. Z kolejnym
wydechem skręć tułów i barki w lewą stronę. Wyprostuj lewą rękę z
tyłu za sobą i również ułóż dłoń w Jnana Mudrę. Barki powinny
znajdować się w jednej linii z plecami. Postaraj się nie zapadać w
klatce piersiowej, otwieraj serce.

Drishti: Hastagre (ręce).

Korzyści: Ta pozycja wzmacnia nogi, modeluje okolice brzucha oraz
zmniejsza sztywność bioder. Daje poczucie stabilności i spokoju.

Środki ostrożności: Unikaj tej asany, jeśli masz problemy z kolanami
lub dolną częścią pleców.

PARIVRITTA ARDHA STITI VAYU MUKTYUTTONASANA

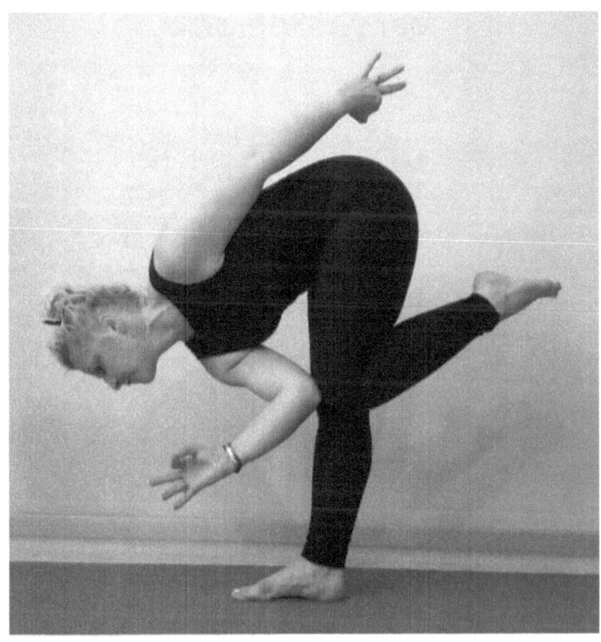

Zacznij od Tadasany. Na wdechu unieś prawą rękę do góry i lewą nogę zgiętą w kolanie. Na wydechu pochyl się do przodu i dotknij prawym łokciem do lewego kolana, lewą rękę unoś z tyłu do góry. Ułóż palce obu dłoni w Jnana Mudrę. Aby zwiększyć intensywność, możesz przełożyć prawy łokieć przez lewe kolano.

Drishti: Bhrumadhye (między brwiami).

Korzyści: Pozycja wzmacnia nogi i plecy. Masuje narządy wewnętrzne i modeluje mięśnie brzucha, usuwa wzdęcia i nadmiar gazów.

Środki ostrożności: Jest to asana dla osób średnio zaawansowanych i zaawansowanych.

PARIVRITTA EKA HASTA PADA ARDHA STITI VAYU MUKTYUTTONASANA

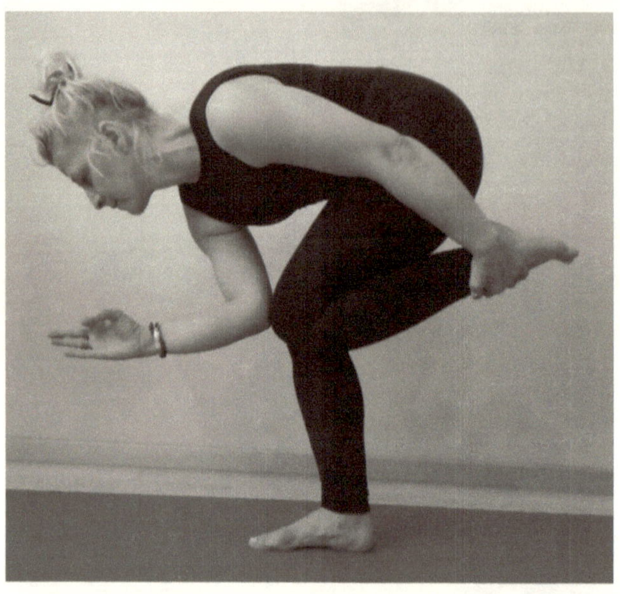

Kontynuacja poprzedniej pozycji. Zrób wydech, złap lewą stopę lewą ręką. Na wydechu powoli zegnij nogę postawną i spróbuj docisnąć uniesioną piętę do lewego pośladka. Nie zaokrąglaj pleców. Pozostań w pozycji 20 sekund i zmień stronę lub kontynuuj, pogłębiając pozycję i przechodząc do asany poniżej.
Drishti: Bhrumadhye (między brwiami).

PARIVRITTA ARDHA STITI VAYU MUKTYUTTONASANA NAMASKAR

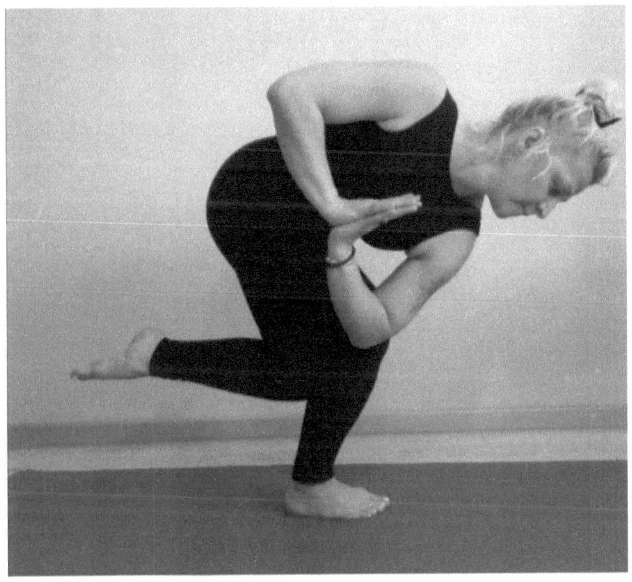

Jest to kontynuacja powyższej pozycji. Wypuść lewą stopę, uwolnij lewą rękę. Na wydechu skręć się mocniej, żeby przenieść uniesioną lewą nogę i lewe kolano za prawe kolano, możesz też lewe kolano oprzeć na prawej łydce z tyłu. Stopa nogi w górze powinna mieć obciągnięte palce. Weź głęboki wdech, a na wydechu przenieś lewy łokieć za prawe kolano, złóż dłonie w Namaskar/Anjali Mudrę. Skręć barki w prawo i spójrz w dół.

Drishti: Bhrumadhye (między brwiami).

Korzyści: Jedna z doskonałych pozycji równoważnych, która również wzmacnia i modeluje mięśnie brzucha, nogi, plecy i biodra, masuje narządy wewnętrzne oraz przynosi poczucie spokoju i pewności siebie. Uwalnia od sztywności w barkach. Wzmacnia klatkę piersiową i ramiona.

Środki ostrożności: Unikaj tej asany, jeśli masz kontuzję kolana lub problemy z równowagą. Początkujący mogą spróbować tej pozycji, podpierając się o ścianę.

PARIVRITTA VISHAMA PADA ARDHA UTTANASANA

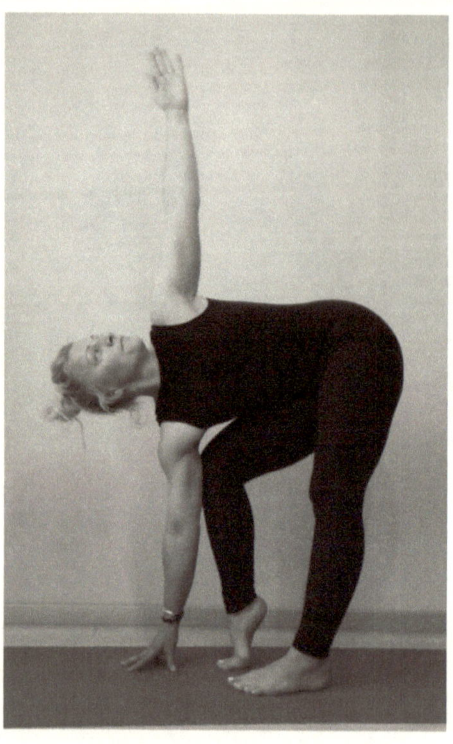

Kontynuuj od Uttanasany lub zacznij od Tadasany. Zrób wdech, podnieś obie ręce nad głowę. Na wydechu pochyl się do przodu, opierając dłonie na macie przed stopami. Stopy ustaw na szerokość 5 – 7 cm. Zrób wdech, podnieś prawą piętę i ugnij prawe kolano, prawa dłoń leży na macie, a triceps dotyka prawego kolana. Weź głęboki wdech, a następnie na wydechu unieś lewe ramię do góry, nad ciało tak, aby obydwa ramiona i barki znalazły się w jednej linii, prostopadle do maty (bok tułowia ustawiony jest równolegle względem maty). Na wdechu skieruj głowę i wzrok za dłonią w górze.

Drishti: Hastagre (ręce).

Korzyści: Pozycja wzmacnia nogi, rozciąga nogi, biodra, ramiona i otwiera klatkę piersiową.

Środki ostrożności: Jest to pozycja zaawansowana. Możesz jednak ćwiczyć ją, podkładając pod dłoń klocek do jogi lub opierając plecy o ścianę.

VIPARITA NAMASKAR PARIVRITTA VISHAMA PADA ARDHA UTTANASANA

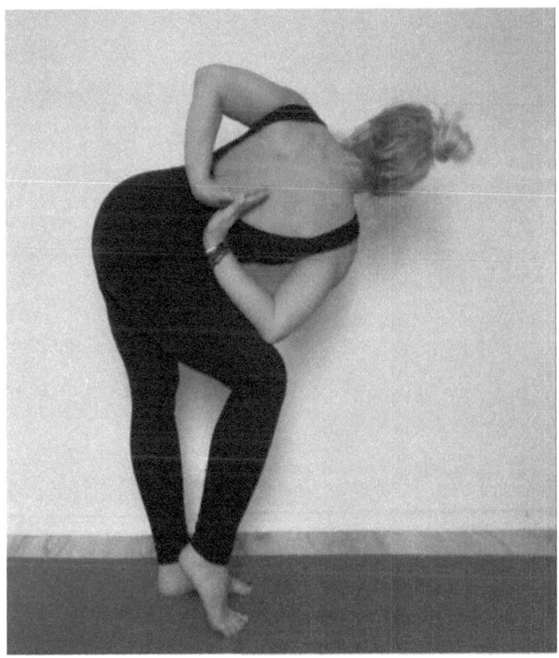

Kontynuuj od poprzedniej pozycji. Na wydechu przenieś obie ręce za plecy i złóż dłonie w Namaskar/ Anjali Mudrę lub po prostu chwyć się za łokcie przeciwnymi dłońmi. Przenieś łokieć dolnej ręki na zewnątrz uda po tej samej stronie. Z wydechem odkręcaj lewy bark do sufitu, głowę i wzrok skieruj w górę. Plecy i lewa noga są wyprostowane.

Drishti: Bhrumadhye (między brwiami)

BADDHA VISHAMA PADA ARDHA UTTANASANA

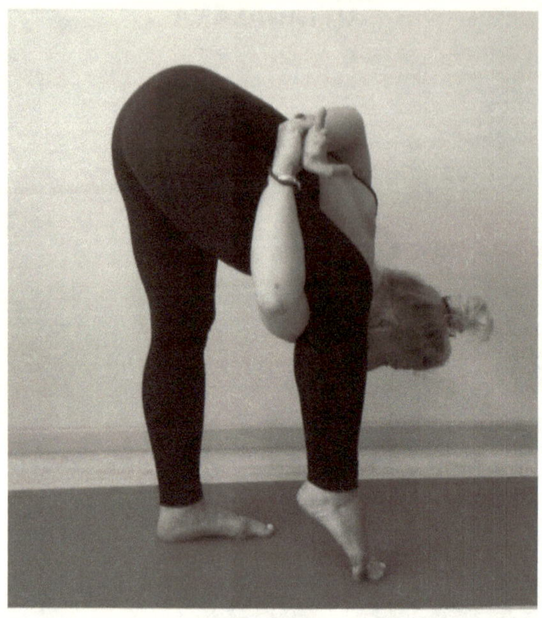

Jest to kontynuacja poprzedniej asany. Przesuń przednią stopę lekko do przodu, unieś piętę. Zrób wydech, od wewnętrznej strony prawego uda sięgnij ręką i przenieś ją za plecy. Zrób wydech, ułóż lewą rękę za plecami i spleć palce obu dłoni lub dolną ręką chwyć za drugi nadgarstek. Staraj się utrzymać nogę postawną w intensywnym rozciągnięciu. Twarz ustaw równolegle względem podłogi, nie powinieneś odczuwać napięcia w szyi.

Drishti: Bhrumadhye (między brwiami).

Korzyści: Asana wzmacnia nogi, ramiona i barki. Masuje narządy wewnętrzne i zmniejsza sztywność barków i ramion.

Środki ostrożności: Jeśli masz trudności z utrzymaniem równowagi, ćwicz tę asanę opierając się tylną nogą o ścianę.

ARDHA AGNISTAMBHASANA ARDHA CHANDRASANA 1

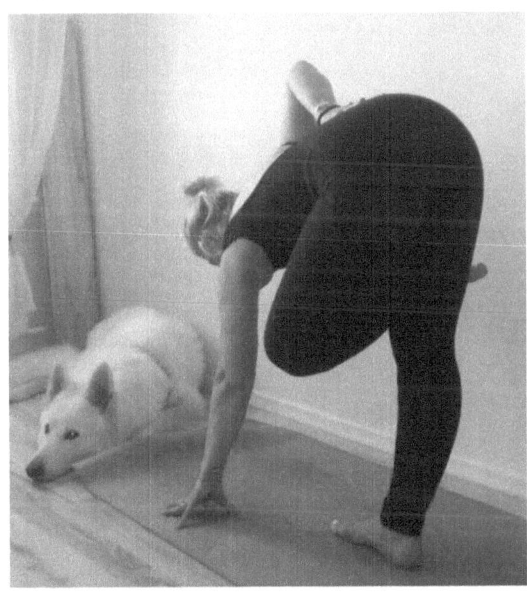

Kontynuuj od Uttanasany lub rozpocznij od Tadasany. Zrób wdech, unieś obie ręce nad głowę, a następnie na wydechu pochyl się do przodu, opierając obie dłonie na macie. Podnieś lewą stopę (pomagając sobie prawą ręką) i umieść ją na prawym udzie (lewa kostka na zewnątrz prawego uda). Wyprostuj prawą nogę. Wdech, przenieś prawą rękę za plecy, dłoń połóż na odcinku lędźwiowym kręgosłupa, łokieć skieruj do sufitu. Lewa dłoń spoczywa na macie. Jak zwykle, pozostań w pozycji po 20 sekund na prawą i lewą stronę.

Drishti: Hastagrai (ręce).

EKA PADA GOMUKHASANA ARDHA CHANDRASANA

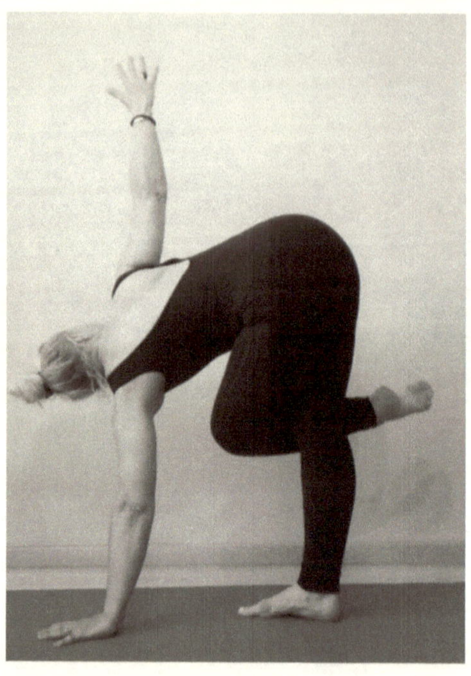

Jest to kontynuacja poprzedniej asany. Tutaj zmienimy jednak ułożenie lewej nogi z Pozycji Kominka (Agnistambhasana - kostka do kolana) do Pozycji Krowiego Pyska (Gomukhasana – kolano do kolana). Ściśle zawiń lewą nogę od góry wokół prawej tak, aby tył lewego uda przylegał do przedniej strony prawego (kolana powinny się krzyżować, a uda mocno zaciskać). Lewa dłoń lub opuszki palców spoczywają na macie (lub na kostce do jogi). Na wydechu unieś prawe ramię bokiem do góry, nad ciało, wyrównując prawy i lewy bark. Trzymaj prawą nogę prosto. Wydłużaj kręgosłup bez obciążania mięśni pleców. Weź wdech, spójrz na prawą (górną) rękę i pozostań w pozycji 20 sekund.

Drishti: Hastagre (ręce).

Korzyści: Pozycja otwiera i wzmacnia biodra. Wzmacnia również nogi, ramiona, barki. Rozciąga czworogłowe mięśnie ud, tyły nóg i łydki. Otwiera klatkę piersiową.

Środki ostrożności: Unikaj tej asany, jeśli masz urazy kolana, dolnej części pleców lub bioder.

ARDHA BADDHA PADMOTTANASANA 1

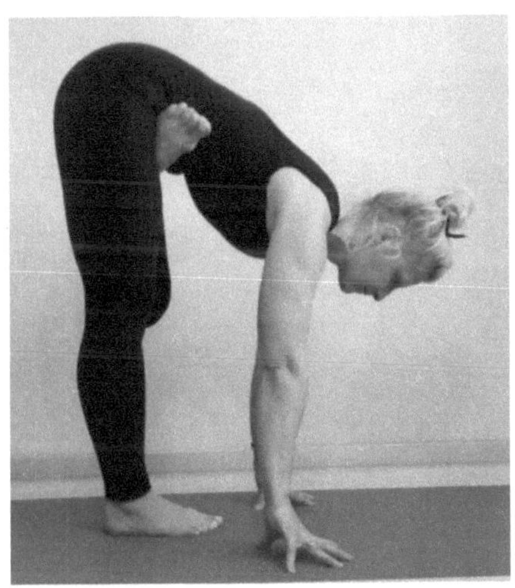

Kontynuuj od poprzedniej pozycji. Pomagając sobie prawą ręką, unieś lewą stopę i umieść ją wysoko na prawym udzie, w zgięciu biodra (Pozycja Półlotosu, stopa ma być skierowana podeszwą na zewnątrz do góry, a jej grzbiet do wewnątrz, do uda). Kolano zgiętej nogi kieruj ku macie. Palce dłoni, lub całe dłonie powinny znajdować się na macie pod barkami. Głowa jest przedłużeniem kręgosłupa, twarz skierowana jest do maty, jednak wzrok skupia się na nosie (Nasagre). Wydłużając kręgosłup w dół, pozostań w pozycji przez 20 sekund. Nie zapomnij o drugiej stronie.

Drishti: Nasagre (nos).

Korzyści: Asana rozciąga nogi, biodra, kolana, kostki, plecy i barki. Wzmacnia nogi. Napina i masuje mięśnie brzucha i narządy wewnętrzne.

Środki ostrożności: Unikaj tej pozycji, jeśli masz urazy kolan lub dolnej części pleców.

ARDHA BADDHA PADMOTTANASANA 2

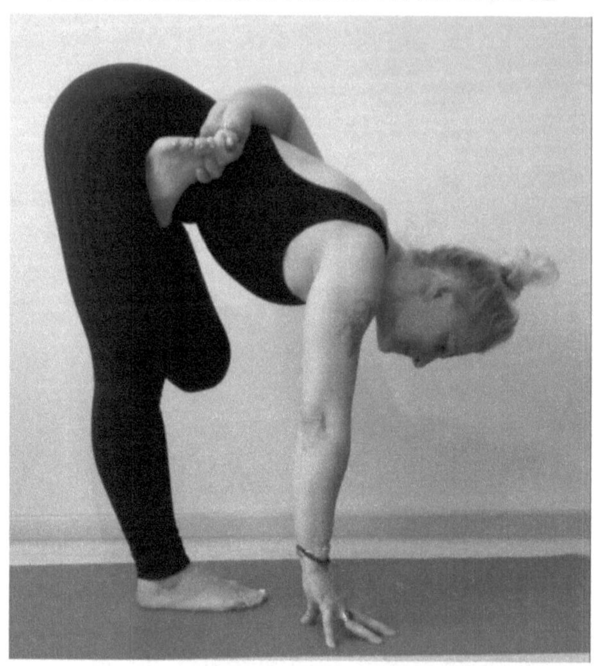

Jest to kontynuacja poprzedniej asany. Lewa stopa pozostaje zablokowana w Półlotosie. Zrób wydech, unosząc lewą rękę z podłogi za plecy, spróbuj złapać za paluch lewej stopy. Możesz także użyć paska do jogi na wypadek, gdybyś nie mógł chwycić stopy. Prawa dłoń lub opuszki palców opierają się na macie, ale nieco bliżej prawej stopy. Twarz ustaw równolegle do podłogi. Wydłużaj kręgosłup i prostuj plecy.

Drishti: Hastagre (ręce).

ARDHA BADDHA PADMOTTANASANA 3

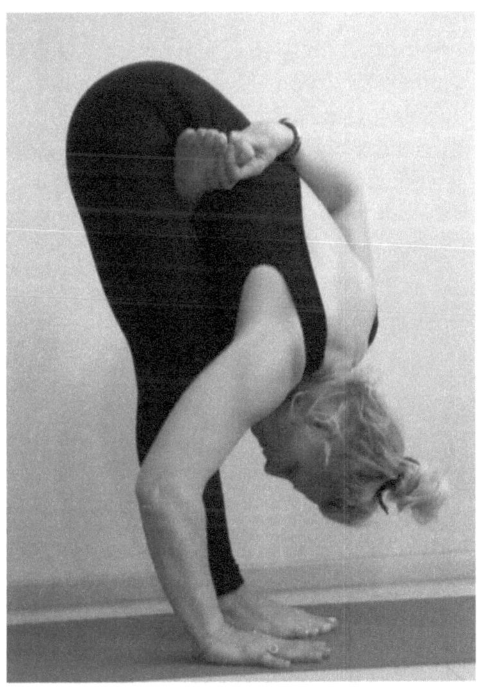

Jest to pogłębienie poprzedniej pozycji. Z kolejnym wdechem przestaw prawą dłoń, która znajduje się na macie, jeszcze bliżej zewnętrznej strony prawej stopy. Następnie, wydychając powoli powietrze, przybliż twarz do stojącej nogi, by na koniec dotknąć brodą, nosem lub czołem do kolana lub piszczeli. W początkowej fazie możesz lekko zgiąć nogę postawną, aż osiągniesz wprawę i stabilizację bez żadnego wysiłku.

Drishti: Nasagre (nos).

Korzyści: Asana masuje narządy wewnętrzne i uelastycznia brzuch. Rozciąga i wzmacnia nogi. Rozciąga dolną część pleców.

PARIVRITTA PARSHVA KONASANA NAMASKAR

<u>UWAGA!</u> **K**olejne asany są pogłębieniem pozycji PARIVRITTA PARSHVA KONASANA, jej wariacją lub trudniejszą wersją. Dla mnie, jako wieloletniego praktyka i nauczyciela jogi, najważniejszą zasadą jest praca nad skrętem w odcinku piersiowym, a nie w biodrach. Koncentrujcie się nad otwieraniem klatki piersiowej i utrzymaniem bioder równolegle do podłogi, tylną stopę układajcie w odpowiedniej pozycji dopiero na samym końcu.

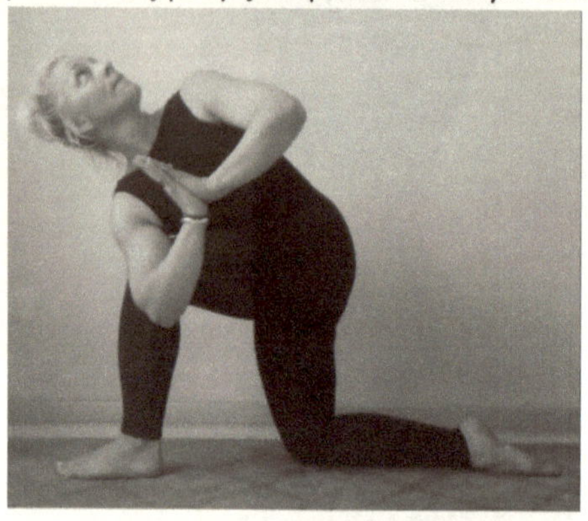

Zacznij od Tadasany. Na wdechu zrób wykrok w lewą stronę, lewą stopę skieruj w lewo. Ułóż nogę w takiej odległości, aby kolano było ustawione pod kątem 90 stopni (kolano dokładnie nad lewą kostką, a stopa skierowana do przodu). Zrób wydech, połóż prawe kolano na matę i unosząc do góry prawą rękę, przełóż jej łokieć przez lewe kolano. Weź wdech, na wydechu przyciągnij tył prawego tricepsa od zewnętrznej strony lewego kolana (początkujący mogą trzymać prawy łokieć na lewym kolanie). Złóż dłonie w Namaskar/Anjali Mudrę. Twoje prawe ramię (dolne ramię) niech pozostanie pasywne, nie używaj tutaj siły. Tylko lewe ramię niech będzie aktywne i za jego pomocą skręcaj górną część ciała na wydechu w lewo. Ustaw barki w jednej linii, plecy wyprostowane, dłonie umieść na wysokości serca. Sprawdź, czy kolano przedniej nogi nie wychyla się w żadną stronę i nie traci liniowego ustawienia nad kostką. Na wydechu skręć się w lewo. Trzymaj klatkę piersiową otwartą i szeroko rozstawione barki i ramiona. Na początek pozostawaj w tych pozycjach przez 20 sekund. Zrób wdech, powoli uwalniając się z asany, a następnie powtórz wszystkie kroki na drugą stronę.
Drishti: Urdhva (w kierunku nieba).

Korzyści: Ta pozycja jest nakierowana na mięśnie bioder, boków ciała, dolnej partii pleców, ramion i całego obszaru brzucha. Aktywuje splot słoneczny. Poprawia funkcjonowanie narządów jamy brzusznej, gruczołów i całego systemu wydzielania wewnętrznego. Pobudza trzustkę do wydzielania hormonów i utrzymuje je w równowadze. Odtruwa organizm. Zmniejsza blokady dolnego odcinka kręgosłupa i mocno rozciąga nogi. Zwiększa pojemność płuc. Usprawnia trawienie. Poprawia funkcjonowanie narządów rodnych oraz usuwa problemy związane z niepłodnością i cyklem miesiączkowym u kobiet. Przede wszystkim, leczy objawy nieprawidłowości w obrębie nerwu kulszowego.

Środki ostrożności: Nie wykonuj tej asany, jeśli cierpisz na migrenę, wysokie ciśnienie krwi lub masz kontuzję nóg, kolan, szyi oraz dolnego odcinka pleców.

PARIVRITTA PARSHVA KONASANA NAMASKAR
z tylnym kolanem oderwanym od maty
(wersja trudniejsza i bardziej wzmacniająca)

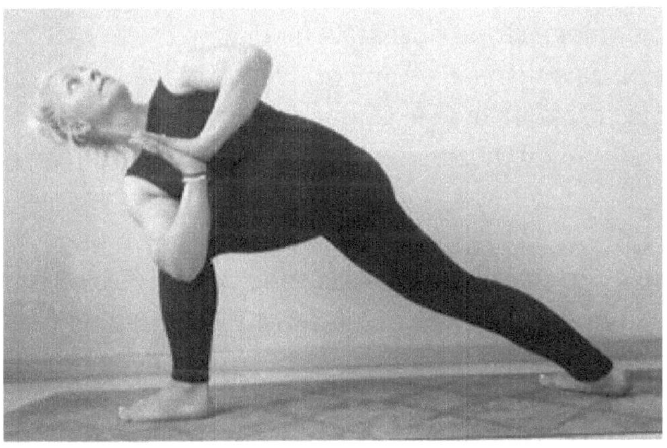

Jedyna różnica w tej pozycji polega na tym, że tylne kolano jest oderwane od maty, wyprostowane, a stopa skierowana jest do wewnątrz pod kątem 45 stopni.

PARIVRITTA PARSHVA KONASANA
wejście w pozycję
(pogłębienie poprzedniej asany i jej kolejne wariacje)

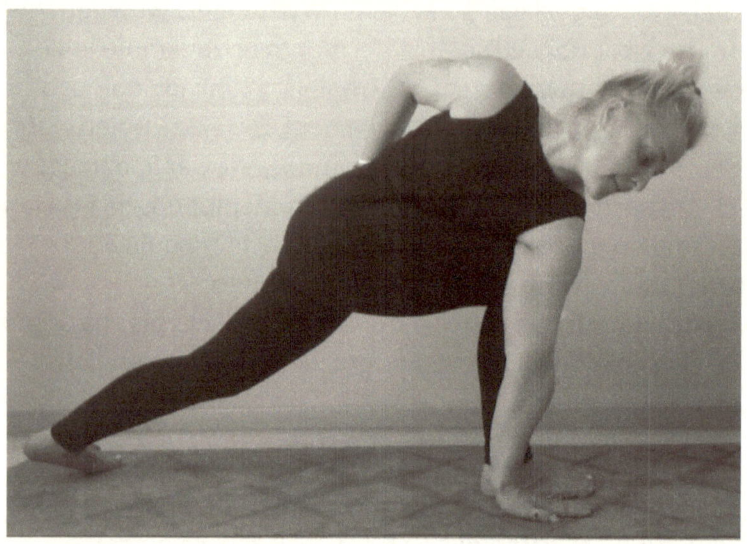

Ustaw prawą nogę pod kątem 90 stopni, a lewą wyprostuj, oderwij kolano od podłogi, stopę pozostaw na macie. Zrób wydech, połóż lewą rękę od zewnętrznej strony prawego kolana i umieść ją tuż przy prawej stopie na macie. Upewnij się, że prawe kolano pozostaje w liniowym ustawieniu z kostką. Wyprostuj lewe ramię i odkręć górną część tułowia w prawo, ustawiając w jednej linii bark nad barkiem.

To ćwiczenie pozwoli ci wykonywać inne pozy, które wymagają głębszego i bardziej intensywnego skrętu. To jeszcze mocniej otworzy twoje biodra dla bardziej zaawansowanych pozycji.

Zostań w asanie 20 sekund, spokojnie oddychając, a następnie wykonaj ją krok po kroku na drugą stronę.

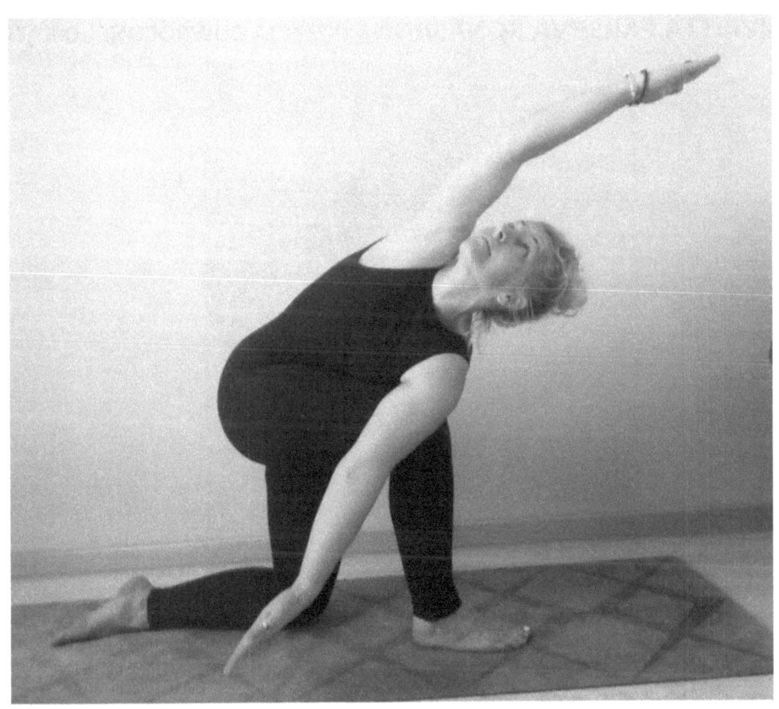

Inną metodą wejścia w pozycję może być wypad do przodu z prawą nogą ustawioną pod kątem 90 stopni i lewym kolanem, piszczelą i stopą opartymi na macie. Zrób wydech, połóż lewą rękę na prawym kolanie. Tył lewego ramienia powinien przebiegać za prawym kolanem, ramię wyprostowane, palce skierowane w dół. Weź wdech, wyciągnij prawą rękę nad głowę, w jednej linii z prawym bokiem ciała. Zrób wydech, obróć głowę w prawą stronę, w kierunku sufitu.

Wykonuj pozycję przez 20 sekund, a następnie powtórz wszystko na drugą stronę. Możesz też wypróbować tę samą asanę z prostą tylną nogą (kolano oderwane od maty) i stopą ułożoną na podłodze pod kątem 45 stopni.

PARIVRITTA PARSHVA KONASANA – POZYCJA ODWRÓCONEGO KĄTA

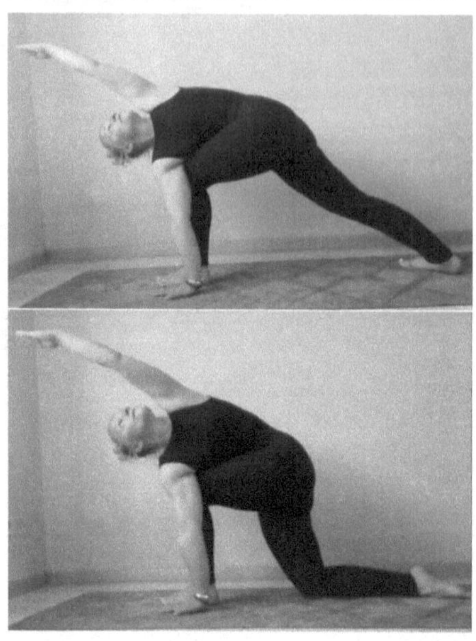

Po przećwiczeniu powyższych pozycji przygotowujących, w końcu
będziesz w stanie wykonać Parivritta Parshva Konasanę. Ustaw lewą
nogę z przodu pod kątem 90 stopni, z lewym kolanem ułożonym
dokładnie nad kostką. Prawa noga jest prosta, a stopa zwrócona do
wewnątrz pod kątem 45 stopni. Weź głęboki wdech i wyciągnij
prawą rękę do przodu, na wydechu przełóż ją za lewe kolano i połóż
dłoń na macie, tuż przy zewnętrznej krawędzi lewej stopy. Prawa
ręka powinna być prosta. Na wydechu skręć tułów w lewo,
umieszczając barki w jednej linii (lewy bark bezpośrednio nad
prawym). Na wdechu wyciągnij lewe ramię daleko za głowę,
wydłużając całą lewą stronę ciała aż po koniuszki palców. Zrób
wydech, odwróć głowę do sufitu.

Drishti: Urdhva (do nieba).

Korzyści: Asana masuje narządy wewnętrzne i odtruwa całe ciało.
Wzmacnia ramiona, barki, plecy, biodra i nogi. Redukuje tkankę
tłuszczową na brzuchu. Modeluje talię i napina mięśnie środka
(core). Szczególnie wzmacnia górną część pleców. Możesz również
ćwiczyć tę pozycję z tylnym kolanem opuszczonym na matę i
palcami stopy obciągniętymi lub ze stopą opartą na palcach i piętą
w górze.

Środki ostrożności: Unikaj pozycji skrętnych, jeśli cierpiałaś na biegunkę w ciągu ostatnich 24 godzin lub masz miesiączkę.

BADDHA HASTA PARIVRITTA PARSHVA KONASANA

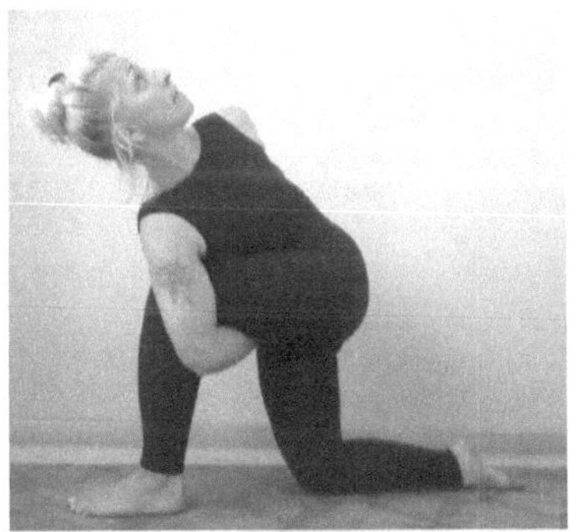

Kontynuuj poprzednią pozę, gdzie prawe ramię było wyprostowane i umieszczone na zewnątrz lewej stopy. Weź wdech, a następnie podczas wydechu zegnij prawą rękę w łokciu, sięgnij na zewnątrz i pod spodem lewego uda. Również podczas wydechu przenieś lewe ramię za plecy. Weź głęboki wdech, a następnie na wydechu połącz obie dłonie z tyłu, za plecami. Odwróć głowę w lewo, w stronę sufitu i ustaw barki w jednej linii. Na wydechu skręć tułów w lewą stronę.

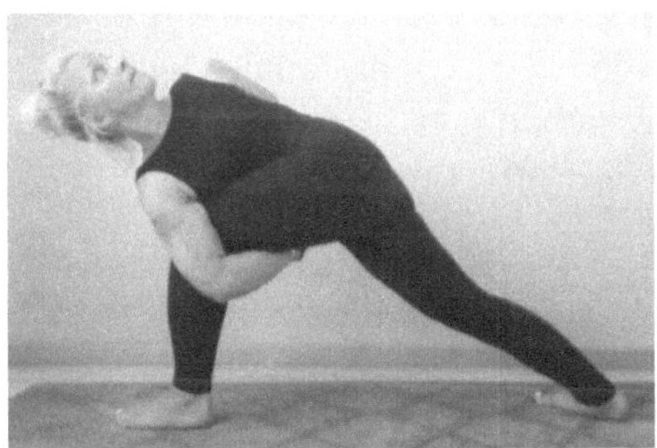

Gdy już nabierzesz wprawy we wcześniejszej asanie, możesz wykonać ją, odrywając kolano tylnej nogi od maty, prostując je i ustawiając tylną stopę pod kątem 45 stopni. Sprawdź, czy nie zaokrąglasz pleców. Utrzymuj barki w jednej linii, otwieraj klatkę piersiową i spójrz w sufit.
Drishti: Urdhva (do nieba) dla wszystkich powyższych odmian Pozycji Odwróconego Kąta.

ARDHA CHANDRASANA NAMASKAR

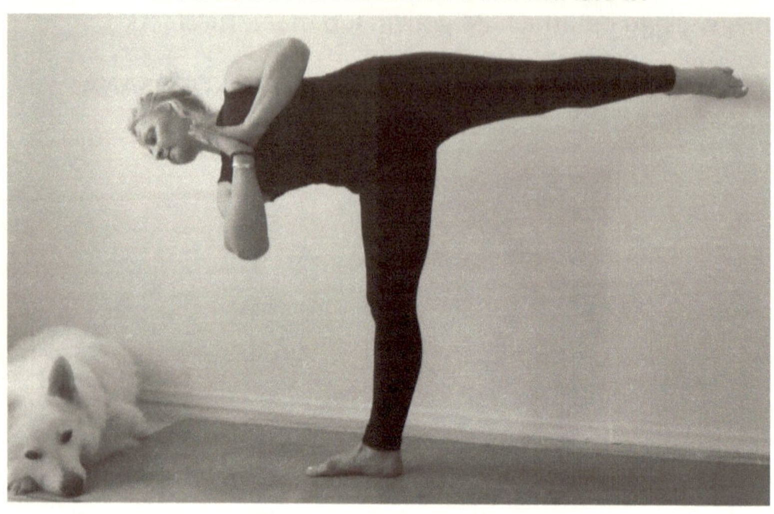

Zacznij od Utthita Trikonasany – Pozycja Trójkąta lub Rozciągniętego Trójkąta (strona 47-48)- z prawą stopą z przodu i prawą ręką na macie. Powoli, płynnie przechodź z tej pozycji, unosząc na wdechu lewą nogę tak wysoko, aż będzie równoległa względem podłogi. Trzymaj lewą nogę prosto i jednocześnie wyprostuj nogę postawną. Na wydechu skręć tułów w lewo, ustawiając barki w jednej linii (bark nad barkiem). Weź wdech, zbliż obie ręce do splotu słonecznego i złóż je w Namaskar/Anjali Mudrę. Spójrz w lewą stronę, w podłogę lub sufit. Pozostań w pozycji przez 20 sekund, a następnie powoli wróć do Utthita Trikonasany i powtórz wszystkie kroki na lewą stronę.
Drishti: Nasagre (nos), Parshva (na boki) lub Urdhva (do nieba).

VIPARITA NAMASKAR ARDHA CHANDRASANA

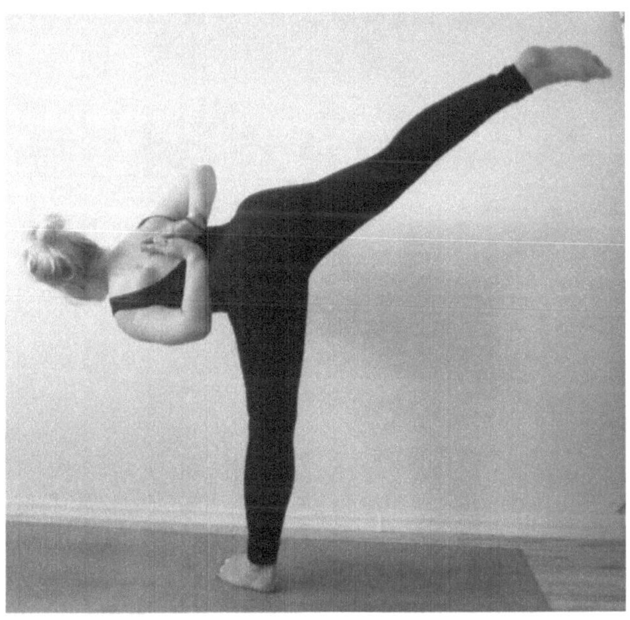

Postępuj zgodnie z tą samą techniką wykonania, co w poprzedniej pozie. Zrób wydech, przenieś obie ręce za plecy i połącz dłonie w Namaskar/Anjali Mudrę. Jednak w tej asanie możesz unosić tylną nogę jak najwyżej; stopę na macie lekko skręć pod kątem 45 stopni. Obie nogi muszą być proste. Odwróć głowę w wygodny dla ciebie sposób (do boku, do sufitu lub do podłogi), żeby utrzymać pozycję przez 20 - 30 sekund, spokojnie oddychając.

Drishti: Nasagre (nos), Parshva (na boki) lub Urdhva (do nieba).

Korzyści: Ta asana rozciąga i rozluźnia napięcie w barkach, górnej części pleców, mięśniach piersiowych, ramionach, nadgarstkach i dłoniach. Jest to doskonała pozycja równoważna, która wzmacnia nogi oraz rozciąga biodra i nogi. Przynosi ulgę osobom odczuwającym dyskomfort w łokciach i nadgarstkach. Poprawia koncentrację i skupienie.

Środki ostrożności: Unikaj tej asany, jeśli masz kontuzję nadgarstków, łokci, barków lub bioder. Wykorzystaj ścianę jako asekurację, jeśli masz trudności z utrzymaniem równowagi.

DWI HASTA PADA DANDAYAMANA JANUSHIRASANA

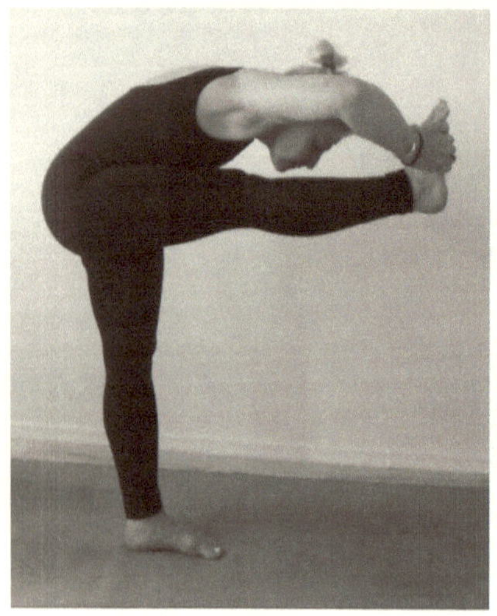 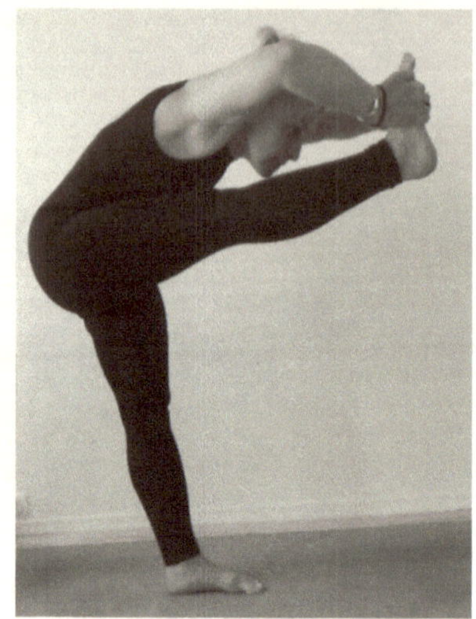

Zacznij od Tadasany. Z wdechem unieś prawą nogę, zginając ją w kolanie w kierunku brzucha. Ponownie wdech, chwyć prawą stopę obiema rękoma, splatając palce. Na wydechu wyprostuj prawą nogę przed sobą i trzymaj ją równolegle względem podłogi. Ponownie podczas wydechu wykonaj skłon tułowia do uniesionej nogi i przybliż twarz do prawego kolana. Aby zwiększyć intensywność, unieś prawą nogę jeszcze wyżej, ponad prawe biodro i na wydechu dotknij brodą kolana lub piszczeli. Noga stojąca powinna być prosta, łokcie ułożone szeroko na boki.

Drishti: Bhrumadhye (między brwiami).

Korzyści: Pozycja rozciąga i wzmacnia całe plecy, barki, pośladki, ścięgna podkolanowe, nogi i ramiona. Modeluje mięśnie brzucha i redukuje tkankę tłuszczową.

Środki ostrożności: Nie naciskaj i nie wymuszaj skłonu w przód, ponieważ może to skutkować urazem pleców. Nie wykonuj też skłonu, kiedy twoja górna stopa i noga ustawione są niżej niż biodro, ponieważ może to spowodować upadek. Jest to zaawansowana pozycja i może minąć trochę czasu, zanim uda ci się otworzyć biodra, dolną część pleców i tył nóg, aby uzyskać pełny zakres ruchu w tej asanie. Możesz używać paska do jogi, zaczepiając go wokół uniesionej stopy, zamiast chwytać stopę dłońmi.

KALI ASANA - POZYCJA BOGINI KALI

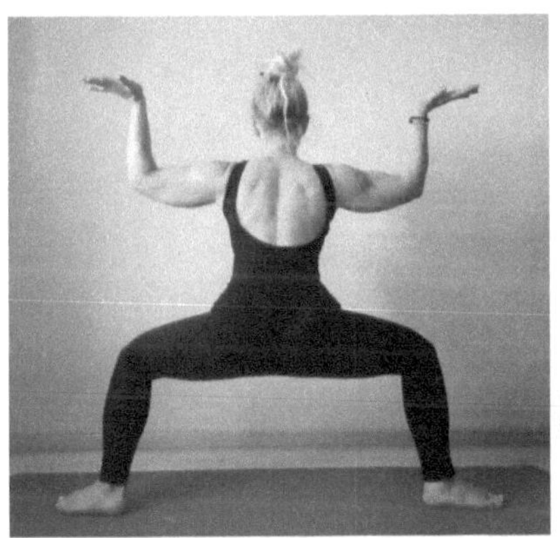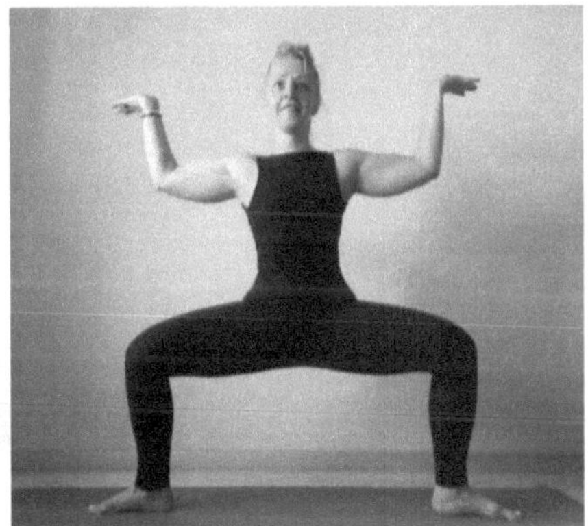

 Zacznij od Tadasany. Na wdechu zrób duży krok do boku, nogi powinny być rozstawione na szerokość 100 - 120 cm. Na wydechu wykonaj głęboki przysiad, kolana ułóż nad kostkami, uda - równolegle względem podłogi, a palce stóp skieruj na zewnątrz. Zrób wdech, podnieś ręce do boku, dłonie ułóż wnętrzami do sufitu. Na wydechu zegnij łokcie i ustaw je w jednej linii z barkami, przedramiona ułóż prostopadle do maty. Z kolejnym wdechem dłonie skieruj w stronę sufitu i otwórz mocniej klatkę piersiową, biodra i stopy. Wyprostuj plecy i skup się na oddychaniu.

Drishti: Bhrumadhye (między brwiami).

Korzyści: Ta pozycja wzmacnia nogi, pośladki, biodra, plecy, mięśnie środka, barki i ramiona. Jest to niezwykle dynamiczna poza, która wymaga dużo determinacji i praktyki w podstawowych pozycjach stojących. Łagodzi również stres i złość oraz sprawia, że stajesz się bardziej opanowany i zrównoważony.

Środki ostrożności: Chociaż asana wygląda na łatwą, jeśli jeszcze nie wzmocniłeś nóg, dolnej części pleców i ramion, możesz źle ją wykonywać i spowodować kontuzję.

PADMA MUDRA URDHVA HASTA KALI ASANA

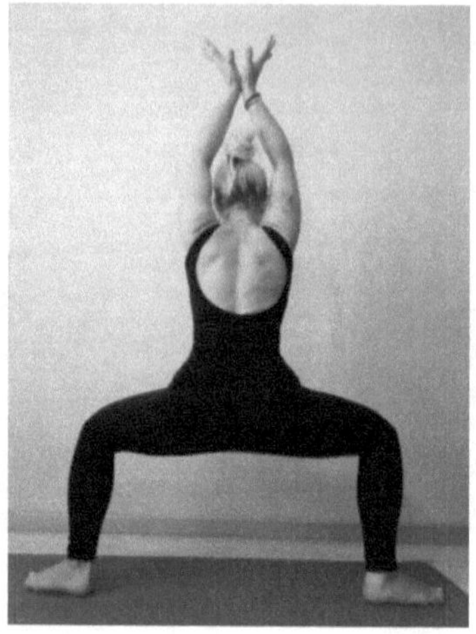

Kontynuuj od poprzedniej pozycji. Weź wdech, unieś obie ręce bokiem nad głowę, lekko ugnij łokcie. Skrzyżuj nadgarstki i wyciągaj palce, kierując je w stronę sufitu; plecy wyprostowane.

Drishti: Bhrumadhye (między brwiami).

Korzyści: Oprócz korzyści przedstawionych powyżej, ta asana również rozciąga górną części ciała.

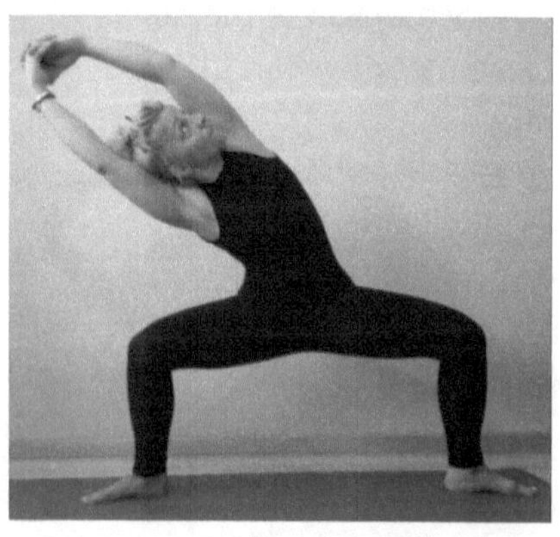

PARSHVA BADDHA HASTA KALI ASANA

Kontynuuj od poprzedniej asany. Zmień ułożenie dłoni i spleć palce. Wnętrza dłoni skierowane są w stronę czubka (korony) głowy. Weź głęboki wdech, z wydechem zrób skłon do boku i odwróć głowę, kierując wzrok na sufit (jakbyś spojrzał pod pachą). Upewnij się, że górna część tułowia i ręce są ustawione w jednej linii z udami (tak, że nie pochylasz się do przodu ani do tyłu).

Drishti: Urdhva (w górę nieba).

PARSHVA KALI ASANA

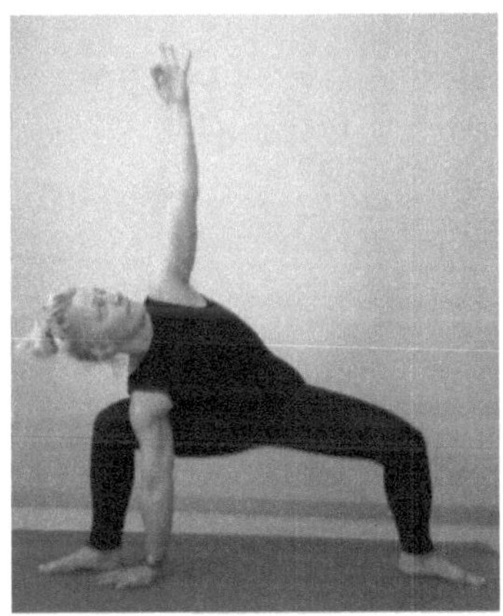

Zacznij od asany Bogini Kali. Z wydechem wykonaj skłon do boku w prawą stronę i połóż dłoń na macie w pobliżu wewnętrznej krawędzi prawej stopy. Tył prawego ramienia dotyka wewnętrznej strony prawego uda. Zrób wdech, unieś lewą rękę do góry, ustawiając barki i ramiona w jednej linii, jedna dłoń nad drugą.
Drishti: Urdhva (do nieba).

BADDHA HASTA KALI ASANA

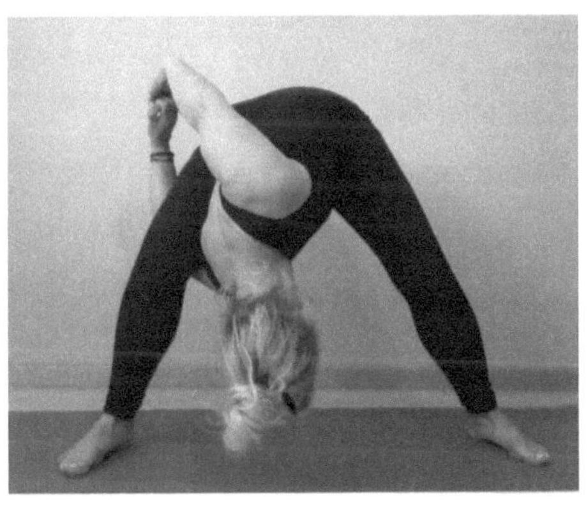

Kontynuuj poprzednią pozycję. Palce stóp lekko przenieś do przodu, delikatnie ugnij kolana. Zrób wydech, pochyl się do przodu i przenieś prawą rękę pod prawym udem, aby sięgnąć dłonią za plecy. Wydech, umieść lewą rękę za plecami i połącz palce obu dłoni.

Na kolejnym wydechu wyprostuj lewą rękę w łokciu, unieś biodra i opuść głowę w kierunku maty.
Drishti: Bhrumadhye (między brwiami).

ADHO MUKHA SHVANASANA – POZYCJA PSA Z GŁOWĄ W DÓŁ

To jedna z najpopularniejszych pozycji we współczesnej jodze, często włączona do vinjasy. Jest częścią Surya Namaskar (Powitanie Słońca). Jest wiele odmian praktykowanych na różnych poziomach. Podobną pozę można znaleźć w XVIII-wiecznej „Hathabhyasa Paddhati" pod nazwą „Gajasana" (Pozycja Słonia). Indyjscy zapaśnicy i gimnastycy używali tej postawy podczas treningu nazwanego Dhand. Radża z Aundh, Bhawanrao Pant Pratinidhi (1868-1951) spopularyzował tę pozycję jako część Surya Namaskar w swojej książce z 1928 roku zatytułowanej „The Ten Point Way to Health: Surya Namaskars" („Powitanie Słońca – dziesięciostopniowa droga do zdrowia").

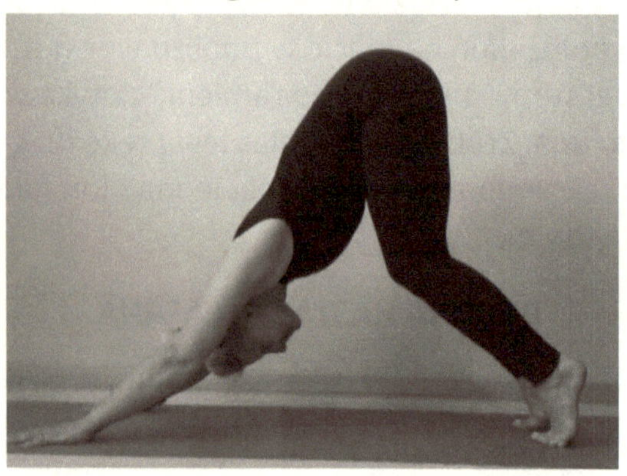

Zacznij od klęku podpartego (kolana oparte na macie, umieszczone pod biodrami, dłonie – pod barkami). Podwiń palce stóp, wciskając poduszki palców w matę, pięty unieś do sufitu. Weź głęboki wdech, a następnie z wydechem, powoli odpychając się dłońmi od maty, unieś biodra do góry. Osoby początkujące utrzymują ugięte kolana i neutralnie ustawiony kręgosłup. Wydłużaj kręgosłup, odpychając się od dłoni, rozciągając ramiona i pachy. Postaraj się, aby dłonie, ramiona i plecy były w jednej linii, a głowa rozluźniona. Pięty nie od razu muszą dotykać maty, ważniejsze jest, abyś uzyskał prostą linię kręgosłupa. Brzuch powinien być aktywny i przyciągnięty do kręgosłupa. Pozostań w pozycji przez 20 sekund, skupiając wzrok na macie. Jeśli to możliwe, spróbuj wyprostować nogi i przyciągnąć pięty do podłogi.

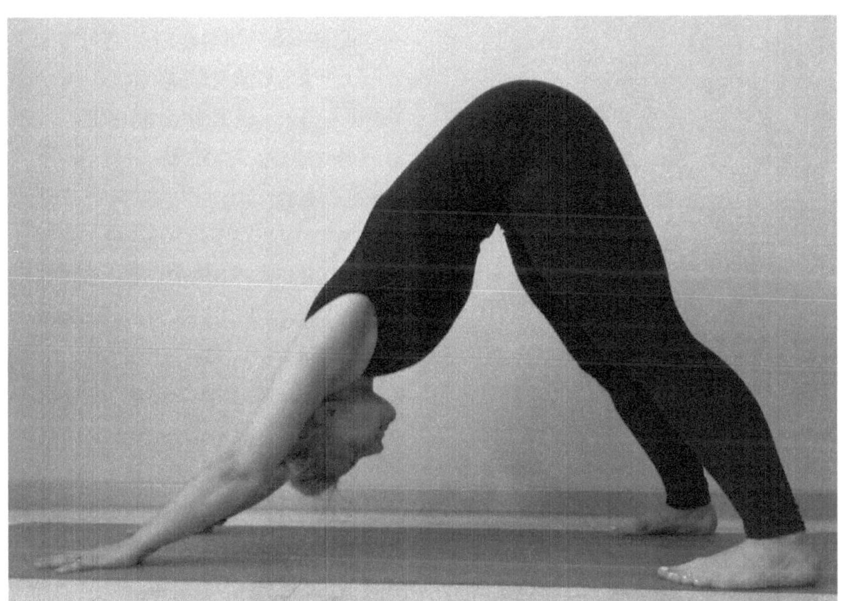

Przy odrobinie praktyki powinieneś w końcu wyprostować nogi na wydechu, całe podeszwy stóp ustawić na macie i mocno się zakorzenić. Pozycja powinna wyglądać podobnie do góry lub stożka. Kiedy już to osiągniesz, spróbuj skupić wzrok na pępku.
Stopy powinny znajdować się w jednej linii z guzami kulszowymi (rozstawione na szerokość bioder), a dłonie - na szerokość barków. Palce dłoni powinny być rozłożone, jak wachlarz i mocno oparte na macie. Pięty wciskaj w podłogę. Utrzymuj wyprostowane plecy, czubek (koronę) głowy zbliżaj do maty (ale szyja powinna być rozluźniona), nie zaciskaj ramion.
Drishti: Nasagre (nos) lub Nabhi (pępek).

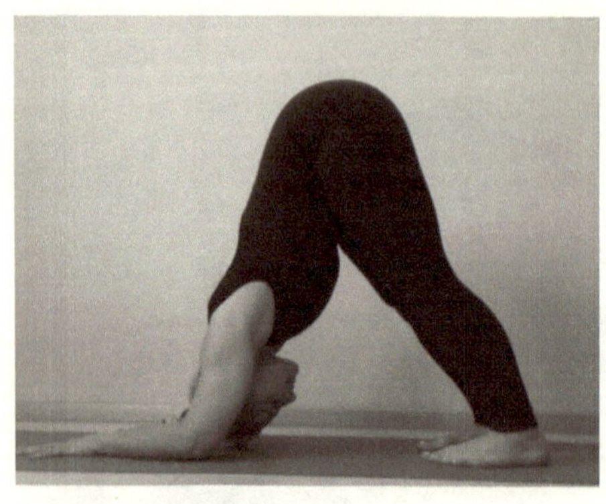

ADHO MUKHA SHIRSHA MAKARASANA

Kontynuuj od Adho Mukha Shvanasany. Zrób wdech, a z wydechem opuść przedramiona i oprzyj je na macie. Delikatnie oprzyj też czubek (koronę) głowy. Łokcie i barki powinny być ułożone w jednej linii, nie przenoś ciężaru ciała na głowę. Utrzymaj proste nogi, pięty mogą się oderwać. Odpychaj się przedramionami od maty, nie zaciskaj uszu ramionami, wydłużaj kręgosłup, otwieraj obręcz barkową a pięty kieruj jak najbliżej maty. Pozostań w pozycji przez 20 sekund.
Drishti: Bhrumadhye (między brwiami) lub Nabhi (pępek).

EKA PADA ADHO MUKHA SHVANASANA

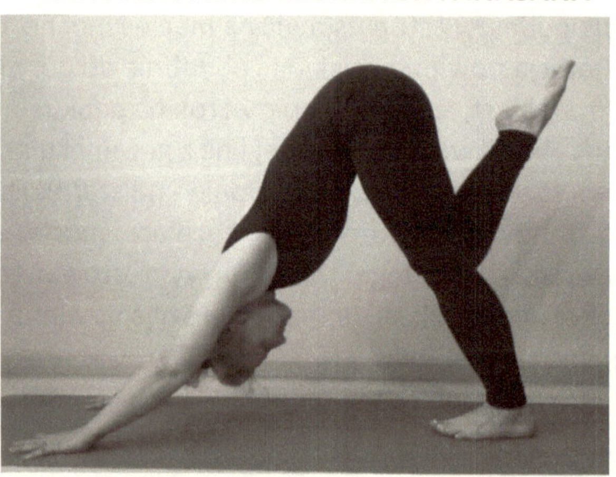

Kontynuuj od Adho Mukha Shvanasany. Z wdechem unieś do tyłu prawą nogę zgiętą w kolanie. Kolana są złączone, a palce prawej stopy skierowane do sufitu. Technika wykonania pozostałych elementów jest taka sama, jak w Adho Mukha Shvanasanie.
Drishti: Bhrumadhye (między brwiami) lub Nabhi (pępek).

PADA ARDHA GOMUKH ADHO MUKHA SHVANASANA

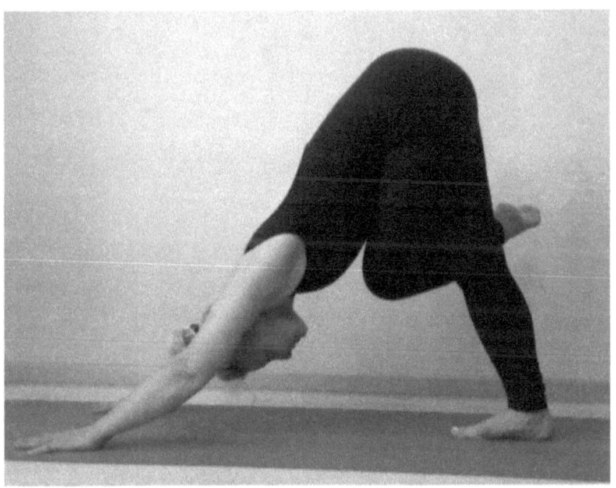

Kontynuuj od poprzedniej pozy. Na wdechu przenieś lewą nogę do góry, z wydechem skrzyżuj ją nad prawym udem. Obydwa uda są ciasno splecione. Lewa stopa i palce są obciągnięte i skierowane do boku. Z resztą ciała postępuj jak w Adho Mukha Shvanasanie
Drishti: Padayoragrai (palce lub stopy).

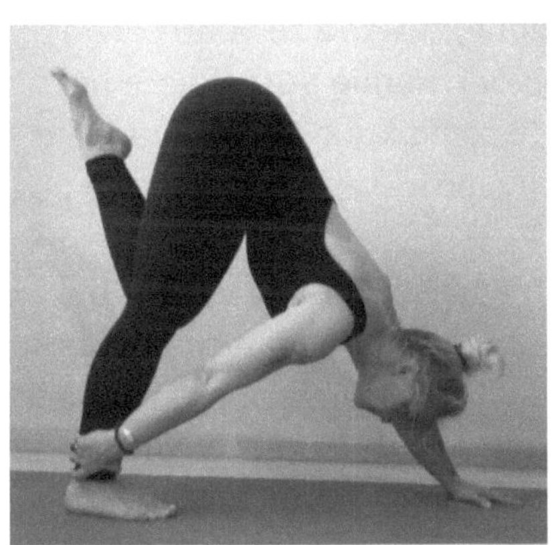

HASTA KULPA EKA PADA ADHO MUKHA SHVANASANA 1

Kontynuuj od Adho Mukha Shvanasany. Są dwie możliwości: możesz najpierw chwycić kostkę lub podnieść nogę w tył. Weź wdech, prawą ręką złap prawą kostkę od zewnątrz. Na wydechu powoli unieś lewą nogę i zegnij ją w kolanie. Połącz kolana i wyprostuj prawą nogę. Lewa stopa powinna mieć palce napięte i skierowane do sufitu. Lewa dłoń i reszta ciała są ustawione tak, jak w Pozycji Psa Z Głową W Dół. Twarz równoległa względem podłogi.
Drishti: Angushtamadhye (kciuki) lub Padayoragrai (palce/stopy).

HASTA KULPA EKA PADA ADHO MUKHA SHVANASANA 2

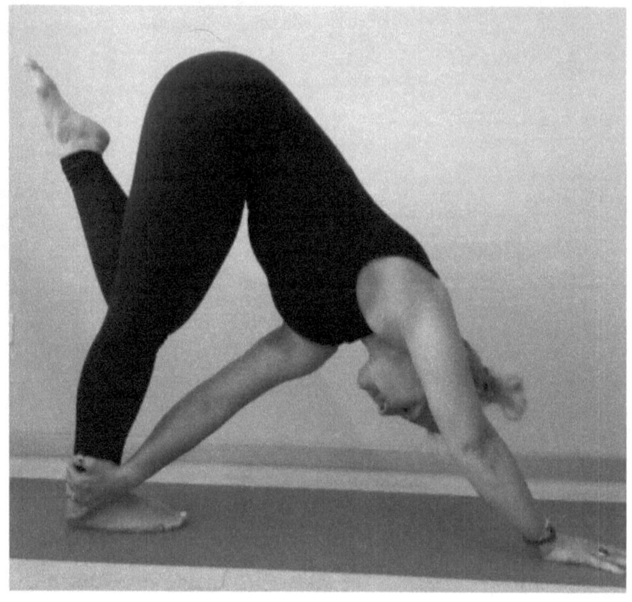

Kontynuuj poprzednią pozycję. Postępuj tak samo, jak w asanie powyżej, tym razem jednak prawą dłonią chwyć z zewnątrz lewą kostkę i unieś ugiętą prawą nogę do góry. Ramię pozostające na macie – aktywne i mocne. Wykonaj te same kroki jak powyżej, ale na krzyż, po przekątnej, na obie strony, pozostając w pozycjach po 20 sekund.

Drishti: Angushtamadhye (kciuki) lub Padayoragrai (palce/stopy).

Korzyści: Korzyści są podobne dla wszystkich powyższych pozycji Adho Mukha Shvanasana i ich odmian. Wzmacniają one ramiona i barki. Modelują talię i napinają mięśnie środka (core). Wydłużają tyły ud, łydki i ścięgna Achillesa. Poprawiają krążenie krwi w mózgu. Wzmacniają plecy i rozciągają kręgosłup. Wzmacniają i otwierają klatkę piersiową. Udrażniają zatoki i błonę śluzową nosa. Nadają twarzy blasku. Poprawiają postawę.

PARIVRITTA ADHO MUKHA SHVANASANA

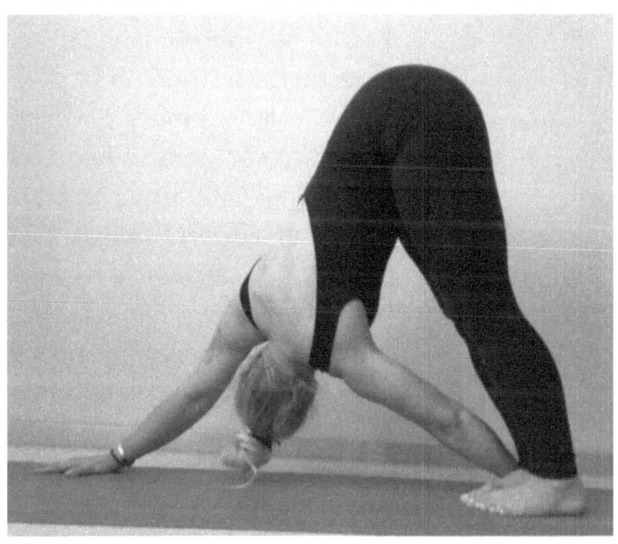

Zacznij od Adho Mukha Shvanasany (Pozycja Psa Z Głową W Dół).
Połącz obie stopy. Zrób wdech, a następnie jednocześnie z
wydechem przesuń lewą rękę na prawą stopę i złap zewnętrzną
kostkę. Na wydechu skręć ciało w prawo, ustawiając ramiona do
boków. Głowę też należy obrócić w prawą stronę tak, jakbyś chciał
popatrzeć pod prawą pachą. Wydłużaj i wyciągaj kręgosłup oraz
plecy. Prawa ręka powinna być prosta, ale niezablokowana w łokciu,
ani w stawie barkowym (staraj się nie przeprostowywać stawów).
Drishti: Parshva (prawa/lewa strona)
Korzyści: Oprócz korzyści płynących z Adho Mukha Shvanasany, ta
pozycja wzmacnia również nadgarstki, ramiona, barki i nogi,
rozciąga często pomijane części bioder i nóg. Tonizuje i masuje
narządy jamy brzusznej. Zwiększa przepływ krwi do mózgu.

EKA PADA ADHO MUKHA SHVANASANA

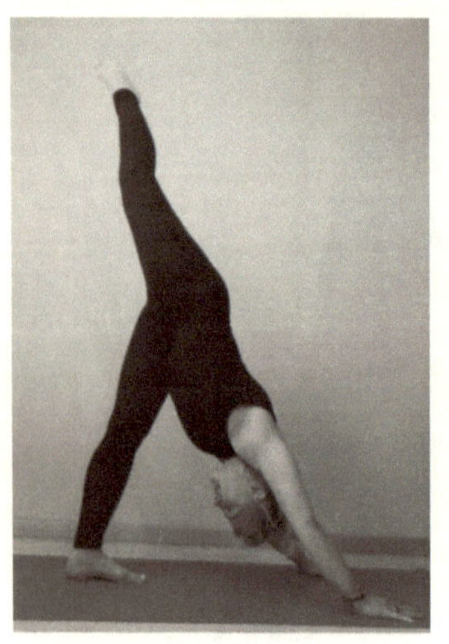

Zacznij od Adho Mukha Shvanasany. Przesuń lewą stopę do środka, mniej więcej w linii z głową. Z wdechem unieś wyprostowaną prawą nogę, ustawiając ją w jednej linii z prawym biodrem. Nie odwracaj bioder. Zaangażuj lewą nogę postawną i całkowicie napnij palce prawej stopy, wyciągnij je do sufitu. Prawa noga, poczynając od stopy, przez biodro, plecy, aż do ramion powinna utworzyć jedną linię. Lewa noga również powinna być prosta, ale niezablokowana w kolanie. Nie przemieszczaj ciężaru ciała na prawą lub lewą rękę, ale rozłóż go równomiernie. Nie skręcaj barków w prawo ani w lewo. Zaangażuj mięśnie górnej części pleców, wciskając dłonie w matę.

Drishti: Padayoragrai (palce lub stopy).

Dodatkowe korzyści: Korzyści są podobne dla wszystkich powyższych wariantów Adho Mukha Shvanasany. Pozycja zwiększa krążenie krwi oraz limfy w organizmie. Odżywia i odnawia komórki w całym ciele, jednocześnie odtruwając je. Rozszerza klatkę piersiową i poprawia oddechową funkcję płuc. Przynosi ulgę osobom z bólem w obrębie nerwu kulszowego. Wydłuża mięśnie nóg, usuwa napięcie tyłu nóg i pośladków. Buduje siłę w nadgarstkach, barkach, ramionach i tułowiu, co będzie pomocne podczas vinjasy. Poprawia funkcjonowanie kręgosłupa, wspomaga swobodny przepływ energii i koordynację między mózgiem a ciałem. Przynosi ulgę w bólach głowy.

Środki ostrożności: Osoby z wysokim ciśnieniem krwi, słabymi nadgarstkami lub ich bólem powinny unikać tej pozycji (można te wszystkie pozycje wykonywać na przedramionach) lub skrócić czas pozostania w tej i pokrewnych asanach do 5 - 10 sekund.

NAMA BADDHA HASTA VIRABHADRASANA

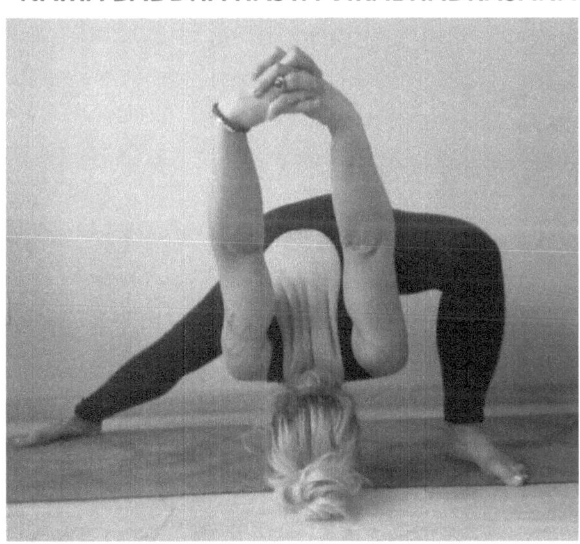

Zacznij od Virabhadrasany 2 (Pozycja Wojownika 2). Lewa noga jest ugięta pod kątem 90 stopni, a prawa noga jest prosta. Skieruj prawą stopę na zewnątrz. Zrób wydech, przenieś ramiona za plecy i połącz palce dłoni. Z wdechem wyprostuj ramiona, a z wydechem pochyl się do przodu, aż czubek (korona) głowy dotknie maty. Połączone i wyprostowane za plecami ręce unoś do góry. Utrzymuj lewe kolano i kostkę w jednej linii. Zostań w pozycji przez 20 sekund, następnie z wdechem wróć do góry i powtórz wszystko na drugą stronę.

Drishti: Padayoragrai (palce/stopy).

Korzyści: Asana rozciąga plecy, zwłaszcza górną część łopatek. Rozciąga ramiona, barki, biodra i nogi. Wzmacnia nogi. Zwiększa przepływ krwi do mózgu. Wzmacnia mięśnie środka (core). Redukuje tkankę tłuszczową na brzuchu. Pozycja pomocna jest we właściwym trawieniu, łagodzi zaparcia.

Środki ostrożności: Jest to asana dla osób średnio zaawansowanych i zaawansowanych. Nie wykonuj jej, jeśli masz problemy z ciśnieniem (zbyt niskim albo zbyt wysokim) lub kontuzję nóg.

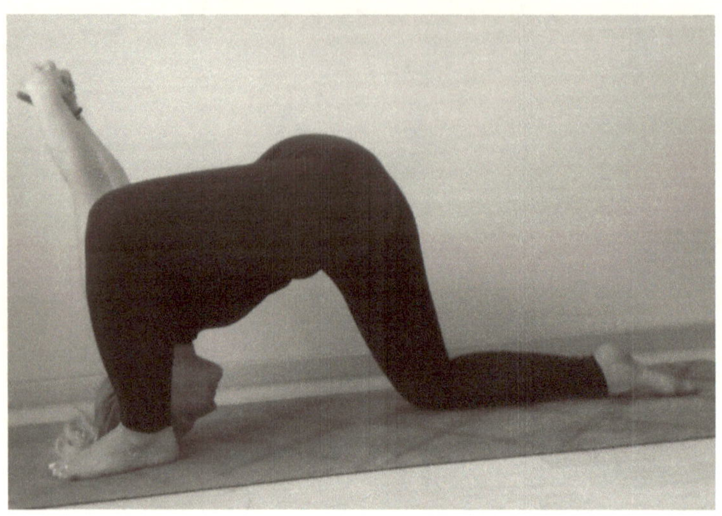

W tym wariancie występuje tylko niewielka zmiana względem poprzedniej pozycji, gdzie kolano, piszczel i stopa tylnej nogi spoczywają na macie. Tylna stopa może być oparta na macie grzbietem lub palcami. Połóż głowę bliżej przedniej stopy. Ta asana nazywana jest również Baddha Hasta Uttana Pristhasana.
Drishti: Padayoragrai (palce/stopy).

ARDHA BADDHA PARIVRITTA EKA PADA RAJA KAPOTASANA

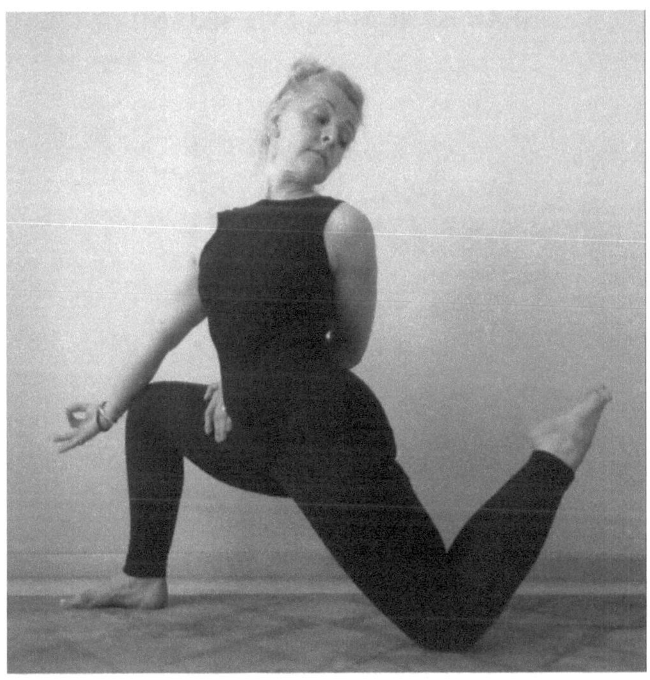

Z Tadasany na wdechu przejdź do wypadu na prawą nogę, na wydechu połóż lewe kolano na macie i opuść nisko biodra (jak do szpagatu). Na wdechu przenieś lewą rękę za plecy i połóż dłoń wysoko na prawym udzie, blisko pachwiny, a nadgarstek prawej dłoni umieść na prawym kolanie (palce ułóż w Jnana Mudrę). Unieś lewą obciągniętą stopę do sufitu. Z wydechem skręć tułów w lewo i popatrz na tylną nogę. Barki powinny być ułożone równolegle względem podłogi, boki ciała, biodra i nogi w jednej linii.

Drishti: Padayoragrai (palce lub stopy).

Korzyści: Pozycja wzmacnia i rozciąga nogi, barki, górną część pleców, klatkę piersiową i ramiona. Modeluje okolice brzucha oraz otwiera biodra i pachwiny.

Środki ostrożności: Unikaj tej asany, jeśli masz kontuzję kolan (lub umieść coś miękkiego pod wrażliwe kolano tylnej nogi).

JANU PADA PARIVRITTA ANJANEY NAMASKAR ASANA
(PAN HANUMAN, SYN ANJANI)

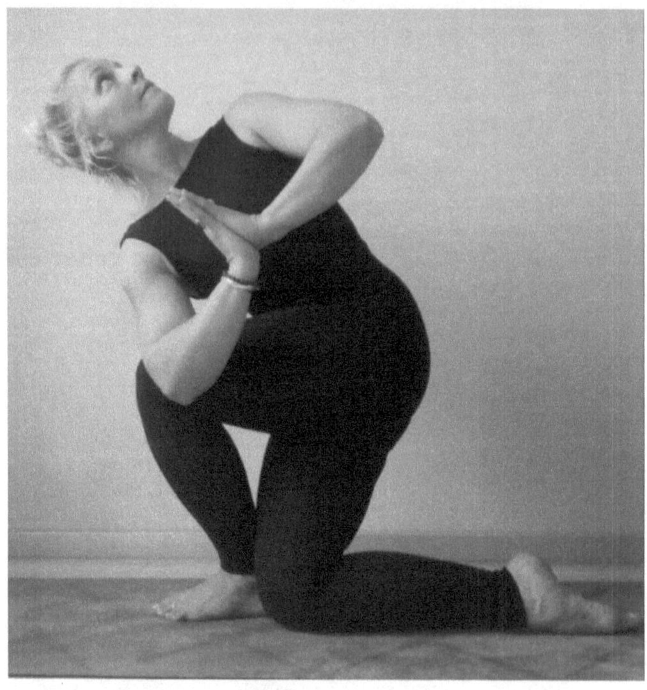

Kontynuując poprzednią asanę, powróć do wykroku i odłóż kolano, piszczel i stopę tylnej nogi na podłogę. Na wdechu skrzyżuj i ustaw lewą stopę tuż przed prawym kolanem. Z wydechem przełóż prawy łokieć za lewe kolano i połącz dłonie w Namaskar. Wdech. Na kolejnym wydechu, skręć tułów i głowę w lewo, popatrz na sufit. Rozłóż łokcie szeroko na boki, otwórz klatkę piersiową. Nie zaokrąglaj pleców. Dla lepszej równowagi możesz oprzeć tylną stopę na palcach.

Drishti: Urdhva (do nieba).

Korzyści: Asana masuje i odtruwa narządy wewnętrzne. Usuwa tkankę tłuszczową z brzucha i modeluje jego mięśnie. Rozciąga boki ud i uelastycznia biodra. Poprawia trawienie. Zwiększa pojemność płuc.

PARIGHASANA – POZYCJA BRAMY

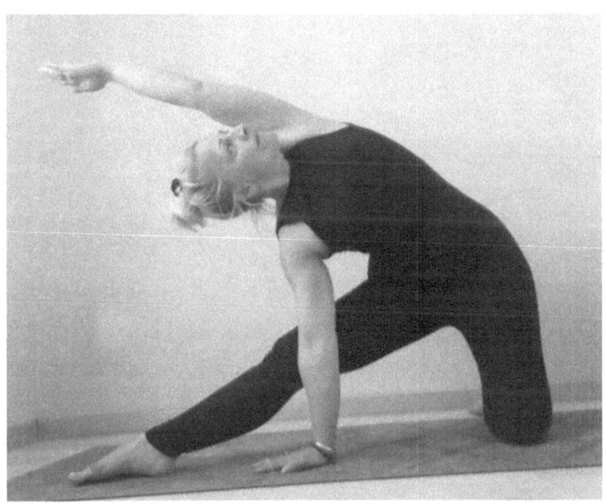

Stań w Tadasanie na środku maty. Na wdechu uklęknij i wyciągnij prawą nogę do boku, z prawą stopą również skierowaną do boku (palce stopy mogą być też podniesione lub stopa może być mocno i wygodnie osadzona na macie).

Prawa noga powinna być prosta. Lewe kolano powinno znajdować się dokładnie w linii pod biodrem. Robiąc wdech, unieś lewą rękę nad głowę. Zrób wydech, wykonaj skłon do prawego boku i powoli połóż prawą dłoń na macie, blisko przed prawym udem lub kolanem (w zależności od anatomii). Spróbuj wyciągnąć lewą rękę daleko nad głowę i do boku (wyobraź sobie, że ktoś ciągnie cię za lewe ramię w prawą stronę). Nie pochylaj się do przodu, lewy bark powinien znajdować się bezpośrednio nad prawym. Utrzymaj proste plecy i nie zapadaj się w klatce piersiowej. Na wdechu skręć głowę w stronę sufitu. Pozostań w pozycji 20 sekund. Początkujący mogą położyć prawą dłoń na prawym udzie lub łydce, jeśli jeszcze nie potrafią położyć dłoni na macie. Parighasanę można też wykonać inaczej, kierując stopę wyprostowanej nogi do przodu, zamiast do boku. Oba sposoby są poprawne. Różne szkoły jogi nauczają różnie, niektóre szkoły natomiast stosują obie techniki. I ty także możesz wypróbować obydwa sposoby.

Drishti: Urdhva (do nieba).

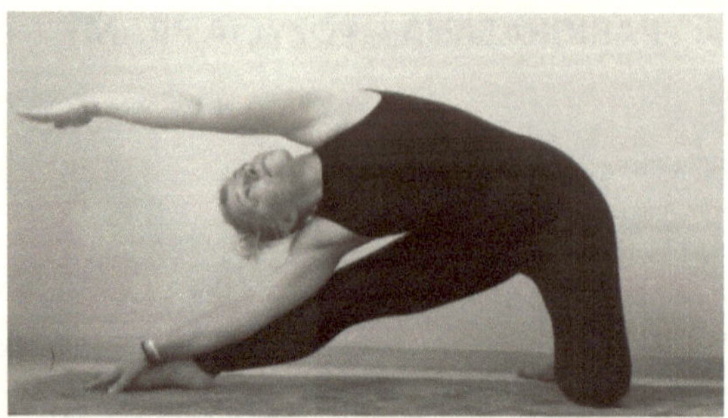

Aby głębiej wejść w pozycję i bardziej rozciągnąć boki, możesz sięgnąć prawą dłonią aż do wierzchu prawej stopy (lub jeśli to możliwe, możesz umieścić prawe przedramię na macie przed prawą nogą).

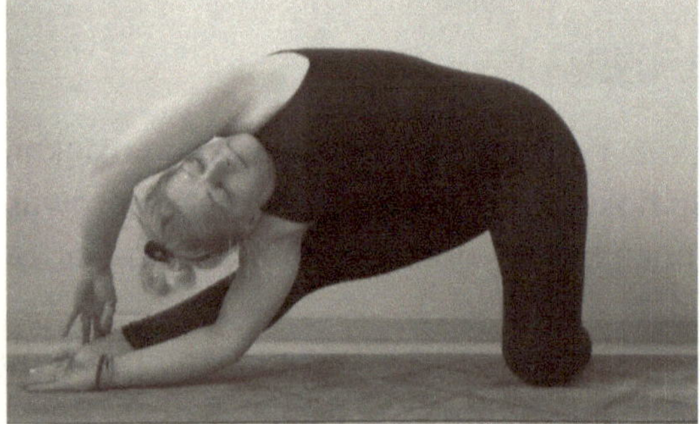

Możesz też sięgnąć obiema dłońmi do prawej stopy (wyobraź sobie, że chcesz położyć się na wyprostowanej nodze). Technika wykonania asany pozostaje bez zmian.

Korzyści: Ta pozycja i jej odmiany rozciągają niektóre często pomijane części ciała. Rozciągają mięśnie czworogłowe, tyły nóg, łydki, kostki i kręgosłup. Zapewniają pełne rozciągnięcie pasma biodrowo-piszczelowego, a także bioder, mięśni skośnych brzucha, międzyżebrowych, najszerszego mięśnia grzbietu, tricepsów, bicepsów i nadgarstków. Rozciągają i wzmacniają wewnętrzną część ud, pachwiny i mięśnie środka (core). Otwierają barki. Stymulują płuca i narządy jamy brzusznej. Zmniejszają ból kolan.

Środki ostrożności: Jeśli masz problemy z kolanem lub kontuzję, powinieneś unikać tej pozycji. Osoby cierpiące na nadciśnienie nie powinny odwracać głowy w kierunku sufitu. Powinny też wykonać skłon w bok tylko do połowy, z ręką wspartą o udo wyprostowanej nogi.

PRAPADA UTKATASANA

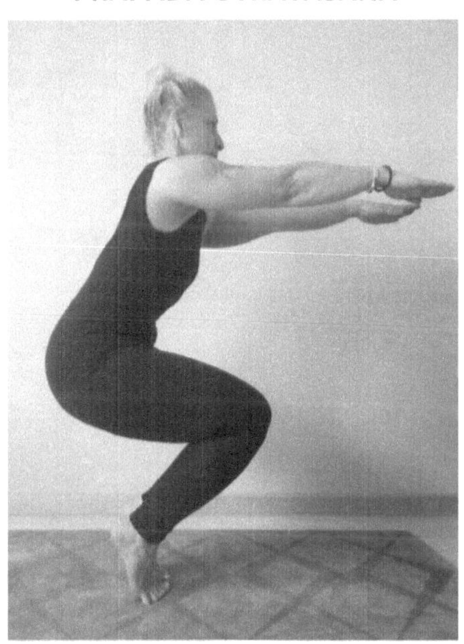

We współczesnej jodze ta asana znana jest również jako Pozycja Krzesła. Kiedy pięty są uniesione jest to Prapada Utkatasana, jeśli nie - to po prostu Utkatasana.

Zacznij od Tadasany. Trzymaj stopy i kolana razem. Gdy masz trudności z utrzymaniem równowagi, możesz rozstawić stopy na szerokość 4 - 5 cm. Zrób wydech, unieś ręce przed siebie na wysokość barków i powoli opuść ciało, zginając kolana, a na koniec oderwij i unieś pięty. Jeśli masz trudności z równowagą, gdy pięty są w górze, możesz wykonać pozycję bez podnoszenia pięt. Utrzymaj proste plecy. Spójrz przed siebie.

Możesz również połączyć dłonie razem w Ksepana Mudrę lub Anjali Mudrę. W celu jeszcze większego otwarcia klatki piersiowej i barków, możesz podnieść ręce nad głowę, ustawiając je w linii z barkami.

Drishti: Nasagre (nos).

PRAPADASANA 1

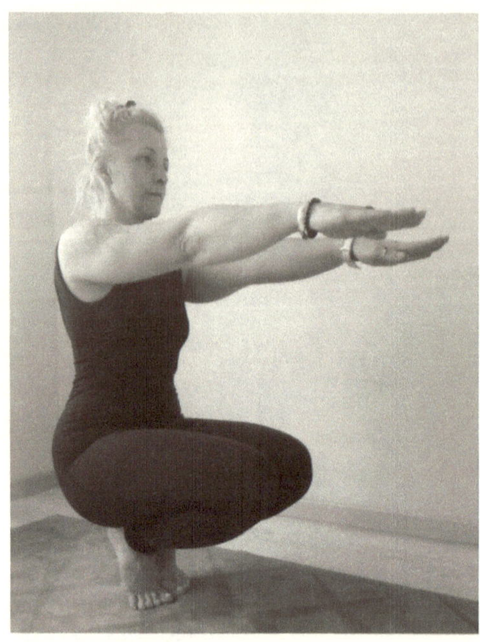

Znana również jako PURNA UTKATASANA

Kontynuuj poprzednią asanę. Zrób wydech, zejdź niżej, usiądź na piętach, uda spoczywają na łydkach. Stopy i uda są złączone. Ręce wyciągnięte przed sobą na wysokość barków. Mocno ściskaj uda. Utrzymaj proste plecy i patrz przed siebie.

Drishti: Nasagre (nos).

Środki ostrożności: Nie wykonuj tej asany, jeśli masz słabe kolana i kostki lub jakiekolwiek ich urazy. Pod pięty możesz włożyć zwiniętą w rulon matę lub kostkę do jogi.

PRAPADASANA 2

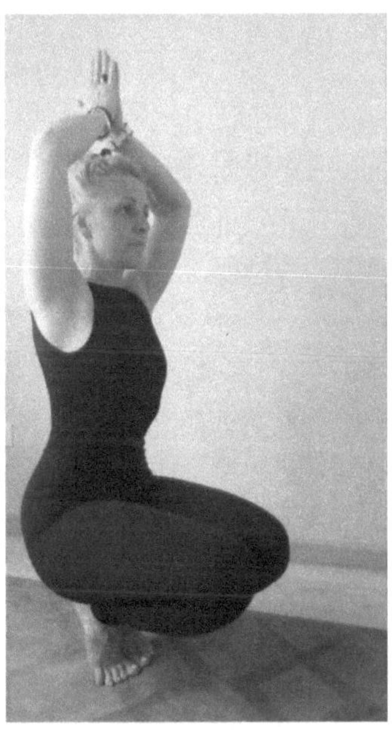

Kontynuuj poprzednią pozycję. Zrób wdech, unieś ramiona bokiem do góry, nad głowę, połącz dłonie w Namaskar/Anjali Mudrę, łokcie ustaw szeroko do boków.

Drishti: Nasagre (nos).

Korzyści: To doskonała pozycja wzmacniająca nogi. Zazwyczaj ćwiczący pozostają dłużej w tej asanie, aby uzyskać maksymalne rezultaty. Prapadasana może być dla niektórych łatwa, a dla innych trudna, w zależności od siły nóg, a zwłaszcza kolan. Jeśli uważasz, że kontynuowanie Utkatasany lub Prapada Utkatasany jest trudne, możesz po prostu zacząć od kucania lub klęczenia. Zachowaj wtedy wygodną i stabilną odległość między stopami, a następnie powoli podnoś kolana z maty i ręce przed siebie lub nad głowę (złożone w Namaskar), plecy proste. Jeśli nadal masz trudności, spróbuj wykonać asanę z oparciem pleców o ścianę, możesz też pod pięty włożyć kostki do jogi. Pozycja powinna być łatwa i nie powodować bólu, ani urazów.

UTKATASANA – POZYCJA KRZESŁA

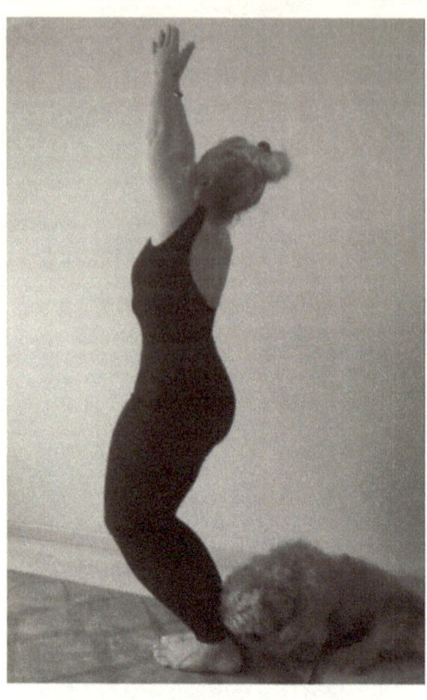

Możesz kontynuować poprzednią asanę, jeśli już potrafisz pozostać w niej wystarczająco długo. Możesz też stanąć na początku maty w Tadasanie. Z wdechem unieś ręce do góry i połącz je w Namaskar nad głową. Jednocześnie ugnij lekko kolana (lekki przysiad). Unieś głowę i spójrz w stronę sufitu, skoncentruj wzrok na dłoniach. Ręce powinny być proste, a dłonie złączone nad głową, bicepsy i barki nie powinny dotykać uszu. Utrzymuj lekko ugięte nogi i wyprostowane plecy. Pozostań w asanie 20 sekund. Na wdechu wróć do Tadasany.
Drishti: Hastagrai (ręce).
Korzyści: Asana rozciąga ramiona, barki, klatkę piersiową i wzmacnia nogi.
Środki ostrożności: Nie patrz w górę, jeśli cierpisz na nadciśnienie.

PARIVRITTA UTKATASANA

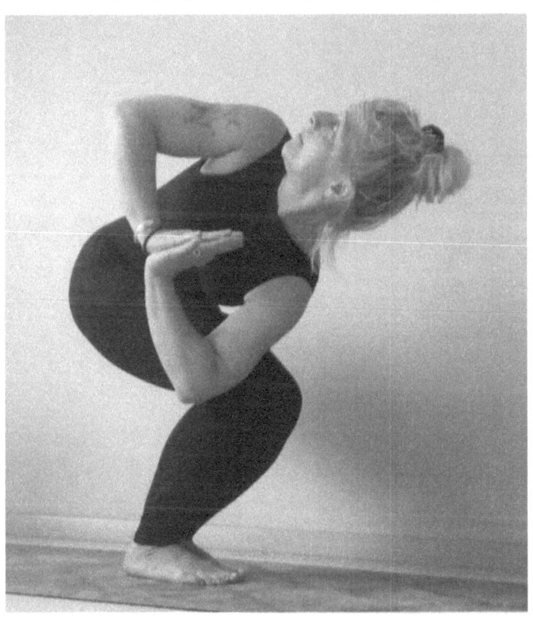

Kontynuuj poprzednią pozycję. Z wydechem ugnij mocniej nogi w kolanach. Unieś ręce nad głowę połączone w Namaskar/Anjali Mudrę. Z wydechem opuszczaj powoli połączone dłonie i skręcaj się w prawą stronę, przenosząc lewy łokieć za prawe kolano, patrz przed siebie. Wdech, z wydechem odwróć głowę za prawym ramieniem, dociskając jednocześnie lewy łokieć do prawego kolana, co pomoże lepiej otworzyć klatkę piersiową i wyrównać dłonie z łokciami w jednej linii.

Drishti: Urdhva (do nieba).

Korzyści: Ta pozycja delikatnie masuje środkową część pleców. Skręt w plecach i szyi pomaga rozluźnić mięśnie przykręgosłupowe, zwłaszcza w dolnej części.

SUKHA PADA GARUDA UPAVESHA NAMASKAR ASANA

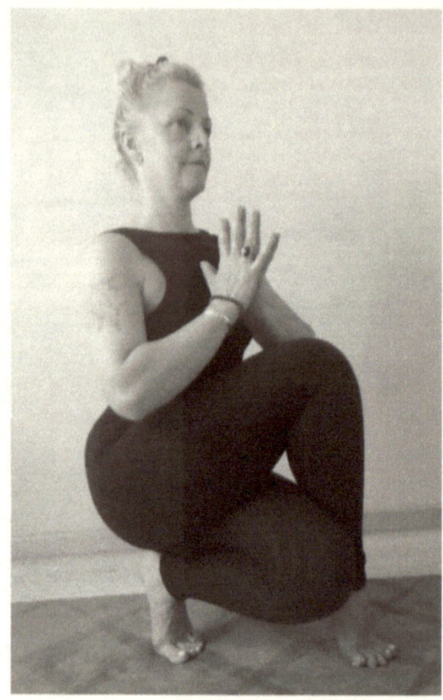

Zacznij od Tadasany, stojąc na początku maty. Z wdechem skrzyżuj prawą nogę nad lewą i połóż ją na palcach na macie, pięta uniesiona. Jednocześnie połącz dłonie w Namaskar/Anjali Mudrę na wysokości serca. Z wydechem pomału przykucnij, siadając na lewym pośladku. Trzymaj proste plecy i patrz przed siebie. Sprawdź, czy jeden bark nie jest wyżej od drugiego.

Utrzymaj tę asanę po 20 sekund na każdą stronę.

Drishti: Bhrumadhye (między brwiami).

Środki ostrożności: Unikaj tej pozycji, jeśli masz słabe kolana i kostki lub ich kontuzję.

SUKHA PADA PARIPURNA HASTA GARUDA UPAVESHASANA

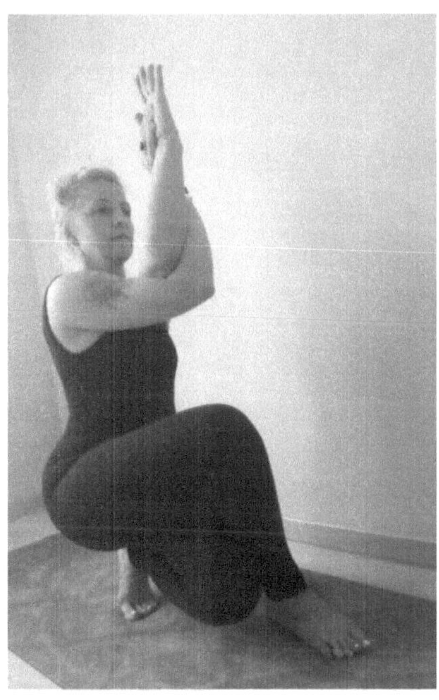

Kontynuuj poprzednią asanę. Z wdechem dociśnij stopę prawej nogi, skrzyżowanej nad lewą, całkowicie do maty. Wyrównaj postawę, złap równowagę na wydechu. Z wdechem unieś ręce przed siebie i zegnij je w łokciach pod kątem prostym, dłonie wnętrzami skierowane są do siebie. Na wydechu przełóż lewą rękę nad prawą tak, żeby łokcie się skrzyżowały. To samo spróbuj zrobić z lewym przedramieniem, które krzyżuje się z prawym tak, aby na koniec dłonie połączyły się w Namaskar (wyobraź sobie, że twoje ręce są jak bluszcz, który próbuje opleść drzewo).

Zrób wydech, lekko unieś ręce w kierunku sufitu, wyprostuj plecy, wycofaj barki i popatrz na swoje dłonie.

Drishti: Angushthamadhye (kciuki).

Korzyści: Obie powyższe pozycje wzmacniają całe nogi, uwalniają od sztywności w biodrach oraz rozciągają kolana. Rozciągają też górną część mięśnia czworobocznego grzbietu, barki i ramiona.

PARIVRITTA SUKHA PADA GARUDA UPAVESHASANA

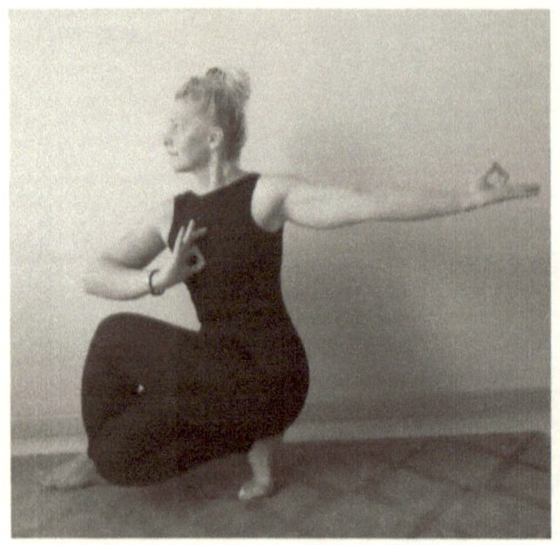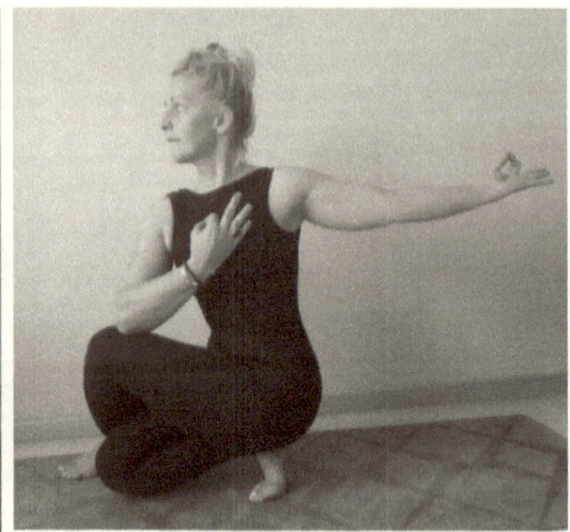

(1. zdjęcie) Kontynuuj od poprzedniej asany. Jeśli lewa noga jest skrzyżowana nad prawą, przyjmij Jnana Mudrę prawą dłonią i przyłóż ją do splotu słonecznego, łokieć kieruj do prawego kolana. Z wydechem skręć klatkę piersiową i barki w lewo, ustawiając je bokiem w jednej linii i wyciągając lewe ramię do tyłu. Ułóż lewą dłoń w Jnana Mudrę.

(2. zdjęcie) W tym wariancie przełóż mocniej prawy łokieć przez lewe kolano (możesz oprzeć dolne kolano na macie, aby zachować równowagę). Sposób wykonania pozostałych elementów asany — bez zmian, jak wyżej. Aby zwiększyć intensywność tej pozycji, skręć się maksymalnie w lewą stronę i obróć głowę w lewo, wpatrując się w dłoń (Jnana Mudra) wyciągniętą za sobą.

Drishti: Nasagre (nos) i Hastagre (ręce).

Korzyści: Ta asana to przede wszystkim znakomity skręt ciała, który przynosi również poczucie równowagi i skupienia. Modeluje mięśnie brzucha. Wzmacnia nogi i otwiera klatkę piersiową. Masuje narządy wewnętrzne.

Środki ostrożności: Jeśli masz trudności z równowagą, możesz oprzeć się o ścianę. Dopóki nie nabierzesz wprawy w balansowaniu, możesz opierać dolne kolano na macie.

EKA PADA NAMASKAR UTKATASANA

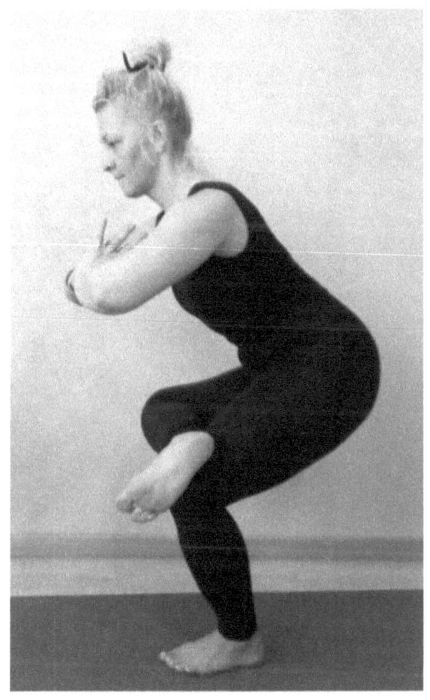

Zacznij od Tadasany. Weź wdech, unieś prawą nogę, umieść ją na lewym udzie (prawa stopa powinna znaleźć się na zewnątrz lewego uda). Z wydechem wykonaj przysiad i lekko pochyl się do przodu tak, aby twoje plecy, biodra i kolana tworzyły kąt prosty, nie zaokrąglaj pleców. Zrób wdech i połącz dłonie na wysokości klatki piersiowej w Namaskar z palcami skierowanymi do serca. Głowa i plecy powinny być proste. Spójrz na podłogę.
Nie przemieszczaj bioder w prawo ani w lewo, podwiń kość ogonową do wewnątrz, napinając mięśnie pośladków, zaangażuj mięśnie środka (core) i mostek, aby ustabilizować górną część tułowia.
Drishti: Bhrumadhye (między brwiami).
Korzyści: Pozycja wzmacnia nogi i rozciąga zewnętrzne mięśnie nóg, pachwin, kolan i bioder. Daje stabilność, równowagę i buduje koncentrację.
Środki ostrożności: Unikaj tej asany, jeśli masz urazy kolan lub bioder.

DWI HASTA KULPA EKA PADA UTKATASANA

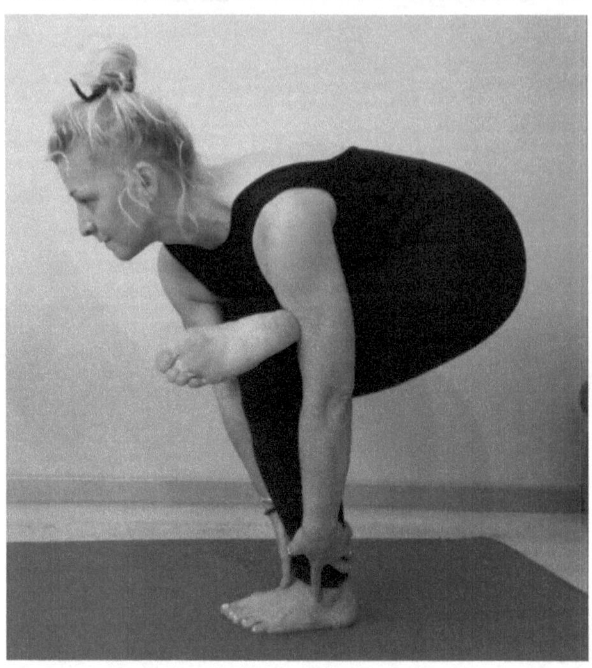

Kontynuuj od poprzedniej pozycji. Na wydechu przenieś dłonie z klatki piersiowej w dół, do podłogi, chwyć staw skokowy nogi stojącej na macie. Kciuki umieść na zgięciu stopy, palce wskazujące skieruj w dół wzdłuż kostek, a pozostałe palce umieść na ścięgnie Achillesa. Pozostań w asanie 20 sekund, a następnie powoli wróć do pozycji wyjściowej i powtórz wszystko na drugą stronę.

Drishti: Bhrumadhye (między brwiami).

Środki ostrożności: Nie wykonuj powyższych asan, jeśli masz kontuzję kolan. Jeżeli masz problem z równowagą, możesz podpierać się dłońmi o matę lub ścianę za sobą, dopóki nie opanujesz pozycji.

EKA PADA PRAPADASANA - dwa warianty

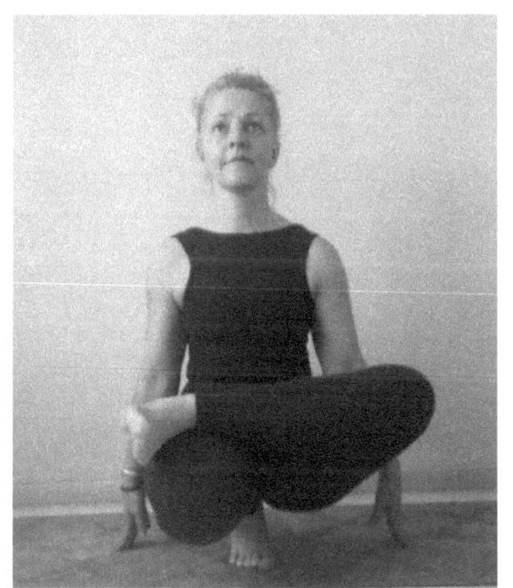 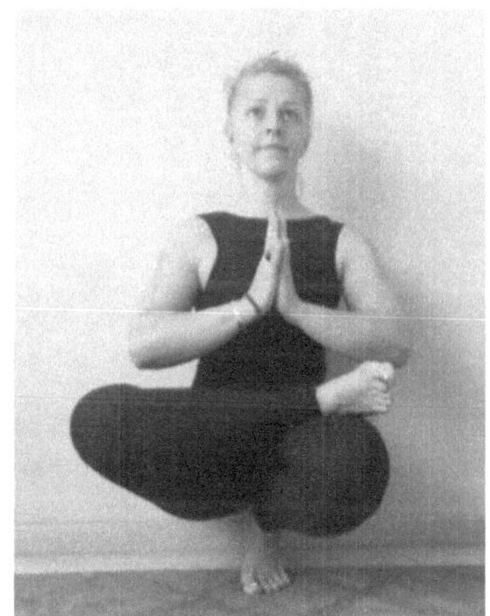

(1. zdjęcie) Zacznij od Prapadasany. Podnieś lewą nogę i połóż stopę na prawym udzie blisko kolana. Utrzymuj górną nogę w pełni zaangażowaną, lewe kolano powinieneś kierować do podłogi, ale bez powodowania w nim bólu lub dyskomfortu. Zrób wdech, a na wydechu dotknij opuszkami palców maty, tuż obok bioder (możesz też użyć klocków do jogi). Utrzymuj wyprostowaną sylwetkę i patrz przed siebie.

(2. Zdjęcie) Na wdechu unieś dłonie do wysokość mostka i połącz je w Namaskar/Anjali Mudrę. Możesz skorzystać z podparcia się o ścianę za sobą, jeśli kucanie na jednej nodze jest dla ciebie zbyt trudne.

Drishti: Nasagre (nos).

Korzyści: W miarę postępów w praktyce, te pozycje dadzą ci poczucie satysfakcji i dodadzą pewności siebie w innych trudnych asanach. Ponadto, wzmacniają one nogi, rozciągają boki i wnętrza ud, mięśnie pośladkowe, pachwiny, kolana i biodra.

Środki ostrożności: Jest to zaawansowana pozycja, nie spiesz się z jej wykonaniem, ani nie czuj się rozczarowany, jeśli jeszcze nie jesteś w stanie jej zrobić. Dzięki wytrwałości i praktyce z pewnością osiągniesz cel. Może to zająć kilka tygodni, a nawet miesięcy. Test dla twojej determinacji i cierpliwości jest także częścią jogi. Nie poddawaj się. Unikaj tej pozycji, jeśli masz kontuzje bioder lub kolan.

HASTA PADASANA

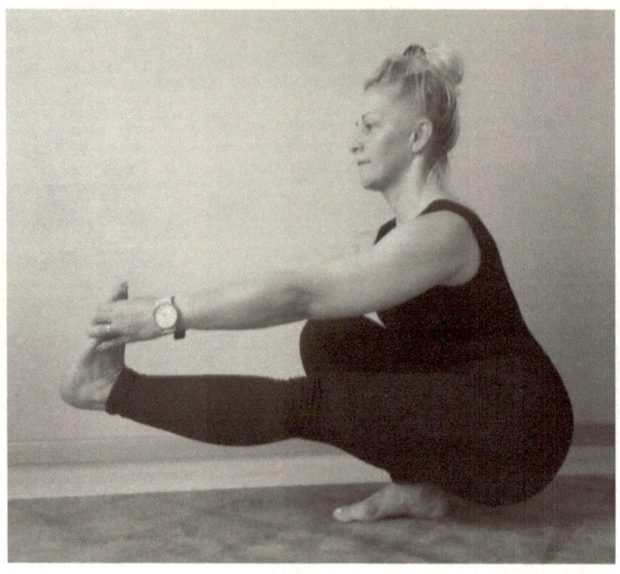

Zacznij od Prapadasany, następnie z wydechem powoli opuść pięty do podłogi, opierając obie stopy na macie. Biodra nie będą już ułożone równolegle względem podłogi, jak w Prapadasanie, kolana za to będą skierowane do sufitu. Połóż dłonie na macie obok bioder. Zrób wdech, unieś lewą nogę z podłogi i wyciągnij ją sprzed siebie. Teraz kucasz tylko na prawej nodze. Z wydechem powoli wyciągnij przed siebie ramiona, aby złapać uniesioną stopę. Zrób wdech, wyprostuj lewą nogę (jeśli nie potrafisz utrzymać równowagi, możesz położyć prawą rękę na macie obok biodra i tylko lewą ręką trzymać stopę). Spójrz na stopę z przodu i nie zaokrąglaj pleców. Pozostań w tej pozycji 20 sekund.

Drishti: Padayoragrai (palce/stopy).

Korzyści: Asana wzmacnia i uelastycznia nogi. Wzmacnia biodra i dolną część pleców. Otwiera klatkę piersiową oraz obręcz barkową.

Środki ostrożności: Na początku możesz ćwiczyć, kładąc obie ręce na macie obok bioder i podnosząc nogę z podłogi, wyciągając ją przed siebie, bez chwytania za stopę.

GARUDA

„Garuda" to „orzeł", ale dosłownie oznacza „pożeracza", który pomagał ludzkości w walce z demonami. Garudasana ma kilka odmian we współczesnej jodze. Jest to asymetryczna pozycja z jedną nogą skrzyżowaną nad drugą i jedną ręką oplecioną wokół drugiej. Ta pozycja wymaga doskonałej równowagi i koncentracji. Jogini zwykle zaczynają od razu od Garudasany. Jednak z doświadczenia wiemy, że opanowanie najpierw kolejnych wariantów - etapów tej asany, znacznie ułatwia osobom ćwiczącym osiągnięcie pełnej Pozycji Orła. Zacznijmy zatem od następującej wariacji:

BADDHA HASTA PADA GARUDASANA

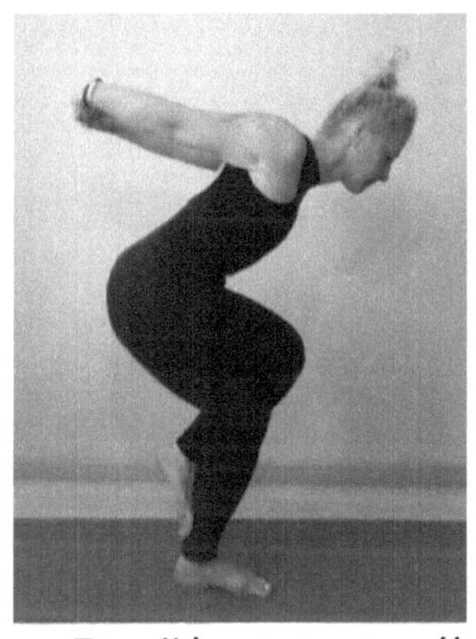

Rozpocznij od Tadasany. Zegnij lewą nogę, zrób wdech, unieś prawą nogę i z wydechem skrzyżuj ją nad lewą, sięgając prawą stopą za zewnętrzną stronę lewej łydki. Prawą stopę mocno dociśnij do lewej łydki. Weź głęboki wdech, a następnie przenieś obie ręce za plecy i spleć palce. Z wydechem wyprostuj ramiona i delikatnie pochyl się do przodu z bioder, bez wyginania i zaokrąglania pleców. Spójrz w podłogę i spróbuj podnosić ramiona jeszcze wyżej z każdym wydechem. Otwieraj klatkę piersiową i rozciągaj barki. Zostań w asanie przez 20 sekund, a następnie powoli uwolnij się z pozycji i wykonaj to samo na drugą stronę.

Drishti: Bhrumadhye (między brwiami).

Korzyści: Asana łagodzi uczucie ciężkości i uelastycznia nogi. Rozciąga plecy, barki i klatkę piersiową. Dzięki otwarciu klatki piersiowej poprawia się pojemność płuc. Usuwa uczucie zmęczenia w barkach.

Środki ostrożności: Unikaj tej pozycji, jeśli masz kontuzję kolana lub biodra. Jeśli złapanie równowagi okaże się zbyt trudne, możesz tylną nogę umieścić na macie, delikatnie opierając palce, zamiast dociskać je do łydki. Możesz też podpierać się bokiem o ścianę.

VIPARITA NAMASKAR GARUDASANA

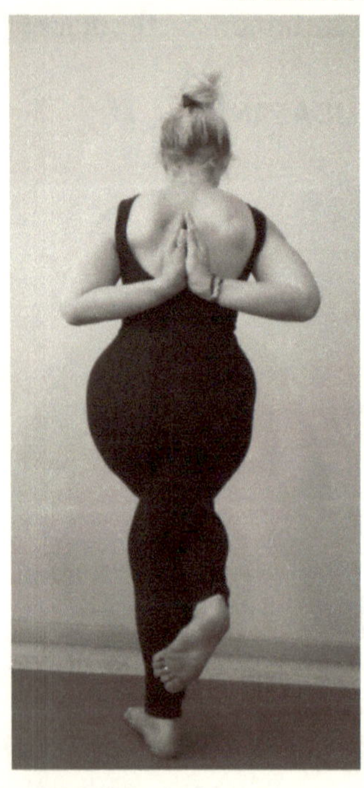

Technika wykonania asany w przypadku nóg jest taka sama, jak powyżej. Nie pochylaj ciała do przodu, ale utrzymaj wyprostowaną sylwetkę. Zrób wydech, przenieś obie ręce za plecy i połącz dłonie w Namaskar. Głowa ustawiona jest neutralnie, a wzrok skierowany przed siebie. Utrzymuj równowagę, spokojnie oddychając przez 20 sekund. Na wdechu wyjdź z pozycji, na wydechu stań w Tadasanie.

Drishti: Bhrumadhye (między brwiami)

Korzyści: Asana rozciąga mięśnie łopatek, łagodzi napięcie w nadgarstkach i łokciach. U mężczyzn łagodzi problemy z jądrami, prostatą i przedwczesnym wytryskiem.

Środki ostrożności: Nie wykonuj tej asany, jeśli masz problemy z kolanami, biodrami oraz z łokciami i nadgarstkami. Jeżeli ułożenie dłoni w Namaskar za plecami jest zbyt wymagające lub sprawia ból, możesz chwycić dłońmi swoje łokcie (prawą dłonią lewy łokieć i na odwrót).

GARUDASANA – POZYCJA ORŁA

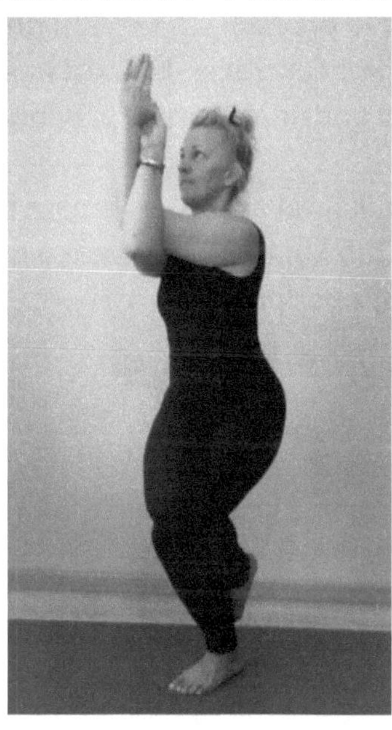

Są dwie możliwości wejścia w tę pozycję: jedni ćwiczący najpierw zaczynają od krzyżowania ramion, inni z kolei - od krzyżowania nóg. Obie opcje są dopuszczalne. Co więcej, niektórzy jednocześnie i z łatwością potrafią skrzyżować ręce i nogi.

Zacznij od Tadasany. Zegnij lekko lewą nogę, zrób wdech, unieś prawą nogę i z wydechem skrzyżuj ją nad lewą, sięgając prawą stopą za zewnętrzną stronę lewej łydki. Prawą stopę mocno dociśnij do przeciwnej łydki, jak w poprzednich pozycjach. Wydech. Z kolejnym wdechem, unieś ręce przed siebie i zegnij je w łokciach pod kątem prostym, dłonie wnętrzami skierowane są do siebie. Na wydechu przełóż lewą rękę nad prawą tak, żeby łokcie się skrzyżowały. Spróbuj zrobić to samo z lewym przedramieniem, które krzyżuje się z prawym. Na samym końcu połącz dłonie w Namaskar (lub chwyć i zamknij prawą dłoń na lewym kciuku). Możesz wyobrazić sobie, że twoje ręce są jak bluszcz, który próbuje opleść drzewo. Zrób wydech, lekko unieś obie ręce, wyrównując łokcie z barkami. Spójrz przed siebie. Utrzymaj wyprostowane plecy oraz splecione ręce i nogi.

Drishti: Angushtamadhye (kciuki).

Korzyści: Pozycja wzmacnia nogi, buduje równowagę i siłę mięśni środka. Działa korzystnie przy bólach krzyża i problemach z nerwem kulszowym. Poprawia koncentrację. Łagodzi napięcie barków spowodowane długimi godzinami pracy przy biurku. Łagodzi zaburzenia prostaty.

Środki ostrożności: Unikaj tej asany, jeśli masz kontuzję łokci, nadgarstków, barków lub kolan. W przypadku trudności z równowagą, skorzystaj z podpowiedzi przy wcześniejszych pozach.

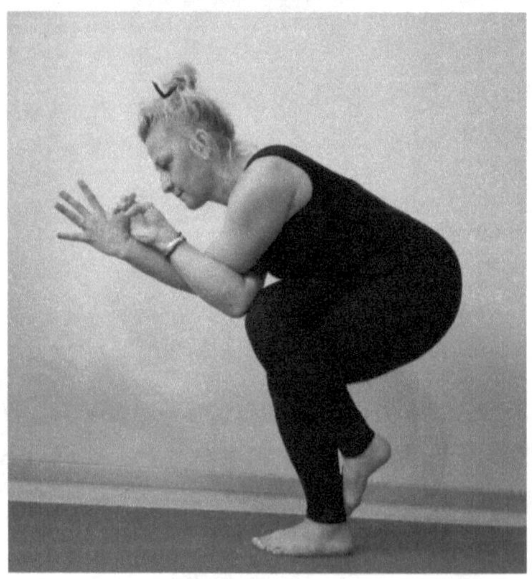

Inna propozycja: Zrób wydech, a na wydechu pochyl się do przodu tak, aby łokieć, lub przedramię dotykało kolana górnej nogi. Nie wyginaj się, ani nie zaokrąglaj pleców.

Drishti: Angushtamadhye (kciuki).

Korzyści: Oprócz poprzednich korzyści, ta pozycja również masuje narządy wewnętrzne, uwalnia gazy i poprawia trawienie.

PARIVRITTA BADDHA PADA GARUDASANA

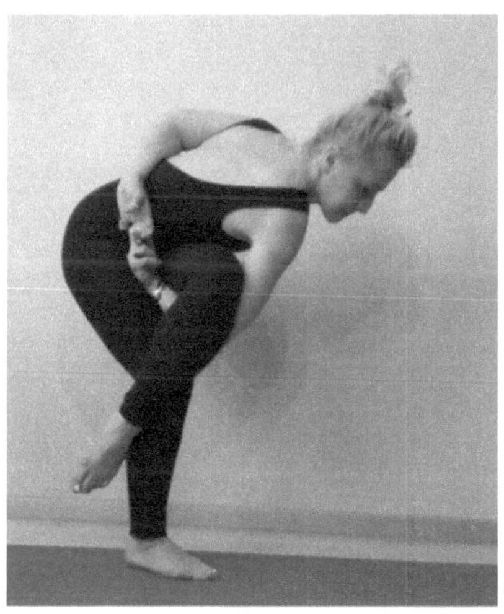

Zacznij od Tadasany. To zaawansowana pozycja. Weź wdech, unieś lewą nogę, przybliżając kolano do klatki piersiowej. Przełóż lewą stopę przez prawą nogę, ale zachowaj niewielki odstęp między górną a stojącą nogą. Z wydechem skręć się w klatce piersiowej, a następnie pochylając się do maty - wsuń prawą rękę w szczelinę między nogami. Zrób wydech, zegnij prawy łokieć, przenosząc rękę do tyłu na dolną część pleców. Spróbuj zahaczyć palce wskazujące i środkowe jednej i drugiej dłoni. Zrób wydech, teraz spróbuj zamknąć lukę między nogami, sięgając lewą stopą do prawej łydki od zewnątrz. Skręć się jeszcze mocniej w lewo i umieść lewy bark nad prawym. Całkowicie otwórz klatkę piersiową. Spójrz na podłogę.

Drishti: Bhrumadhye (między brwiami).

Korzyści: Oprócz korzyści wymienionych wcześniej, ta pozycja również rozciąga często pomijane części barków i górnego odcinka pleców. Wpływa na detoksykację.

Środki ostrożności: Jest to pozycja zaawansowana. Wykonuj ją tylko wtedy, kiedy nie masz problemów z równowagą. Użyj paska do jogi, jeśli nie możesz połączyć palców za plecami.

USTRASANA 1 - POZYCJA WIELBŁĄDA 1

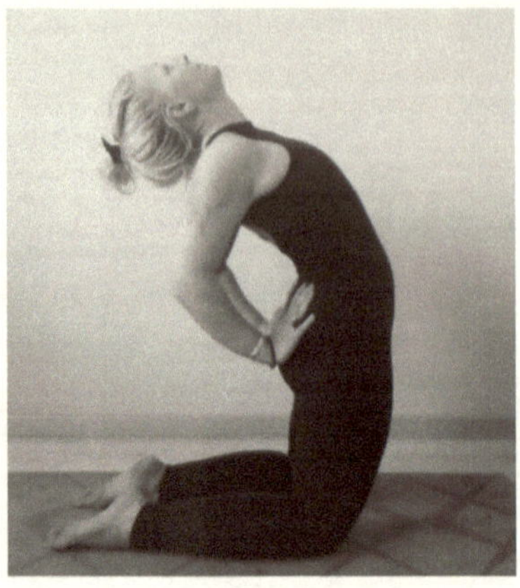

Uklęknij na początku maty z kolanami i stopami rozstawionymi na szerokość bioder. Palce stóp są dociśnięte do maty, a pięty uniesione do sufitu. Uda ustaw prostopadłe do podłogi. Miednica nie powinna wysuwać się do przodu ani do tyłu, powinna być ułożona neutralnie nad kolanami. Na wdechu umieść dłonie za plecami na pośladkach lub biodrach. Palce skieruj w górę lub w dół, aby zapewnić odpowiednie wsparcie dolnej części pleców. Zaangażuj nogi od stóp do kolan. Z wydechem dociśnij dłonie i skieruj łokcie za plecy, nie wypychaj bioder. Na wdechu wydłuż kręgosłup (jakby ktoś pociągnął cię za czubek głowy do sufitu), ściągnij łopatki, unieś klatkę piersiową do góry, a podczas wydechu zacznij odchylać się w tył w odcinku piersiowym. Cały czas unoś klatkę i wyginaj się w odcinku piersiowym, pomału odchylaj też głowę do tyłu, w kierunku stóp. Spójrz w sufit lub za siebie.
Drishti: Nasagre (nos).

USTRASANA NAMASKAR - wariacja

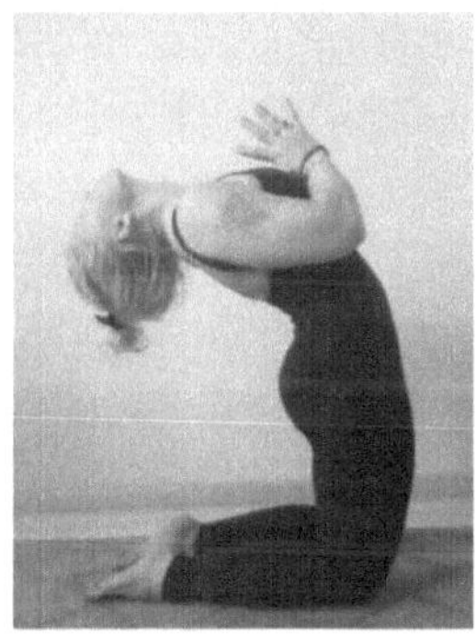

Podczas wdechu połóż dłonie złączone w Namaskar/Anjali Mudrę na klatce piersiowej. Następnie wykonaj te same kroki, co w poprzedniej pozie.

Drishti: Nasagre (nos).

Środki ostrożności: Wykonuj tę asanę tylko wtedy, gdy już osiągniesz mistrzostwo w poprzedniej pozycji, wzmocnisz uda i dolną część pleców. We wszystkich pozycjach Ustrasany upewnij się, że biodra nie tracą liniowego ułożenia nad kolanami.

USTRASANA 1 i 2 - pełna wersja

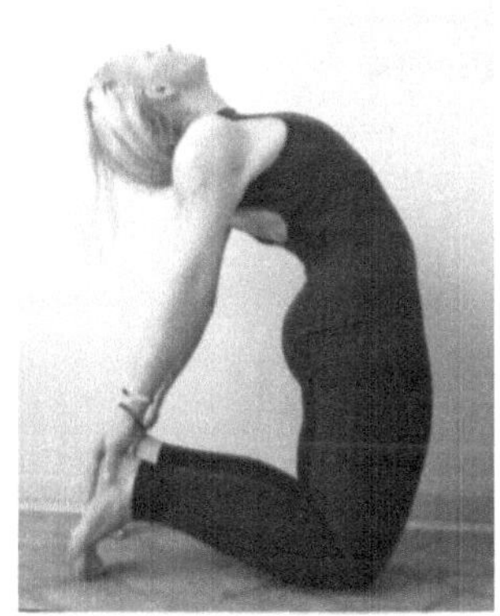

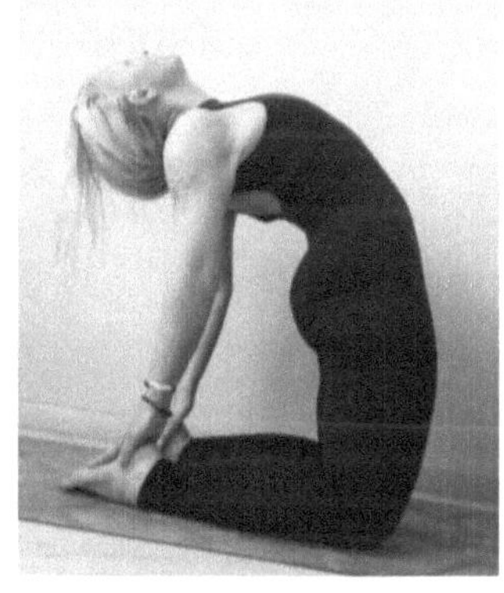

Kiedy opanujesz już powyższe asany, możesz następnie ćwiczyć z podwiniętymi pacami stóp i dłońmi opartymi na piętach. W ostatecznej wersji tej pozycji palce stóp są naciągnięte, ich grzbiety przylegają do maty, a dłonie umieszczone są na podeszwach. Technika wykonania asany, jak powyżej. W ostatniej fazie spróbuj unieść klatkę piersiową jak najwyżej do sufitu, tak aby górna część pleców ułożyła się równolegle do podłogi. Możesz skierować głowę w stronę sufitu lub maksymalnie ją odchylić, aby spojrzeć na ścianę za sobą. Pamiętaj, żeby we wszystkich pozycjach pozostawać przez 20 sekund, skupiając umysł na spokojnym oddechu.

Drishti: Nasagre (nos).

Korzyści: Asana poprawia postawę i przeciwdziała negatywnym skutkom długotrwałej pracy przy biurku i komputerze. Dodaje energii i zwalcza zmęczenie. Jest korzystna dla osób, które się garbią i mają pogłębioną kifozę w odcinku piersiowym kręgosłupa. Łagodzi ból w dole pleców. Wzmacnia mięśnie pleców, tyłu nóg i pośladków. Rozciąga klatkę piersiową, barki, przednią część ud, biodra i brzuch. Rozszerza klatkę piersiową, zwiększając pojemność płuc i ułatwiając oddychanie. Jest dobra dla osób z problemami tarczycy i zaburzeniami równowagi hormonalnej.

Środki ostrożności: Nie wykonuj żadnej z powyższych pozycji i ich wariantów, jeśli odczuwasz dyskomfort lub ból w dolnym odcinku kręgosłupa lub w kolanach. Jednak możesz ćwiczyć z partnerem, który podtrzyma twoje plecy i pomoże ci w modyfikacji tej pozycji. Nie wykonuj tej asany, jeśli masz kontuzję szyi lub kolana. Osoby, u których istnieje ryzyko udaru, nie powinny odchylać głowy do tyłu.

ARDHA HANUMANASANA

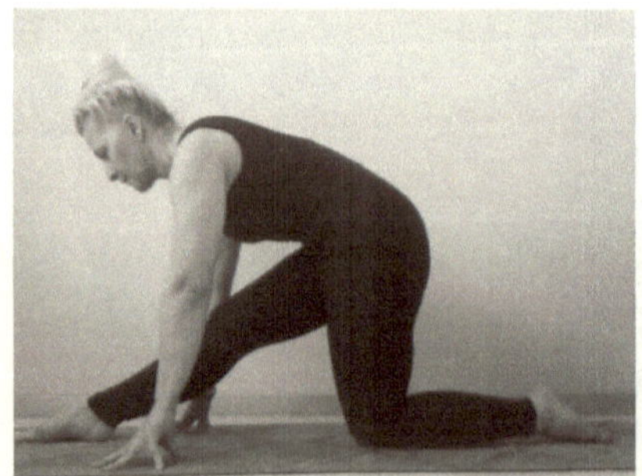

Stań na środku maty w pozycji Tadasany, na wdechu klęknij, na wydechu ustaw głowę, tułów, biodra i kolana w jednej linii, ręce ułóż wzdłuż tułowia. Z wdechem wyprostuj prawą nogę do przodu, przed sobą (stopa obciągnięta i dociśnięta podeszwą do maty). Zrób wydech, lekko pochylając się do przodu, dotknij maty opuszkami palców po obu stronach wyprostowanej nogi. Tylna stopa może leżeć grzbietem na podłodze lub wspierać się na palcach. Utrzymuj wyprostowane plecy, pozostań w pozycji przez 20 sekund, a następnie zmień stronę.

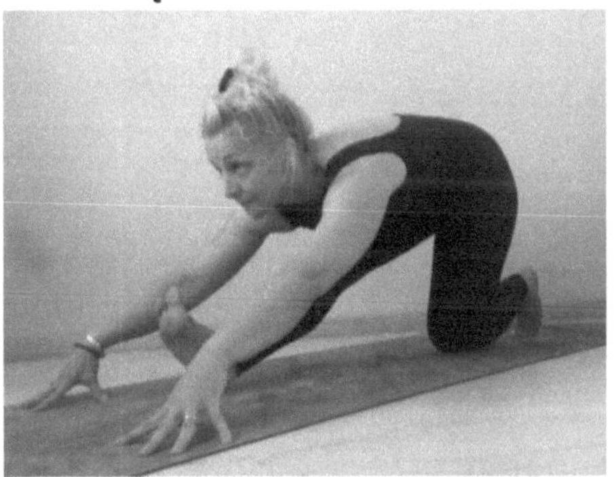

Wariant: Pogłębiaj pozycję. Z wydechem, wykonując skłon do nogi wykrocznej, przesuń dłonie maksymalnie do początku maty, zmień ustawienie stopy, kierując tym razem palce do sufitu i dociskając piętę do maty (możesz też pozostać w poprzednim wariancie). Tylna stopa może leżeć grzbietem na macie lub wspierać się na palcach. Spójrz przed siebie. Możesz także spróbować jeszcze głębszego skłonu, dotykając nogi głową lub brodą.
Drishti: Bhrumadhye (między brwiami) dla obu odmian.
Korzyści: Jest to doskonała pozycja przeciwstawna po wygięciach do tyłu. Gdy ćwiczący odczuwają przeciążenie podczas zajęć jogi, wówczas można dodać tę asanę, która odciąży nogi i mięśnie plecow. Doskonale rozciąga ona nogi, pośladki, ścięgna podkolanowe, plecy, barki, mięsień czworoboczny i ramiona. Modeluje mięśnie brzucha. Usuwa sztywność bioder. Wydłuża kręgosłup i koryguje postawę. Jest ona często wykorzystywana, ponieważ rozciąga całe ciało przed rozpoczęciem intensywnej sesji jogi.
Środki ostrożności: Jeśli masz wrażliwe kolana, umieść pod nimi złożony ręcznik lub koc. Jeśli nie możesz wyprostować przedniej nogi, nie rób tego na siłę. Elastyczność należy rozwijać powoli. Nie próbuj kłaść głowy na nodze w skłonie, jeśli brzuch jeszcze nie dotyka uda. Skłon ma wynikać ze zgięcia w biodrach, a nie w kręgosłupie piersiowym.

PARIVRITTA ANJANEYASANA

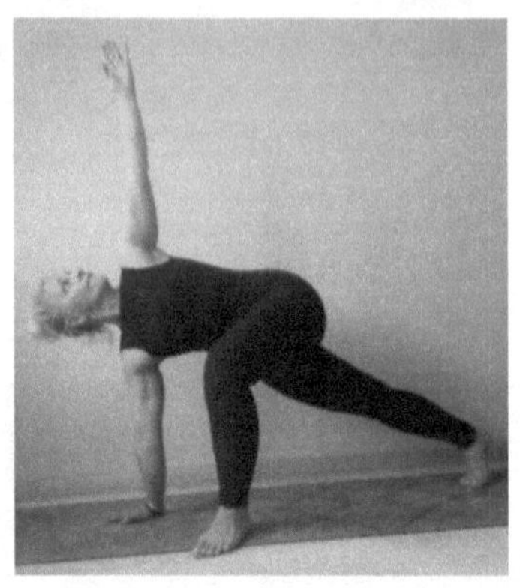

Zacznij od Tadasany, potem przejdź do VIRABHADRASANY 1. Stopę
przedniej nogi odkręć na zewnątrz, aby bardziej otworzyć biodra.
Prawa noga (z tyłu) jest wyprostowana, palce stopy oparte na
macie. Na wdechu umieść prawą dłoń w odległości ok. 30 – 40 cm
od lewej stopy. Weź głęboki oddech, z wydechem unieś do sufitu
lewą rękę, ułóż dłonie, ramiona i barki w jednej linii; plecy proste.
Na wydechu skręć się w talii w lewo, tak aby lewe biodro
powędrowało w górę. Otwórz mięśnie klatki piersiowej i barków.
Niech twoje ramiona będą w pełni otwarte, rozciągnięte od dołu do
góry. Im większy skręt, tym głębsze rozciągnięcie, otwarcie bioder
oraz efektywniejszy masaż organów wewnętrznych. Zaangażuj
mięśnie tylnej nogi i utrzymuj ją wyprostowaną, z kolanem
skierowanym do maty. Odwróć głowę w lewo, spójrz na kciuk lewej
dłoni.

Drishti: Angushtamadhye (kciuki).

Korzyści: Ta pozycja rozciąga nogi, talię, łagodzi dyskomfort w
dolnej części pleców i w biodrach. W rzeczywistości rozciąga całe
ciało. To dobra asana, którą można umieścić pomiędzy innymi
pozami w dowolnym czasie, kiedy czujesz się wyczerpany. Często,
gdy mięśnie stają się nadmiernie napięte i zmęczone, ta pozycja
może ponownie zwiększyć twoją energię i rozluźnić usztywnienia.
Asana wzmacnia ramiona, barki, klatkę piersiową, plecy i nogi.
Masuje narządy wewnętrzne. Napina mięśnie brzucha. Usuwa
tkankę tłuszczową z talii i brzucha. Odtruwa narządy wewnętrzne.
Poprawia trawienie. Rozszerza klatkę piersiową, zapewniając

optymalną pojemność płuc i ułatwiając oddychanie.
Środki ostrożności: Nie blokuj łokcia ramienia umieszczonego na macie (nie rób przeprostu). Nie zapadaj się w barku ręki podporowej, ale utrzymuj stabilną i liniową postawę ciała.

UTTHITA CHATTURANGA DANDASANA – POZYCJA DESKI

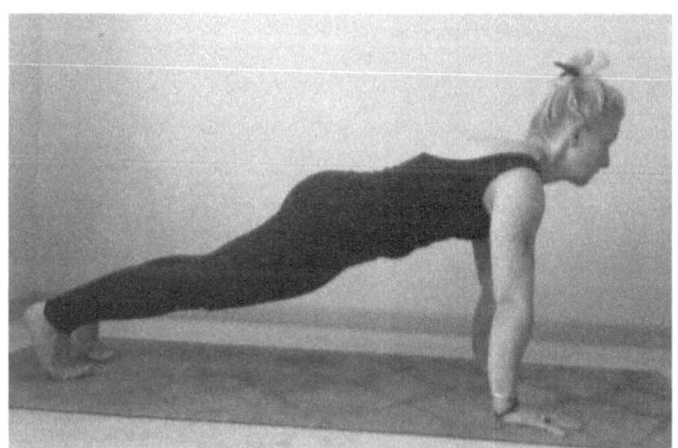

Jest to jedna z podstawowych pozycji we współczesnej jodze, często nazywana Pozycją Deski. Ta poza jest również częścią serii Surya Namaskar i wielu innych form vinjasy. Zacznij od klęku podpartego (dłonie i kolana na macie). Dłonie ustaw na szerokość barków, nadgarstki pod barkami. Zrób wdech, unieś kolana z podłogi i wyprostuj nogi. Możesz ustawić stopy razem lub zachować odległość 5 - 7 cm. Zaangażuj mięśnie środka (core) i wciągnij brzuch. Lekko unieś głowę i spójrz przed siebie. Plecy i nogi powinny tworzyć jedną linię. Nie opuszczaj brzucha ani bioder i nie zaokrąglaj pleców.

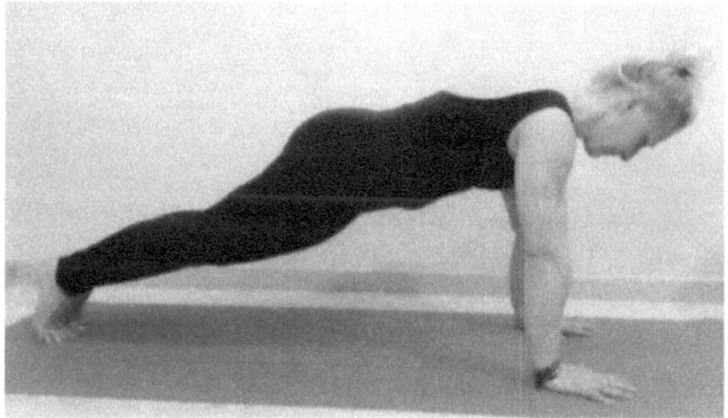

Inna wersja: Od czubka głowy do samych pięt ciało jest wyrównane i ułożone w jednej linii. Wzrok - skierowany do maty.
Drishti: Nasagre (nos).

Korzyści: Asana wzmacnia ramiona, klatkę piersiową, barki, górną część pleców, nogi, a zwłaszcza mięśnie środka (buduje siłę twojego gorsetu mięśniowego).

Środki ostrożności: Unikaj jej, jeśli masz słabe albo kontuzjowane nadgarstki, łokcie lub ramiona.

Dziewięciopunktowa technika podparcia ramion

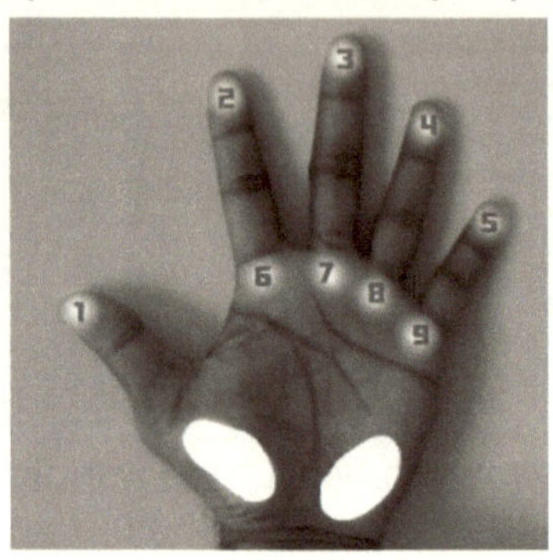

Bardzo ważna jest prawidłowa technika podparcia dłoni podczas: Utthita Chatturanga Dandasany, Chatturanga Dandasany, Urdhva Mukha Shvanasany, Adho Mukha Shvanasany, Bhujangasany i we wszystkich innych pozycjach, w których utrzymujesz ciężar ciała na dłoniach, tak aby nie zranić nadgarstków, ramion, ani barków. Chociaż pozycje w podporach bardzo wzmacniają całe ramiona, jeśli zostaną wykonane nieprawidłowo, mogą spowodować kontuzję nadgarstków, łokci, a nawet barków. Naucz się i stale udoskonalaj następującą technikę wykonania podporów.

Metoda: Rozłóż palce i dociśnij je mocno na macie. Maksymalną masę ciała rozłóż w punktach od 1 do 9, jak na rysunku. U nasady dłoni (gdzie na zdjęciu zaznaczone są dwie białe plamy), ciężar powinien być minimalny. W ten sposób nie wywierasz dodatkowego nacisku na żadną część dłoni, co mogłoby powodować ból i dyskomfort. Wykonując pozycje, w których wspierasz ciało na dłoniach, zawsze sprawdź, czy nie tworzysz pustej przestrzeni w środku dłoni, przenosząc ciężar na którąś ze stron. Nie podnoś żadnego z palców, ani nie skręcaj dłoni na boki. Wszystkie 9 punktów musisz w pełni zaangażować, a nasada dłoni jest tylko dodatkowym wsparciem.

CHATTURANGA DANDASANA – POZYCJA KIJA PODPARTEGO W CZTERECH PUNKTACH

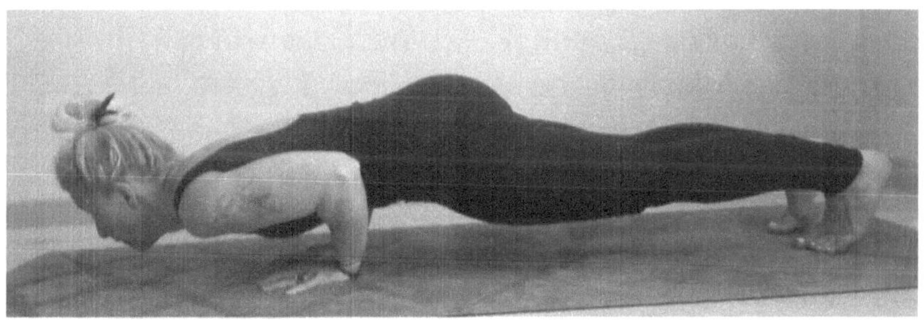

1. wersja: Dla początkujących - stopy lekko rozstawione, patrz przed siebie.

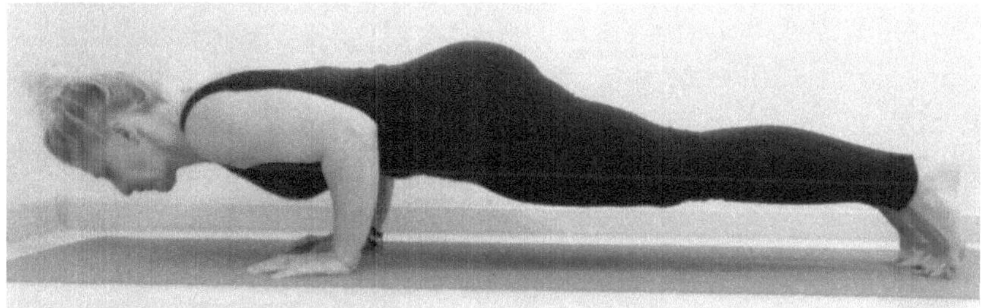

2. wersja: Dla średnio zaawansowanych i zaawansowanych - stopy złączone, spójrz w dół.

Chatturanga Dandasana jest jedną z asan w serii Surya Namaskar i kilku innych vinjasach. Nikt z ćwiczących jogę nie powinien pomijać tej asany. Na początku możesz oprzeć kolana na podłodze, aż w końcu będziesz w stanie wykonać pozycję z kolanami oderwanymi od maty i wyprostowanymi nogami. Zacznij od Utthita Chatturanga Dandasany, potocznie znanej jako Pozycja Deski. Stopy mogą być złączone lub oddalone od siebie na 5 - 10 cm. Upewnij się, że ciężar ciała jest równomiernie rozłożony po prawej i lewej stronie. Weź głęboki oddech. Zrób wydech, opuść ciało, zginając łokcie tak, aby ustawić je pod kątem prostym względem nadgarstków i barków. Twoje ciało musi być wyprostowane i napięte, jak struna w gitarze. Zaangażuj mięśnie środka, lekko unieś głowę i popatrz przed siebie lub patrz w dół, trzymając ciało w jednej linii od czubka głowy aż do

pięt (całe ciało jest ułożone równolegle względem podłogi).
Oddal barki od uszu, kierując je w stronę pięt. Zapobiegaj zapadaniu
się klatki piersiowej, rozszerzając ją i oddalając łopatki od siebie.
Barki nie powinny opaść poniżej łokci. Trzymaj łokcie nad
nadgarstkami, blisko klatki piersiowej, kieruj je w tył i unikaj
rozkładania ich na boki. Górna część ramienia powinna być
równoległa względem podłogi. Wydłużaj mięśnie nóg, angażując
uda, łydki i stopy.
Drishti: Nasagre (nos) dla obu powyższych wersji Chatturanga
Dandasany.
Korzyści: Asana jest korzystna dla całego ciała. Buduje siłę w
prostownikach kręgosłupa (mięśnie po obu stronach kręgosłupa).
Poprawia siłę mięśni środka, postawę i stabilność. Polepsza liniowe
ustawienie i świadomość ciała. To jedna z tych pozycji, które po
wykonaniu ze 100% dokładnością dają ogromne poczucie spełnienia
i satysfakcji.
Środki ostrożności: Nie wykonuj tych asan, jeśli masz zespół cieśni
nadgarstka, wysokie ciśnienie krwi lub kontuzje nadgarstków, łokci,
pleców albo barków.

URDHVA MUKHA SHVANASANA - PIES Z GŁOWĄ W GÓRĘ

Kolejna asana, która jest bardzo ważną pozycją w Surya Namaskar i
kilku innych vinjasach. Wykonanie tej asany zacznij od Utthita
Chatturanga Dandasany (Pozycja Deski), potem Chatturanga
Dandasany (Pozycja Kija Podpartego W Czterech Punktach), a
następna będzie właśnie Urdhva Mukha Shvanasana. Możesz też
rozpocząć od leżenia płasko na brzuchu.
Stopy rozstaw na ok. 10 cm, dłonie ułóż na macie po bokach klatki
piersiowej. Stopy są obciągnięte, a palce skierowane w tył. Weź
wdech, odepchnij się dłońmi od maty, unosząc klatkę piersiową,
całkowicie prostując łokcie. Uda i kolana również oderwij od maty,
angażując mięśnie nóg. Wyobraź sobie, że chcesz rozszerzyć klatkę
piersiową i wygiąć się do tyłu w tym obszarze. Twoje nadgarstki
powinny być ustawione bezpośrednio pod barkami. Klatka
piersiowa powinna być mocno otwarta.

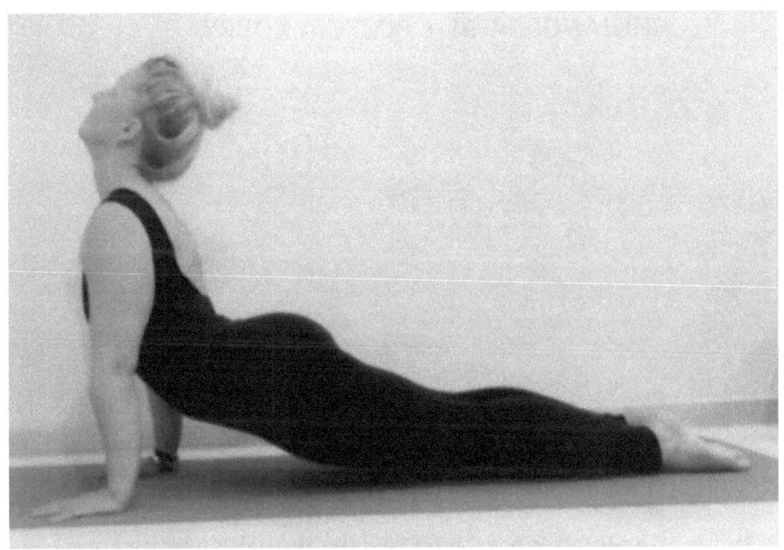

Możesz patrzeć prosto przed siebie lub aby zintensyfikować wygięcie, możesz odchylić głowę w tył i spojrzeć na sufit. Pozostań przez 20 sekund w tej asanie, a następnie bardzo powoli, z wydechem, oprzyj ciało na macie, powracając do pozycji wyjściowej.

Drishti: Bhrumadhye (między brwiami) lub Urdhva (w kierunku nieba).

Korzyści: Asana stymuluje narządy jamy brzusznej i głęboko rozciąga górną i dolną część brzucha. Przysadka mózgowa zostaje pobudzona, co pomaga w wydzielaniu hormonów kontrolujących wzrost, ciśnienie krwi i metabolizm. Stymulowana jest również szyszynka i tarczyca. Pozycja wydłuża rdzeń kręgowy. Otwiera obszar klatki piersiowej i zwiększa pojemność płuc, co pomaga w lepszym oddychaniu. Łagodzi ból pleców. Rozciąga barki. Poprawia ogólne krążenie krwi. Ponadto, jest to również dobra pozycja dla osób cierpiących na astmę, ponieważ głębsze otwarcie klatki piersiowej i przepony poprawia pojemność płuc, ułatwiając oddychanie.

Środki ostrożności: Zachowaj ostrożność w tej asanie, jeśli masz słabe nadgarstki i łokcie. Unikaj tej pozycji lub wchodź w nią bardzo ostrożnie, jeśli masz spondylozę (zmiany zwyrodnieniowe kręgosłupa).

BHUJANGASANA – POZYCJA KOBRY

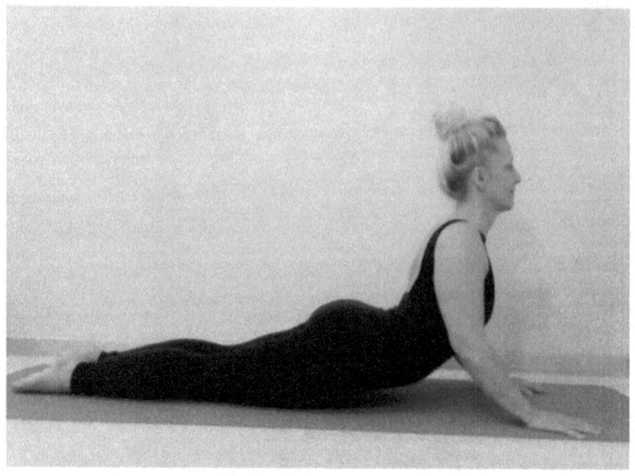

Jest to kolejna, niezwykle popularna w dzisiejszych czasach pozycja, wykorzystywana podczas niemal wszystkich zajęć jogi. Kobra jest również częścią niektórych odmian Surya Namaskar (Powitań Słońca) i innych vinjas. Wielu praktykujących gubi się w różnicach między Urdhva Mukha Shvanasaną (Psem Z Głową W Górę) a Bhujangasaną (Kobrą). Różnica między nimi polega na tym, że w Bhujangasasanie dolna część ciała (biodra i całe nogi) spoczywa na macie podczas wygięcia do tyłu. W Urdhva Mukha Shvanasanie uda, kolana i piszczele są nad matą podczas wygięcia (wygięte całe ciało wsparte jest tylko na dłoniach i wierzchniej części stóp).

Metoda: Możesz zacząć od Utthita Chatturanga Dandasany (Deska), potem Chatturanga Dandasany (Kij Podparty W Czterech Punktach), by następnie wykonać Bhujangasanę (Kobra). Możesz też zacząć po prostu od leżenia na brzuchu. Osoby początkujące rozstawiają stopy na szerokość 10 cm. Średnio zaawansowani i zaawansowani łączą stopy. Dłonie umieść na macie, po bokach klatki piersiowej. Grzbiety stóp przylegają do podłogi. Zrób wdech, odepchnij się od maty, unosząc klatkę piersiową w delikatnym wygięciu do tyłu. Trzymaj łokcie zgięte, skierowane do tyłu, ułożone blisko klatki piersiowej; nie rozkładaj ich na boki. Dolna część ciała, od podbrzusza do końca palców stóp, spoczywa na macie, a górna część tułowia jest uniesiona. Nie przyciągaj barków do uszu, ani nie pochylaj się do przodu. Zaangażuj mięśnie

pleców, aby ściągnąć barki, łopatki i łokcie w tył. Spójrz w podłogę lub prosto przed siebie, ale sprawdź, czy szyja jest neutralna, nie zaciśnięta przez barki. Pozostań w asanie przez 20 sekund, spokojnie oddychając. Zrób wydech, powoli opuść górną część tułowia i czoło na matę, odpocznij przez 30 - 60 sekund.
Drishti: Bhrumadhye (między brwiami).
Korzyści: Asana wzmacnia kręgosłup i pośladki. Stymuluje okolice brzucha i narządy wewnętrzne. Rozciąga klatkę piersiową, ramiona i brzuch. Zwiększa pojemność płuc, ułatwiając oddychanie. Łagodzi stres, zmęczenie i ból w dole pleców. Działa terapeutycznie w przypadku astmy. Łagodzi ból rwy kulszowej. Koryguje nieregularne cykle miesiączkowe. Poprawia pracę narządów rozrodczych. Rozwiązuje problem przedwczesnego wytrysku. Zwiększa krążenie krwi, szczególnie w okolicy twarzy.
Środki ostrożności: Unikaj tej pozycji, jeśli masz urazy pleców, zespół cieśni nadgarstka i ból głowy.

Ciekawostką jest fakt że, Bhujangasana była jedną z asan wykonywanych w grupie 99 przypadkowo wybranych osób, które przez 3 miesiące uczestniczyły w badaniu parametrów glikemicznych oraz psychospołecznych w cukrzycy typu drugiego. Asany ćwiczone przez badanych to: Surya Namaskar, Tadasana, Trikonasana, Vajrasana, Padmasana, Ardha Matsyendrasana, Paschimottanasana, Bhujangasana, Dhanurasana, Halasana, Naukasana i Shavasana. Pranajama (techniki oddechowe) wykorzystane przez badanych to: Bhastrika, Kapalbhati, Anulom-Vilom i Bhramari. Wniosek: joga jako całość jest lepsza od pojedynczych ćwiczeń. Znakomicie służy jako program zmiany stylu życia, pomagając w szczególności lepiej kontrolować glikemię, poziom lęku, depresję, poprawiać jakość życia[2].

---

[2] https://www.ncbi.nlm.nih.gov/pmc/articles/PMC7336951/

SALAMBA BHUJANGASANA, znana również jako MAKARASANA (Krokodyl); inna popularna nazwa to SFINKS

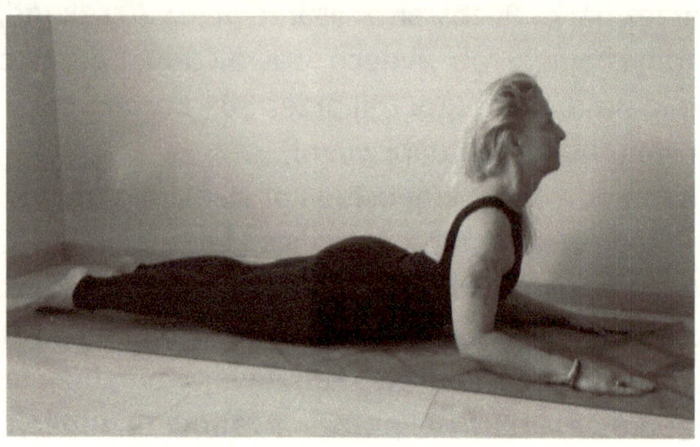

Jest to doskonała kontrapozycja po skłonach do przodu, po długim czasie spędzonym za kierownicą lub w pracy przy biurku. Zacznij od leżenia na macie. Twoje czoło spoczywa na dłoniach, palce splecione i łokcie skierowane na zewnątrz. Rozstaw stopy na około 10 cm z palcami skierowanymi do tyłu. Pozostań w tej pozie przez 20 sekund, skupiając się na oddechu. Następnie z wdechem, powoli, unieś głowę i zbliż ręce do boków klatki piersiowej. Ułóż ramiona w taki sposób, aby barki były bezpośrednio nad łokciami, przedramiona oparte na macie, dłonie i palce skierowane do przodu. Dłonie i łokcie nie powinny być umieszczone zbyt szeroko ani zbyt wąsko, lecz na szerokość barków (dłonie, łokcie, barki, szyja i głowa tworzą kąt prosty). Wydech. Z wdechem otwieraj i unoś klatkę piersiową powoli i stopniowo, aż oderwie się od maty. Ostatnim punktem uniesionym nad matę powinien być pępek, cała reszta ciała poniżej pępka - przylega do maty. Patrz przed siebie. Wykonuj tą asanę przez 20 sekund lub nawet przez minutę, w sekwencji z innymi pozycjami lub w przerwie od pracy siedzącej, gdy poczujesz ból w dole pleców (wtedy terapeutycznie pozostań w Sfinksie nawet minutę lub dwie). Ta pozycja wpływa kojąco na dolny odcinek kręgosłupa. Następnie zrób wydech i ponownie rozluźnij się, opierając czoło na splecionych dłoniach.
Drishti: Bhrumadhye (między brwiami).

Korzyści: Jest to doskonała asana relaksacyjna. Łagodzi zmęczenie, ból i sztywność w dole kręgosłupa. Napina mięśnie brzucha. Dolny odcinek pleców często męczy się po mocnych wygięciach w tył i zaawansowanych pozycjach. Szczególnie ta właśnie asana rozluźnia, dodaje energii i odnawia odcinek lędźwiowy, pozwalając na kontynuację ćwiczeń. Osoby z problemami z dyskiem odczują wielką ulgę po tej asanie. Rozszerza ona klatkę piersiową, rozciąga barki, wzmacnia ramiona. W zależności od potrzeb, może być wykorzystywana jako pozycja wzmacniająca lub relaksacyjna.
Środki ostrożności: Postępuj tak samo jak w Bhujangasanie (Pozycja Kobry).

DHANURASANA - POZYCJA ŁUKU

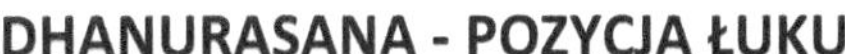

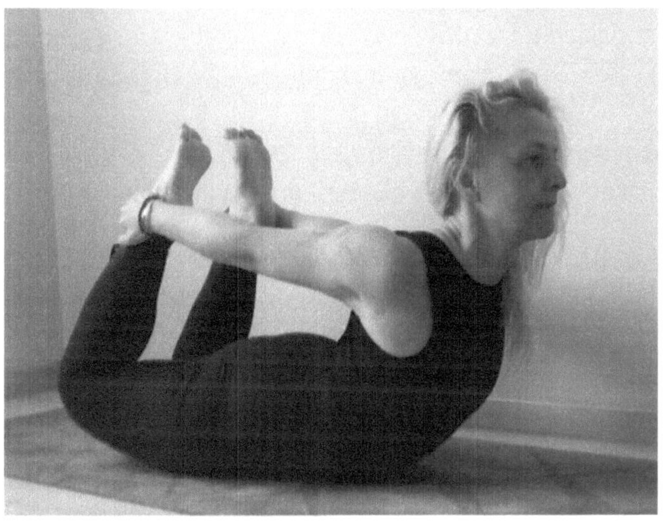

Połóż się na brzuchu z rękoma wzdłuż ciała, wnętrza dłoni skieruj do sufitu, czoło oprzyj na macie. Zrób wdech, ugnij nogi w kolanach, zbliżając pięty do pośladków. Wyciągnij ręce i chwyć za kostki nóg (nie chwytaj za stopy, ani palce stóp). Kolana nie powinny być szerzej niż szerokość bioder. Następnie na wydechu odsuń pięty od pośladków, unieś uda i jednocześnie oderwij od podłogi całą górną część tułowia wraz z czołem. Zbliż łopatki do siebie, aby rozszerzyć klatkę piersiową. Barki powinny być oddalone od uszu. Kiedy ciężar ciała spoczywa na brzuchu, oddychanie staje się trudne. Dlatego też staraj się oddychać tylną częścią tułowia i nigdy nie wstrzymuj oddechu. Jeśli to możliwe, brzuch również oderwij od podłogi. W ostatecznej wersji Pozycji Łuku tylko biodra (miednica) leżą na macie. Wykonuj tą pozę przez 20 sekund.

Wydychając powietrze, powoli uwolnij się z asany i odpocznij przez jakiś czas w pozycji wyjściowej, możesz też dłonie położyć pod czoło.

Drishti: Bhrumadhye (między brwiami).

Korzyści: Asana wzmacnia plecy, poprawia postawę i rozciąga cały przód ciała, gardło, zginacze bioder, barki, ramiona, plecy, nogi i kostki. Pobudza narządy jamy brzusznej. Redukuje tkankę tłuszczową na brzuchu. Poprawia trawienie. Dobrze stymuluje pracę męskich i żeńskich narządów rozrodczych, ułatwia osiągnięcie satysfakcji seksualnej, pomaga w problemach z przedwczesnym wytryskiem.

Środki ostrożności: Unikaj tej pozycji, jeśli masz urazy szyi lub plecistów, migrenę, problemy z ciśnieniem krwi lub bezsennością.

SHALABASANA – POZYCJA ŚWIERSZCZA (lub POZYCJA SZARAŃCZY) i jej odmiany

Połóż się na brzuchu. We wszystkich poniższych odmianach Shalabasany (od zdjęcia nr 1 do 5) będziemy zaczynać i postępować zawsze tak samo. Zmieniać się będzie tylko ułożenie rąk, dłoni i nóg. Drishti, korzyści oraz środki ostrożności pozostają też takie same.

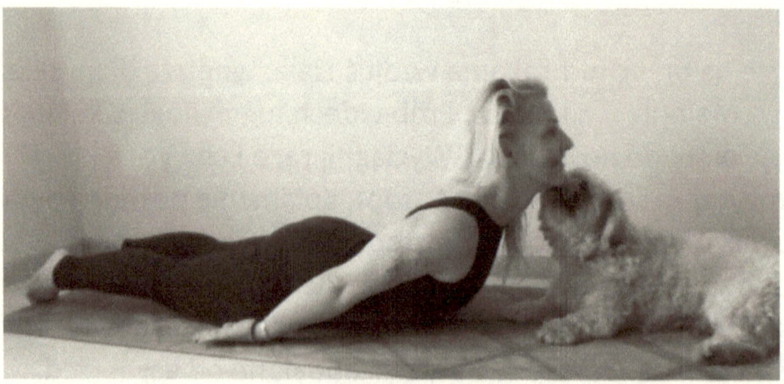

Wariant 1.: Połóż się na brzuchu, z rękoma wzdłuż ciała i dłońmi

skierowanymi wnętrzami do góry. Stopy rozstawione są na odległość 10 cm, palce obciągnięte, głowa oparta na podbródku na macie. Zrób wdech, dociśnij dłonie do maty, wyciągnij i wydłuż ciało jak strunę, uaktywnij Muladhara Bandhę (napnij pośladki i przyciągaj pępek do kręgosłupa, napnij mięśnie dna miednicy i brzucha od odbytu aż do pępka). Na wydechu jednocześnie unieś głowę i górną część tułowia. Brzuch, dolne żebra, miednica, nogi i dłonie spoczywają na macie. Spójrz przed siebie, utrzymując uniesioną podstawę czaszki i wydłużoną szyję. Pozostań w tej asanie przez 20 sekund, spokojnie oddychając, następnie odpocznij i powtórz ją jeszcze dwa razy. Niektóre szkoły jogi praktykują tę pozycję z dłońmi ułożonymi wnętrzami do maty.

Drishti: Bhrumadhye (między brwiami).

Korzyści: Wszystkie przedstawione odmiany Shalabasany rozciągają barki, klatkę piersiową, brzuch i uda. Wzmacniają plecy, a zwłaszcza mięśnie przykręgosłupowe. Wzmacniają pośladki, ramiona, poprawiają postawę. Łagodzą stres i niepokój. Stymulują narządy jamy brzusznej. Łagodzą zaparcia i niestrawność, działają terapeutycznie przy wzdęciach. Łagodzą bóle krzyża, są znakomite dla zdrowia kręgosłupa.

Środki ostrożności: Unikaj tych pozycji, jeśli masz ból głowy, urazy pleców, szyi, kolan. Nie wykonuj ich, jeśli przeszedłeś operację narządów jamy brzusznej w ciągu ostatnich sześciu miesięcy. Osoby z łagodnym bólem lub urazem szyi mogą oprzeć głowę na złożonym kocu i nie muszą jej podnosić.

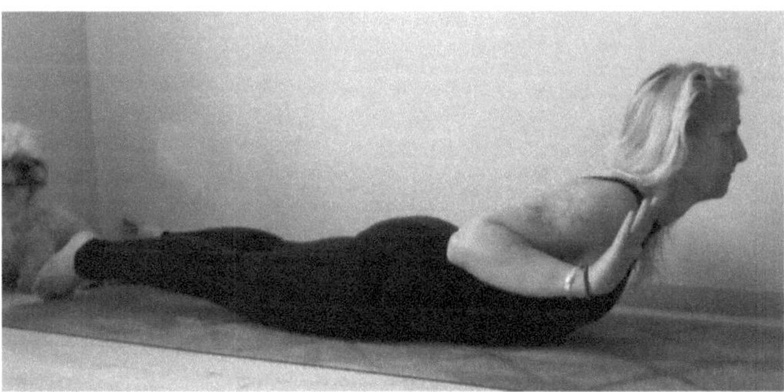

Wariant 2.: Połóż dłonie na macie, tuż obok klatki piersiowej.

Zrób wdech i dociśnij łokcie do klatki, a dłonie unieś na wysokość barków; nie zapomnij o aktywowaniu Muladhara Bandhy. Z wydechem unieś jednocześnie głowę, ramiona i górną część tułowia. Oddal barki od uszu, wycofując łopatki w stronę pośladków. Patrz przed siebie, unosząc podstawę czaszki i wydłużając szyję.

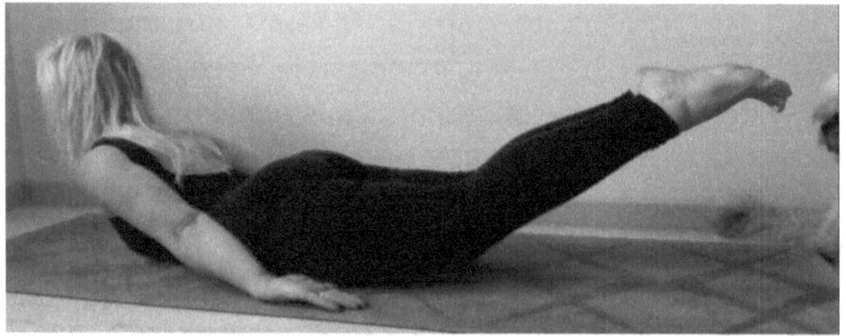

Wariant 3.: Połóż się na brzuchu, ramiona wzdłuż ciała, dłonie wnętrzami skierowane są w dół lub w górę. W tej wersji złącz stopy. Z wydechem unieś jednocześnie głowę, górną część tułowia i nogi. Dłonie, brzuch, dolne żebra, miednica i uda spoczywają na macie. Wydłużaj szyję i spójrz przed siebie. Wykonaj Muladhara Bandhę (napięcie mięśni dna miednicy i brzucha od odbytu aż po pępek). Nie opuszczaj barków do maty, ale mocno je otwieraj, ściągając łopatki. Sprawdź, czy klatka piersiowa nie dotyka maty. Pozostań w asanie przez 20 sekund, a następnie odpocznij.

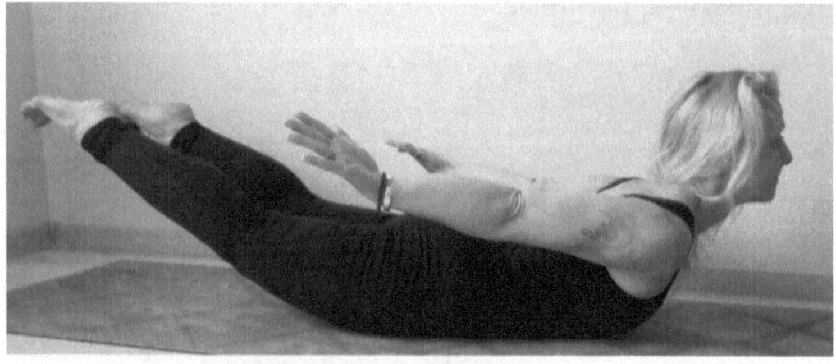

Wariant 4.: Połóż się na brzuchu, ramiona wzdłuż ciała, dłonie wnętrzami skierowane są w dół lub w górę. Stopy mogą być

złączone lub rozstawione na szerokość 10 cm. Zrób wydech, jednocześnie unieś głowę, klatkę piersiową, ręce i nogi. Brzuch, dolne żebra, miednica i uda zostają na macie. Spójrz przed siebie, trzymając uniesioną podstawę czaszki i wydłużoną szyję. Zaangażuj Muladhara Bandhę. Nie pozwól, aby barki opadły, ale pociągnij je w tył za pomocą łopatek. Weź jeszcze jeden oddech, a następnie, z wydechem jeszcze bardziej unieś górną część klatki piersiowej, ramiona, dłonie i kolana (tak wysoko, jak to możliwe), a palce stóp wyciągaj w tył.

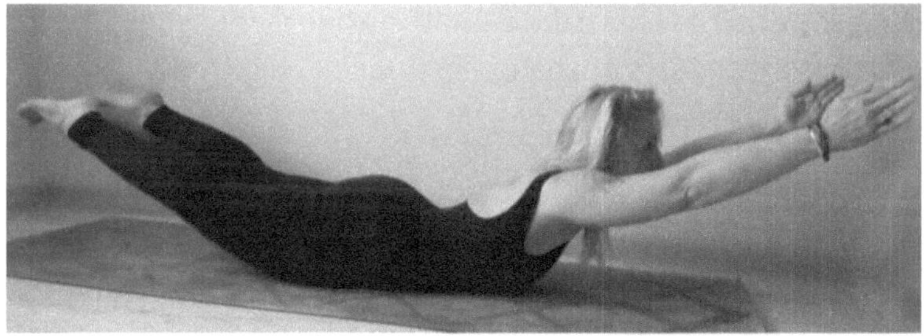

Wariant 5.: Połóż się na brzuchu, ramiona wyciągnij przed siebie. Stopy mogą być złączone lub rozstawione na szerokość 10 cm. Podbródek leży na macie. Zrób wydech, jednocześnie unieś głowę, klatkę piersiową, nogi i ręce wyciągnięte przed sobą. Brzuch, dolne żebra, miednica i uda pozostają na macie. Obróć dłonie kciukami do sufitu. Patrz przed siebie. Wykonaj Muladhara Bandhę. Weź kolejny wdech, z wydechem unieś klatkę, ramiona i kolana najwyżej, jak to możliwe. Pozostań w asanie 20 sekund. Na wydechu rozluźnij ciało i odpocznij, opierając głowę na dłoniach.

MAKARA DANDASANA

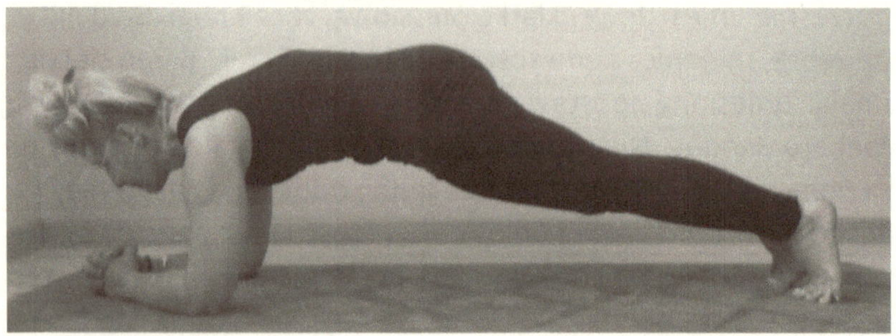

Pozycja jest podobna do Utthita Chatturanga Dandasany, ale w tym wypadku przedramiona pozostają na macie. Zacznij od Utthita Chatturanga Dandasany (Deska). Weź wdech, a z wydechem zegnij łokcie, połóż na macie najpierw prawe, potem lewe przedramię. Łokcie powinny spoczywać na macie w tych samych punktach, w których były umieszczone dłonie w Pozycji Deski. Podciągnij rzepki kolanowe i napnij uda. Zaangażuj mięśnie środka (core). Pozostań w tej pozycji 20 sekund, potem na wdechu wróć do Deski.

Drishti: Bhrumadhye (między brwiami).

Korzyści: Osoby z bólem i problemami w obrębie nadgarstków, które nie mogą wykonywać podporów na dłoniach, mogą pozostać w tej asanie przez dłuższy czas. Wzmacnia ona wszystkie mięśnie w obrębie brzucha, nóg i ramion. Wzmacnia mięśnie pleców.

Środki ostrożności: Unikaj tej pozycji, jeśli masz poważną kontuzję plecków.

UTTANA PRISTHASANA

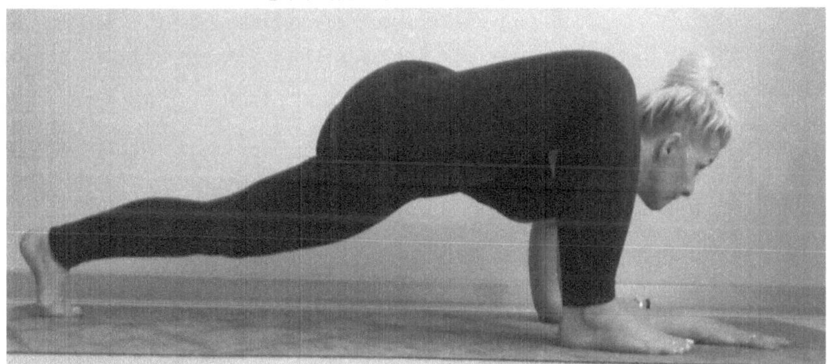

Ta pozycja jest często wykonywana po Makara Dandasanie, więc pozostań w poprzedniej pozycji. Na wdechu przenieś prawą nogę do przodu, stawiając stopę na zewnątrz prawego ramienia, w okolicy prawego łokcia (ten ruch może być początkowo dosyć trudny dla osób z mało elastycznymi biodrami oraz słabymi mięśniami brzucha, ale zawsze można przestawić nogę do przodu, pomagając sobie ręką). Kostka przedniej nogi powinna znajdować się w linii z kolanem. Kolano tylnej nogi może być oderwane lub pozostawione na macie. Nie zaokrąglaj pleców, nie powinieneś też odczuwać żadnego napięcia w okolicach karku. Patrz przed siebie lub w dół, między przedramiona. Teraz napnij i wyprostuj nogę z tyłu. Wykonuj tę pozycję przez 20 sekund. Następnie, na wydechu wróć do Makara Dandasany (stopy razem i przedramiona na macie). Powtórz wszystko na lewą stronę.

Drishti: Bhrumadhye (między brwiami).

Korzyści: To jedna z najlepszych asan dla biegaczy i sportowców. Łagodzi zmęczenie nóg i bioder, usuwa ich sztywność. Rozciąga nogi, biodra i dolną część pleców. Osoby, które jeszcze nie potrafią wykonać szpagatu, mogą uzyskać maksymalne korzyści z tej pozycji.

Środki ostrożności: Opuść tylne kolano na matę, jeśli asana jest zbyt trudna z prostą nogą.

VASISTHASANA 1

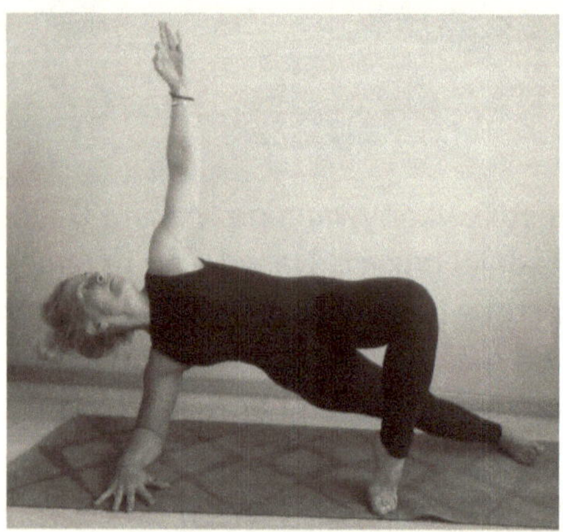

Zacznij od ułożenia się na prawym boku, z prostymi nogami, jedna na drugiej. Oprzyj tułów na prawym przedramieniu (bark znajduje się nad łokciem, a przedramię ułożone jest równolegle do krótszego boku maty). Podnieś lewą nogę, zegnij ją w kolanie i ustaw z przodu, umieszczając stopę w odległości około 10 - 20 cm przed prawym udem. Lewe kolano i stopa będą skierowane w przód, w tym samym kierunku, w którym patrzysz. Zrób wdech i unieś lewą rękę oraz cały bok do sufitu, odpychając się od prawego przedramienia i lewej stopy. Lewa, wyprostowana ręka powinna znajdować się w jednej linii z plecami i prawym barkiem. Lewą dłoń ułóż w Jnana Mudrę. Zrób wydech, a jeśli chcesz bardziej zintensyfikować pozycję, na kolejnym wdechu unieś lewą piętę z maty i mocniej wypchnij biodra i cały bok w górę. Na wydechu obróć głowę w kierunku lewej dłoni, wpatrując się w swoją Mudrę. Jest to pozycja, która wymaga dużo siły, więc na początku pozostawaj w niej tylko przez kilka pełnych oddechów. Na wydechu wróć do pozycji wyjściowej, a jeśli to konieczne - odpocznij chwilę, leżąc na boku, żeby zebrać siły i uspokoić oddech przed kolejną asaną.
Drishti: Angushtamadhye (kciuki) lub Nasagre (nos).

Korzyści: Osoby, które nie mogą wykonać Vasisthasany w pełnej wersji – w podporze na dłoni i z wyprostowaną ręką - mogą wybrać wersję łatwiejszą, na przedramieniu. Ten wariant również oferuje podobne zalety, jak pełna forma asany. Rozciąga całe boki ciała. Wzmacnia ramiona, barki, górną część pleców, biodra, cały gorset mięśniowy (wszystkie mięśnie brzucha, w szczególności mięśnie skośne) i nogi. Poprawia równowagę.

Środki ostrożności: Nie patrz w górę, ale zachowaj neutralne ustawienie głowy, jeśli masz problemy z ciśnieniem krwi. Unikaj tej asany, jeśli masz kontuzje barków i łokci. Możesz też podłożyć pod łokieć zwinięty ręcznik.

VASISTHASANA 2

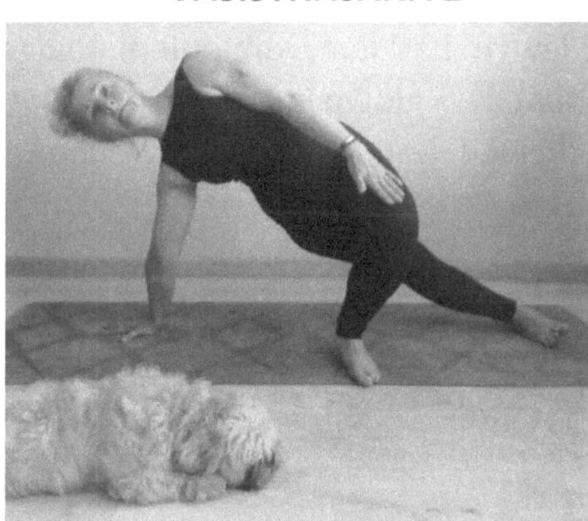

Przygotowanie – zdjęcie 1. Połóż się na boku, odpoczywając po poprzedniej pozycji. Połóż dłoń w tym samym miejscu, w którym przed chwilą leżał łokieć i przedramię. Palce skieruj na zewnątrz. Podnieś lewą nogę, zegnij ją w kolanie i ustaw z przodu, umieszczając stopę w odległości około 10 - 20 cm przed prawym udem (jak w VASISTHASANIE 1). Z wydechem unieś cały bok w kierunku sufitu, odpychając się od prawej dłoni i lewej stopy, lewa ręka spoczywa na lewym udzie; dolna noga jest wyprostowana. Twoje ciało powinno się teraz opierać tylko na prawej dłoni, krawędzi prawej stopy i na lewej stopie. Pozostań w pozycji 20 sekund, przez cały czas unoś biodra jak najwyżej. Nie zapominaj o oddechu.

Drishti: Nasagre (nos).

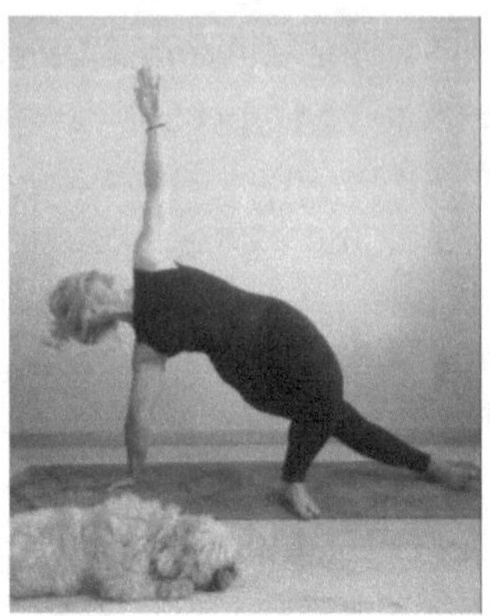

Zdjęcie 2. Unieś lewą rękę do sufitu. Głowa jest zwrócona w stronę lewej dłoni w górze lub ustawiona w pozycji neutralnej. Plecy i dolna noga są wyprostowane. Górna ręka i bark ułożone są bezpośrednio nad lewym barkiem, ramieniem, nadgarstkiem.
Drishti: Nasagre (nos), jeśli głowa jest w pozycji neutralnej. Angushtamadhye (kciuki), jeśli głowa jest zwrócona do góry.

VASISTHASANA 3

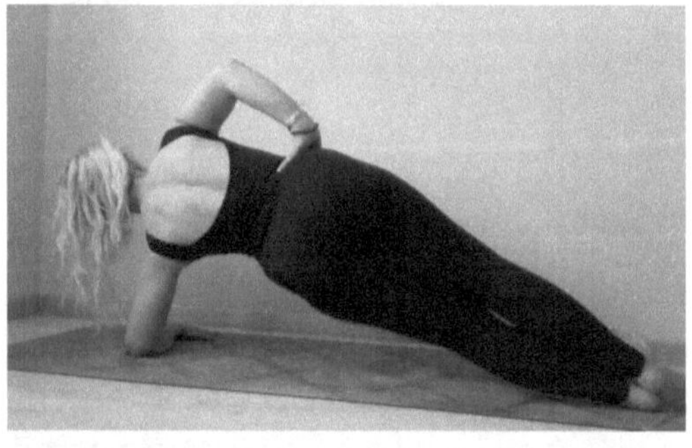

Połóż się na lewym boku z prostymi nogami, jedna na drugiej (lub jedna przed drugą, jeśli masz problemy z równowagą). Połóż lewy łokieć pod lewym barkiem, a prawą rękę – na prawym biodrze. Zrób wydech, unieś ciało bokiem do góry, odpychając się od lewego przedramienia, łokcia i dłoni. Spróbuj unieść biodra jak najwyżej, układając je w pozycji Bocznej Deski i balansując na krawędzi lewej stopy i lewym przedramieniu. Prawy bark jest umieszczony bezpośrednio nad lewym, plecy wyprostowane.
Drishti: Nasagre (nos).

VASISTHASANA 4

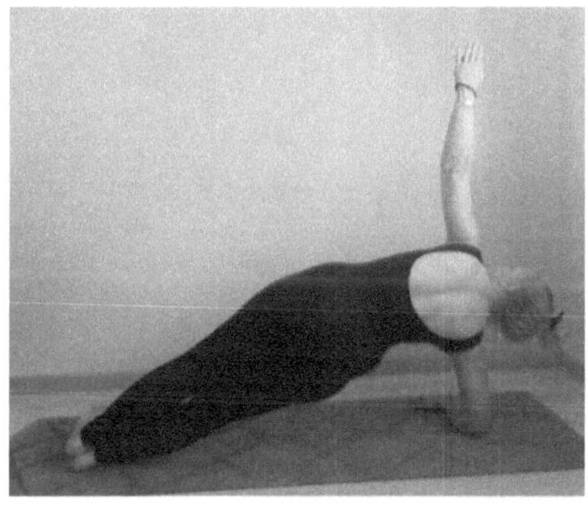

To wariant z górną ręką uniesioną do sufitu. Głowa może być zwrócona za ręką do góry lub pozostać w neutralnej pozycji.
Drishti: Nasagre (nos), jeśli głowa jest neutralna. Angushtamadhye (kciuki), jeśli patrzysz w górę, w kierunku podniesionej ręki.

VASISTHASANA 5

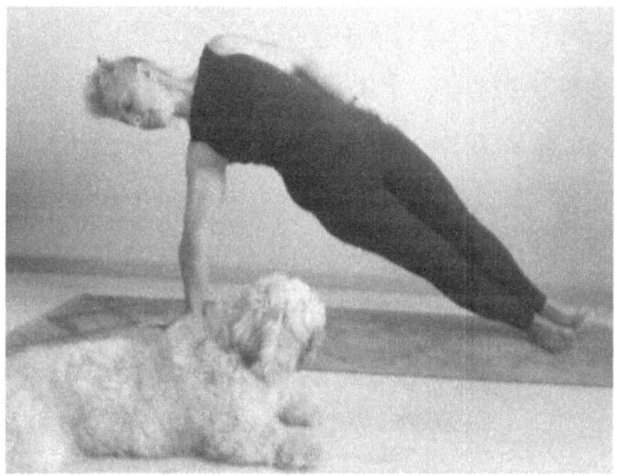

Zacznij od położenia się na macie, na prawym boku, z prostymi nogami jedna na drugiej, opierając tułów na prawej dłoni. Prawa ręka jest prosta, dłoń znajduje się pod barkiem, blisko prawego biodra. Z wdechem unieś całe ciało do Bocznej Deski, lewą dłoń trzymając na talii. Twoje nogi i plecy są wyprostowane. Napnij mięśnie brzucha i pośladki. Otwórz klatkę piersiową i ramiona. Na prawej i lewej stronie pozostań w pozycji po 20 sekund, koncentrując wzrok na Drishti, a myśli na spokojnym i głębokim oddychaniu.

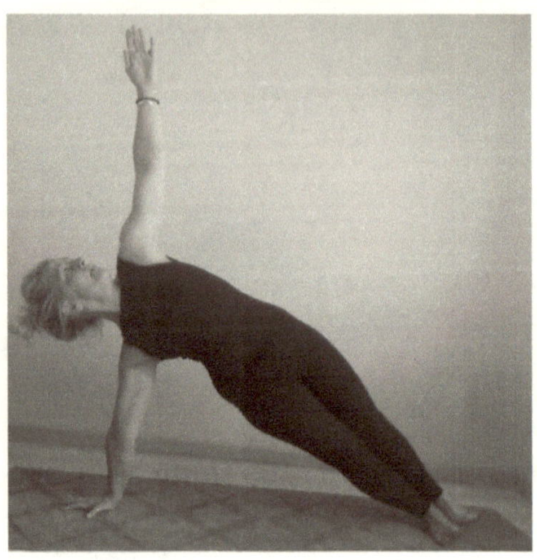

VASISTHASANA 6

Gdy tylko osiągniesz wprawę we wcześniejszych wariantach Vasisthasany, będziesz gotowy do tej pozycji. Ćwiczenie tej asany dodatkowo wzmocni twoje ramiona, a zwłaszcza nadgarstki. W końcu będziesz bez trudu utrzymywać ciężar ciała i równowagę na jednej ręce i krawędzi stopy. Pamiętaj o 9 punktach podparcia we wszystkich pozycjach, gdzie utrzymujesz ciężar ciała na dłoniach. W tej pozycji dłoń pozostająca na macie jest lekko oddalona od ciała, nie jest ułożona dokładnie pod barkiem. Ramię jest wzmocnione przez napięcie tricepsa i wciskanie nasady palców w podłoże. Naciskaj również na matę krawędzią stopy i piętą. Upewnij się, że uda są napięte. Utrzymuj całe ciało, od czubka głowy po pięty, w jednej, ukośnej linii. Głowę ułóż neutralnie lub zwróć w stronę górnej ręki.

Drishti: Nasagre (nos) lub Angusthamadhye (kciuki).

Korzyści: Oprócz korzyści wymienionych przy VASISTHASANIE 1, ta asana dodatkowo rozciąga i wzmacnia nadgarstki. Poprawia równowagę.

Środki ostrożności: Unikaj tych pozycji, jeśli masz uraz nadgarstka, łokcia lub barku. Pamiętaj, że przy braku równowagi, stopy możesz ułożyć na macie jedna przed drugą, a nie jedna na drugiej.

VRIKSHA VASISTHASANA

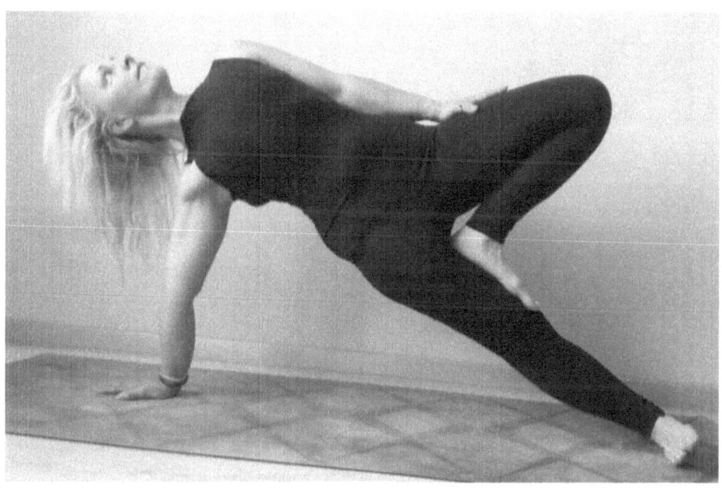

Zacznij od leżenia na prawym boku. Pomagając sobie lewą ręką, podnieś lewą stopę i umieść ją wysoko na wewnętrznej stronie uda, jak w Pozycji Drzewa. Lekko unieś tułów i ułóż prawy łokieć nieco dalej w prawo, nie bezpośrednio pod barkiem. A teraz umieść prawą dłoń dokładnie w tym miejscu, gdzie przed chwilą trzymałeś łokieć. Zrób wydech, unieś ciało bokiem do góry, prostując prawą rękę. Lewe kolano skieruj w stronę sufitu. Twoje ciało musi znajdować się w jednej, ukośnej linii, jak w pozycji Deski Bocznej. Prawa ręka jest nieco oddalona od linii barku. Głowę ustaw w neutralnej pozycji lub odwróć do sufitu. Wyprostuj dolną nogę i całą sylwetkę. Lewą dłoń oprzyj na udzie górnej nogi lub unieś do sufitu, układając Jnana Mudrę.

Drishti: Nasagre (nos) lub Urdhva (w kierunku nieba).

Korzyści: Ta pozycja przynosi takie same korzyści, jak Vasisthasana, a dodatkowo jeszcze buduje siłę, pewność siebie i równowagę.

PARIVRITTA VASISTHASANA

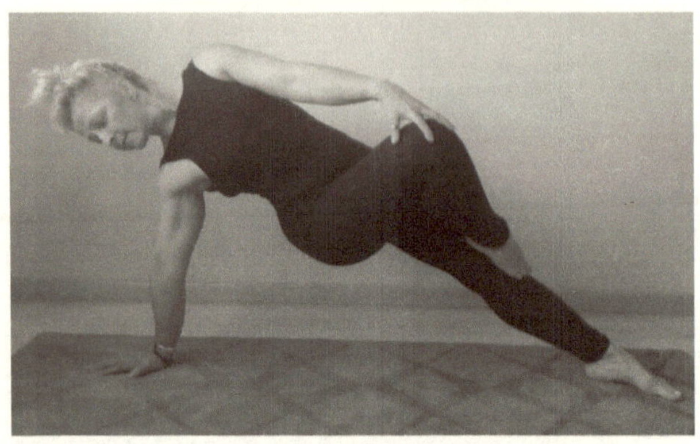

Usiądź na macie z prostymi nogami. Połóż prawą stopę na lewym udzie - pięta ułożona nad kolanem, palce stopy skierowane w stronę piszczeli. Prawą dłoń umieść z tyłu za plecami, blisko pośladków, lewą - połóż na udzie zgiętej nogi. Zrób wydech, unieś ciało. Weź wdech i skręć ciało w bok, jak do Deski Bocznej. Utrzymuj barki w jednej linii z ręką podporową. Lewa noga powinna być prosta, a stopa mocno osadzona na macie (stopę możesz ułożyć na krawędzi lub skierować palce do przodu). Spójrz na dłoń ręki podporowej. W innym sposobie wejścia w pozycję możesz obie dłonie umieścić za plecami i na wdechu unieść całe ciało, odpychając się od maty (dłońmi i lewą stopą). Możesz pozostać w takiej pozycji. Jeśli jednak czujesz się na siłach, możesz, co jest o wiele trudniejsze, oderwać lewą dłoń od maty i odwracając się do Bocznej Deski - umieścić ją na prawym udzie. Ta pozycja wymaga dużo siły, więc nie przejmuj się, jeśli za pierwszym razem nie uda ci się jej wykonać. Siła przychodzi wraz z regularną praktyką.

Drishti: Hastagrai (ręce).

Korzyści: Oprócz korzyści, jakie przynoszą wcześniejsze warianty Vasisthasany, ta dodatkowo wzmacnia nogi, biodra, mięśnie środka i ramiona oraz dodaje energii. Modeluje pośladki, nogi i mięśnie brzucha.

Środki ostrożności: To pozycja dla osób średnio zaawansowanych i zaawansowanych. Wymaga osiągnięcia odpowiedniego poziomu siły i wprawy we wcześniejszych odmianach Vasisthasany. Nie wykonuj jej, jeśli masz urazy nadgarstka, łokcia, kolana lub barku.

EKA PADANGUSHTA VASISTHASANA 1

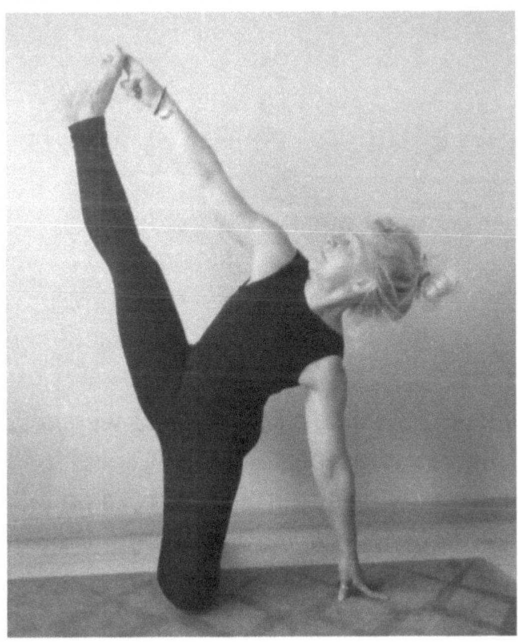

Zacznij od klęku. Pochyl się do boku w lewą stronę i połóż lewą rękę opuszkami palców na macie, w linii z lewym biodrem. Zrób wydech, unieś prawą nogę i złap paluch wskazującym i środkowym palcem prawej dłoni. Z wdechem ustabilizuj chwyt i pozycję. Zrób wydech, wyprostuj prawą nogę do boku i unieś ją jak najwyżej, ustawiając w jednej linii z prawym biodrem, podeszwę prawej stopy skieruj do sufitu. Z wydechem, obróć głowę w prawo i spójrz na stopę. Nie wyginaj się, ani nie zaokrąglaj pleców i utrzymuj barki w jednej linii. Pozostań w pozycji 20 sekund, z wydechem wróć do klęku, powtórz wszystko na lewą stronę.

Drishti: Padayoragrai (palce/stopa).

Korzyści: Asana wzmacnia i rozciąga ramiona, nogi, stopy, pachwiny, zewnętrzną stronę ud i bioder. Usuwa sztywność łopatek, barków i ramion. Rozszerza i rozciąga mięśnie klatki piersiowej, pozwalając oddychać pełną pojemnością płuc.

Środki ostrożności: Unikaj tej pozycji, jeśli masz urazy dolnej części pleców, kolan lub nóg.

EKA PADANGUSHTA VASISTHASANA 2

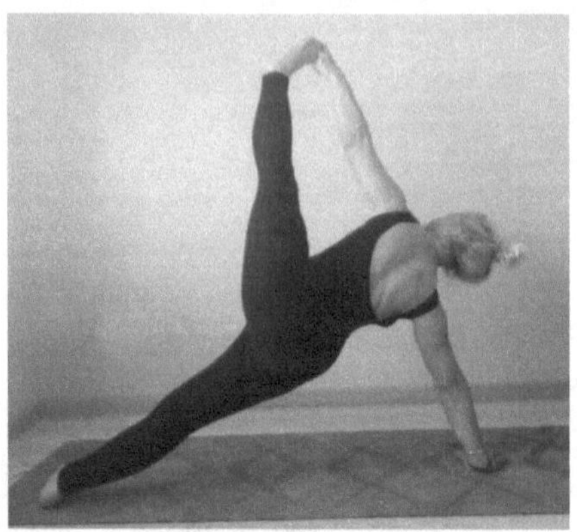

Według Guru B. K. S. Iyengara jest to pełna wersja Vasisthasany.
Kontynuuj Vriksha Vasisthasanę.
Zrób wdech, chwyć duży palec górnej nogi ręką po tej samej stronie.
Na wydechu wyprostuj nogę w kierunku sufitu. Głowę pozostaw w
neutralnej pozycji lub popatrz na stopę w górze.
Drishti: Padayoragrai (palce/stopy).

HASTA PADA VASISTHASANA

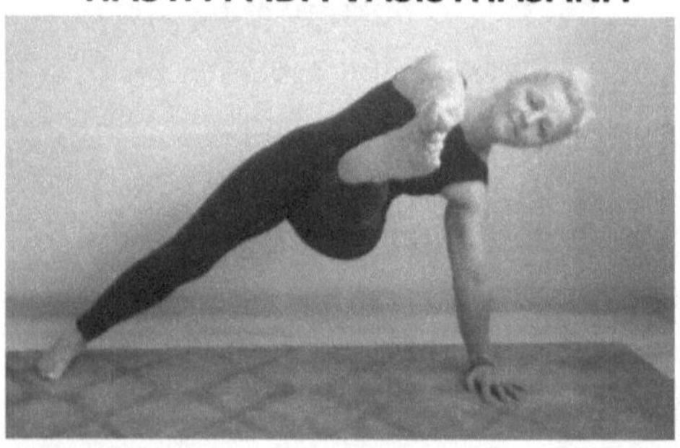

Wejście w pozycję zacznij tak samo, jak w Parivritta Vasisthasanie.
Zamiast kłaść lewą stopę na udzie, złap paluch wskazującym i
środkowym palcem prawej dłoni. Zrób wdech, unieś całe ciało, na
wydechu odwróć się do Bocznej Deski i wyprostuj dolną nogę,
ustawiając ją równolegle do podłogi. Lewa stopa powinna
znajdować się bezpośrednio przed klatką piersiową. Wyprostuj
plecy oraz obie nogi. Jeśli masz trudności z utrzymaniem
równowagi, możesz wykonać tę pozę, opierając się na

przedramieniu i wykonując kolejne kroki w ten sam sposób, jak wyżej.

Drishti: Padayoragrai (palce/stopa).

Korzyści: Asana rozciąga ramiona, barki, górną część pleców, mięsień czworoboczny, mięśnie skośne brzucha, nogi, kolana i stopy. Wzmacnia cały korpus i biodra.

Środki ostrożności: Unikaj pozycji, jeśli masz słabe ramiona albo urazy nadgarstków lub łokci.

EKA HASTA PADA VISHWAMITRASANA

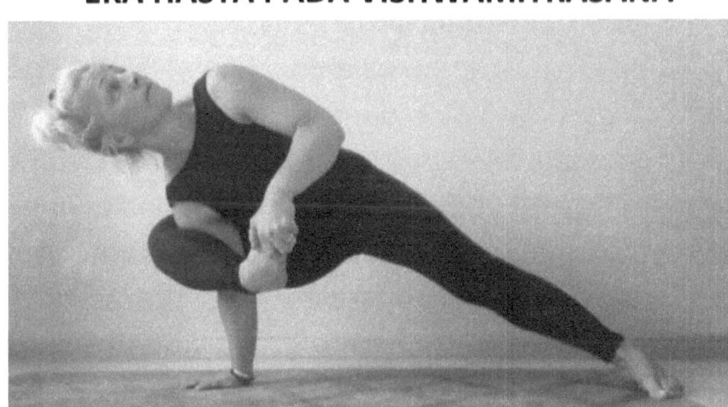

Zacznij od klęku podpartego (dłonie na macie pod barkami, ręce wyprostowane, kolana pod biodrami, stopy podparte na palcach, pięty w górze). Z wdechem umieść prawą nogę po zewnętrznej stronie prawej ręki, blisko ramienia, stopa powinna być przed dłonią. Gdy stopa będzie już z przodu, z wydechem wyprostuj nogę do boku. Na kolejnym wdechu złap lewą dłonią prawą stopę przed sobą (prawą nogą opleć prawe ramię). Utrzymując równowagę na prawej ręce i lewej nodze, z wydechem unieś się i odwracaj ciało w lewo, do Bocznej Deski. Zachowaj neutralne ustawienie głowy lub popatrz na sufit.

Drishti: Nasagre (nos) lub Urdhva (w kierunku nieba).

Korzyści: Asana wzmacnia ramiona, barki, nadgarstki i nogi. Rozciąga nogi. Otwiera i uwalnia od sztywności w biodrach. Modeluje mięśnie brzucha.

Środki ostrożności: Upewnij się, że ręka podporowa jest lekko ugięta w łokciu (nie blokuj łokcia). Nie wykonuj tej pozycji, jeśli masz urazy nadgarstków, łokci lub kolan.

BADDHA UTTHITA PARSHVA PADA UPAVESHASANA

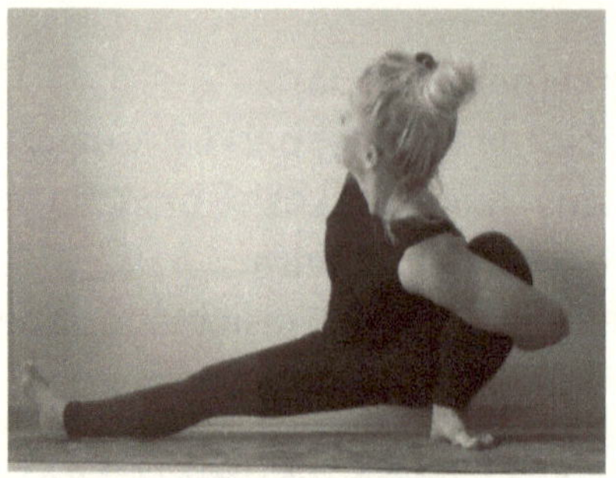

Zacznij od przysiadu bokiem na środku maty.

Weź głęboki wdech, a następnie na wydechu wyciągnij do boku prawą nogę, wyprostuj ją, palce skieruj w górę, piętę osadź na macie. Lewa noga pozostaje w pozycji przysiadu. Upewnij się, że lewe kolano i stopa są ułożone w jednej linii. Nie odchylaj lewego kolana do wewnątrz ani na zewnątrz. Weź głęboki wdech, a podczas wydechu skręć tułów w stronę wyprostowanej prawej nogi. Lewy bark powinien znaleźć się tuż przed lewym kolanem. Z kolejnym wdechem rozłóż ramiona do boków i przenieś je za plecy. Owiń lewą rękę wokół lewej piszczeli, a podczas wydechu, połącz obie ręce z tyłu. Wydech, odwróć głowę w prawo, aby spojrzeć w sufit i zwróć górną część tułowia również jak najbardziej w prawo. Jesteś w lekkim skłonie do przodu oraz w skręcie bocznym. Unikaj zaokrąglania pleców. Mięśnie prawej nogi są zaangażowane, rzepka podciągnięta, łydka niemal dotyka maty. Z każdym wydechem odwracaj prawy bark jeszcze bardziej w kierunku sufitu, aby pogłębiać skręt. Wykonuj asanę przez 20 sekund. Na wydechu uwolnij się z pozycji i powtórz wszystko na drugą stronę

Drishti: Urdhva (w kierunku nieba).

Korzyści: Asana rozciąga nogi, biodra, mięśnie pleców, barki i ramiona. Wzmacnia nogi, kolana i biodra. Modeluje brzuch i masuje narządy jamy brzusznej, redukuje tkankę tłuszczową z tych okolic. Poprawia trawienie. Usuwa zmęczenie.

Środki ostrożności: Upewnij się, że kolano i stopa ugiętej w przysiadzie nogi są prawidłowo ułożone w jednej linii. Nie wyginaj pleców.

VISHAMA HASTA UTTHITA PARSHVA PADA UPAVESHASANA

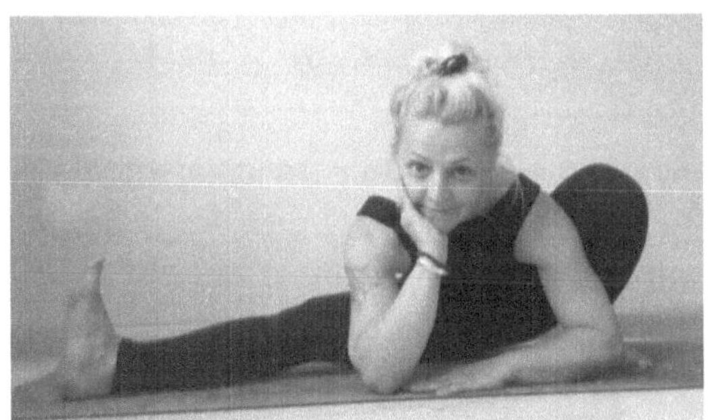

Zacznij na środku maty od przysiadu z szeroko rozstawionymi stopami. Zrób wydech i wyprostuj prawą nogę do boku, kolano i palce skieruj w górę. Ciężar ciała przenieś na lewą stronę i lewą stopę, odkręć ją delikatnie na zewnątrz. Nie siadaj na macie. Zrób wydech, lekko pochylaj się do przodu w talii i nie zaokrąglając pleców, połóż prawy łokieć na macie, podpierając dłonią twarz. Lewe przedramię pozostaje na podłodze, opuszki palców dotykają prawego łokcia. Zaangażuj prawą nogę, stopę skieruj do góry, podciągnij rzepkę i napnij udo.
Drishti: Nasagre (nos).

PADMA (LOTOS) MUDRA UTTHITA PARSHVA PADA UPAVESHASANA

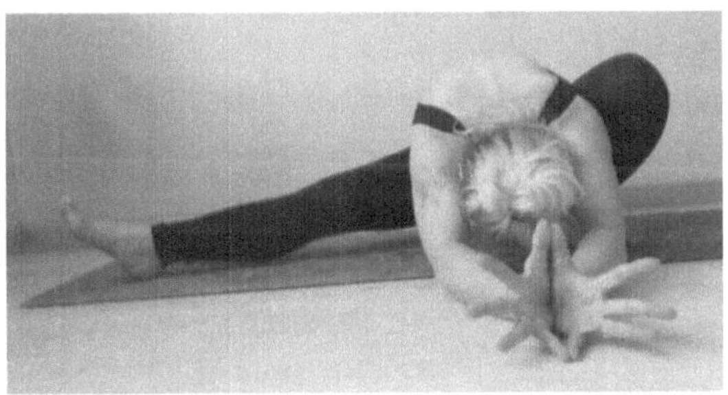

Kontynuuj poprzednią pozycję. Zrób wydech, pochyl się do przodu, wyciągnij ręce przed siebie, twarz skieruj do maty. Pozwól swoim przedramionom spocząć na podłodze i ułóż dłonie w Mudrze Lotosu (kciuki, małe palce i nasada dłoni dotykają się, a pozostałe palce są rozpostarte). Zamknij oczy i skieruj uwagę do wewnątrz. Zostań w pozycji przez 20 sekund. Następnie, na wdechu przybliż ramiona do tułowia, otwórz oczy, wyjdź ciałem w górę do szerokiego przysiadu. Powtórz na drugą stronę poprzednią, a potem tę pozycję. Nie zapominaj o spokojnym, równomiernym oddechu.

Drishti: Antara (do wewnątrz).

Korzyści: Obie pozy rozciągają oraz wzmacniają nogi i biodra. Wzmacniają dolną część pleców. Ponadto, druga pozycja rozciąga również barki, ramiona i uspokaja umysł.

Środki ostrożności: Nie wykonuj powyższych asan, jeśli masz słabe nogi albo kontuzję kolana lub dolnej części pleców.

NIRALAMBA VYAGHRASANA

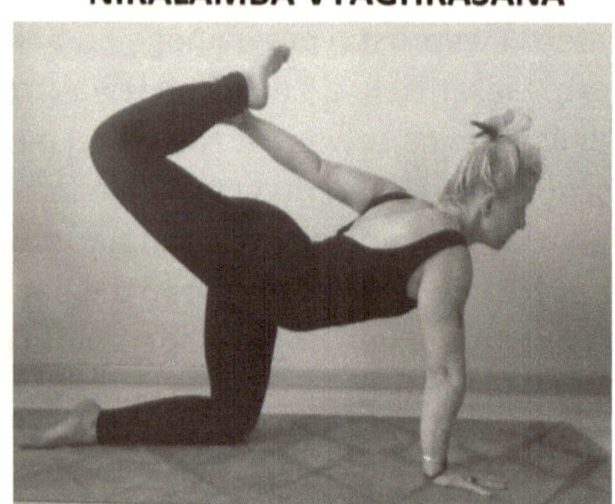

znana również jako Dandayamana Bharmanasana lub jako Eka Pada Dhanurasana

Zacznij od pozycji na czworakach (Bharmanasana), nadgarstki ustawione pod barkami, dłonie na szerokość barków.

Wykonaj wdech, jednocześnie unieś lewą rękę do tyłu i prawą nogę do góry, przybliżając piętę do pośladka. Chwyć dłonią staw skokowy. Następnie, na wydechu spróbuj rozciągnąć i podnieść prawą nogę tak wysoko, jak to możliwe, aż kolano będzie skierowane do ściany za tobą. Utrzymaj prawą stopę, kolano i pośladek w jednej linii. Nie zginaj prawej ręki. Spójrz przed siebie. Zatrzymaj się w tej pozycji na 20 sekund. Następnie, na wydechu wyjdź z asany i powtórz wszystko po kolei na drugą stronę.

Drishti: Bhrumadhye (między brwiami).

Korzyści: Asana rozciąga barki i przednią część ud. Wzmacnia ramiona. Podnosi poziom energii. Pobudza układ hormonalny. Wspomaga pracę nerek. To jeden z tych łatwych sposobów rozciągania całego ciała, który powinien być wykonywany na wszystkich poziomach zaawansowania. Jeśli nie możesz chwycić piszczeli lub kostki, użyj paska do jogi, owijając go wokół nogi i próbując unieść ją i rozciągnąć tak mocno, jak to możliwe. Ta asana jest jedną z pozycji regularnie wykorzystywanych przeze mnie podczas zajęć jogi.

Środki ostrożności: Jeśli niedawno doznałeś urazu pleców, bioder, ramion, nadgarstków lub kolan, nie wykonuj tej pozycji. Patrz w dół, przed siebie lub w górę.

Narasimha (pół-człowiek, pół-lew) jest dzikim awatarem (wcieleniem) wedyjskiego boga Wisznu. Wciela się on w tę formę, aby zniszczyć zło, prześladowania i nieszczęścia na Ziemi, ostatecznie przywracając Dharmę.

NARASIMHA CHATTURANGA DANDASANA

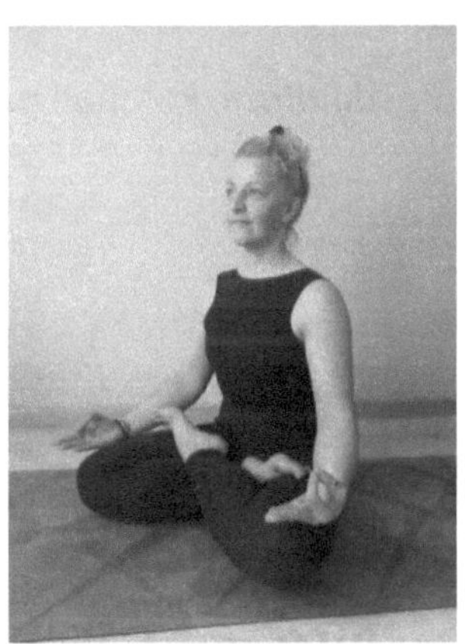

Zacznij od Padmasany - Pozycji Lotosu (str. 249). Możesz też usiąść w Półlotosie (str.248), lub ze skrzyżowanymi nogami w Sukhasanie (str. 246) Wyprostuj plecy i pozostań w tej asanie przez minutę, koncentrując myśli na oddechu. Potem, na wydechu pochyl się, kładąc dłonie na macie z przodu i unosząc pośladki z podłogi. Połóż dłonie w taki sposób, aby uzyskać właściwą równowagę ciała. W tym momencie twoje pośladki są nad podłogą, a dolna część ciała jest oparta na kolanach i dłoniach.

Teraz, na wdechu uformuj dłonie w pięści i ułóż je w okolicach dolnych żeber tak, żeby z kolejnym wydechem zgiąć łokcie i pochylić się do podłogi (jak w pompce). Teraz tylko kostki, duże palce stóp i wewnętrzna część kolan dotykają maty. Podczas wydechu, z głośnym rykiem wydobywającym się z gardła, całkowicie wystaw język. Zbliż mocno łokcie do ciała i ustaw je pod kątem ok. 90 stopni względem maty. Spójrz prosto przed siebie i pozostań w tej pozycji przez 20 sekund. Następnie, wycofaj się krok po kroku do pozycji siedzącej. Przećwicz oba warianty asany.

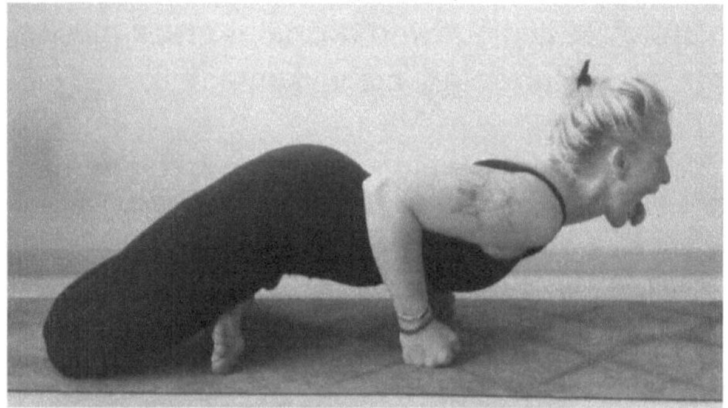

Odmiana pierwsza - kostki dłoni, kolana i palce stóp na macie.

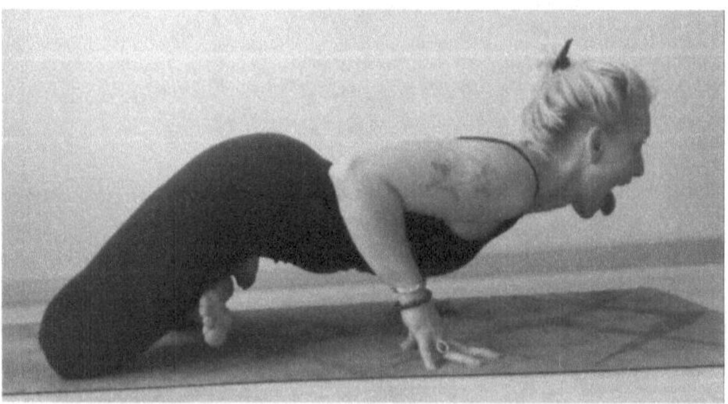

Odmiana druga - czubki palców dłoni i kolana na macie; nadgarstki nieco oddalone od linii łokci, stopy oderwane od podłogi.

Drishti: Bhrumadhye (między brwiami).

Korzyści: Asana zmniejsza napięcie mięśniowe. Kontroluje ciśnienie krwi. Relaksuje umysł. Rozciąga zginacze bioder. Zmniejsza niedogodności związane z menstruacją. Wzmacnia palce, nadgarstki, ramiona, barki, klatkę piersiową i brzuch. Zmniejsza dyskomfort w dolnej części pleców. Przynosi korzyści podobne, jak Padmasana lub Sukhasana.

Środki ostrożności: To zaawansowana asana. Unikaj jej, jeśli masz urazy kolana lub biodra.

EKA PADA CHATTURANGA DANDASANA

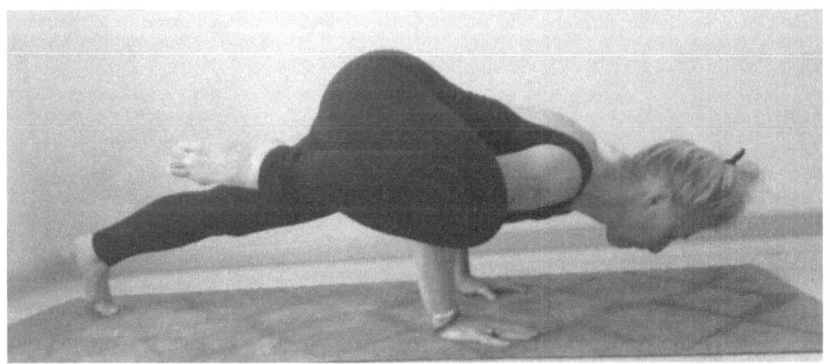

Zacznij od Utthita Chatturanga Dandasany (Pozycja Deski), zrób wdech, podnieś prawą nogę. Następnie, na wydechu zegnij ramiona w łokciach, opuść ciało, tak jak do Chatturanga Dandasany. Wyprostuj plecy i lewą nogę. Podczas tego samego wydechu, zegnij prawą nogę i umieść ją na prawym tricepsie (w taki sposób, aby prawe wewnętrzne udo spoczywało na prawym tricepsie i łokciu). Sprawdź, czy ramiona są ustawione pod odpowiednim kątem. Spójrz na matę. Nie przenoś ciężaru ciała na silniejszą stronę, ale rozłóż go równomiernie na wszystkie punkty podparcia. Wykonuj asanę przez 20 sekund. Następnie, na wdechu powoli wyjdź w górę do Pozycji Deski, umieść prawą nogę z powrotem na macie, tuż obok lewej. Powtórz wszystko na drugą stronę.

Drishti: Bhrumadhye (między brwiami).

Korzyści: To zaawansowana pozycja. Wzmacnia ramiona i nogi. Sprawia, że barki i bicepsy stają się silniejsze. Rozciąga biodra i nogi.

Środki ostrożności: Wykonuj tę pozę, gdy już osiągniesz odpowiedni poziom siły, szczególnie w barkach i ramionach.

PADA EKA PADA RAJA KAPOTA CHATTURANGA DANDASANA

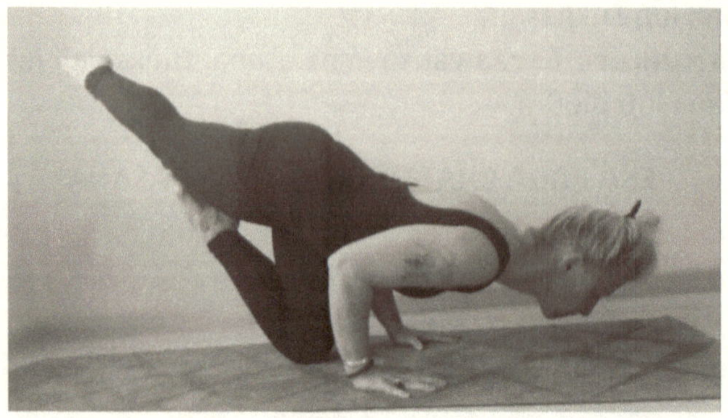

Zacznij od Bharmanasany (pozycja na czworakach, ze złączonymi stopami i kolanami). Przesuń obie dłonie w przód. Na wdechu umieść lewą stopę na prawym udzie, przesuwając lewe kolano do przodu, w stronę dłoni. Dla równowagi, ponownie przestaw ręce do przodu, żeby dłonie znalazły się pod barkami. Wdech, unieś całą prawą nogę i umieść ją na podeszwie lewej stopy. Weź głęboki oddech, teraz na wydechu pochyl się do przodu, zginając łokcie, obniżając górną część ciała, jak w Chatturanga Dandasanie. Prawa noga jest prosta, palce stopy obciągnięte. Spójrz na matę. Wykonuj asanę przez 20 sekund, a następnie na wdechu, powoli wyprostuj ramiona i unieś ciało do pozycji wyjściowej. Zmień ułożenie nóg i wykonaj te same kroki na drugą stronę.

Drishti: Bhrumadhye (między brwiami).

Korzyści: Ta pozycja wzmacnia ramiona, górną i dolną część pleców, barki i klatkę piersiową. Rozszerza obszar klatki. Wzmacnia kolana i nogi. Wzmacnia mięśnie brzucha. Rozciąga zginacze bioder.

Środki ostrożności: Jeśli odczuwasz dyskomfort w kolanie z powodu cienkiej maty, podłóż pod nie złożony ręcznik. Unikaj tej pozycji, jeśli masz kontuzję kolana lub problemy z dolną częścią pleców.

PURVOTTANASANA – INTENSYWNE ROZCIĄGANIE NA WSCHÓD

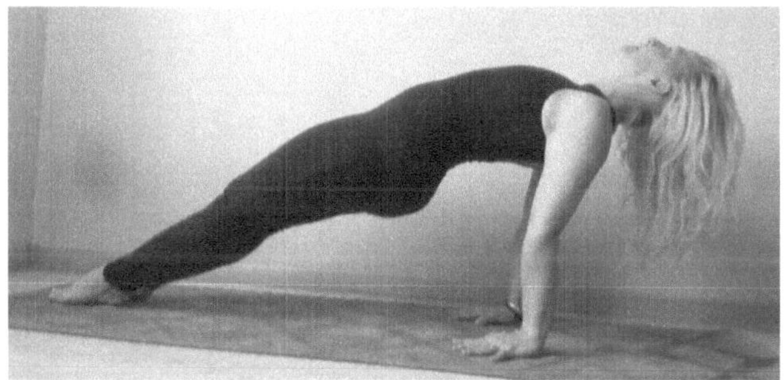

Znana również jako Pozycja Odwróconej Deski.

Usiądź z nogami wyprostowanymi przed sobą w Dandasanie – Pozycji Kija, czyli siadu prostego (str.188). Połóż dłonie na macie, nieco za biodrami, z palcami skierowanymi w stronę nóg. Weź głęboki oddech, a następnie wciśnij dłonie w matę, unieś biodra z podłogi i tułów w kierunku sufitu. Stopy powinny być złączone, a palce mocno wciśnięte w podłoże; ręce i nogi wyprostowane. Upewnij się, że mięśnie środka (core) nie są rozluźnione, ale napięte. Głowa i szyja są ułożone w jednej linii z tułowiem. Staraj się rozszerzać klatkę piersiową z każdym wdechem, rozciągaj też barki i unoś łopatki. Spójrz w sufit. Wykonuj asanę przez 20 sekund. W przypadku, gdy twoje ciało zacznie opadać, wyjdź z pozycji i spróbuj zrobić ją jeszcze raz przez krótszy czas. Niektórzy wolą wykonać tę asanę, kierując palce dłoni w tył. Obie opcje mogą być wykorzystane, w zależności od poziomu zaawansowania, siły i własnej wygody.

Drishti: Bhrumadhye (między brwiami).

Korzyści: Pozycja wzmacnia mięśnie tyłu ciała i brzucha. Wzmacnia również odwodziciele bioder, zginacze biodra i kręgosłup lędźwiowy. Angażuje i wzmacnia pośladki, tyły ud i łydki. To świetna pozycja do rehabilitacji mięśni centrum ciała i kręgosłupa.

Środki ostrożności: Unikaj nadmiernego wyprostu łokci i kolan. Ćwicz mięśnie pleców i pośladków, aby odciążyć kolana. Nogi powinny być proste, ale nie rób tego na siłę. Unikaj podnoszenia głowy, ale utrzymuj jedną linię szyi i tułowia, aby nie powodować napięcia karku. Nie wykonuj tej pozycji, jeśli masz kontuzję nadgarstków, ramion i pleców.

HASTA PADA PARSHVA PRAPADASANA

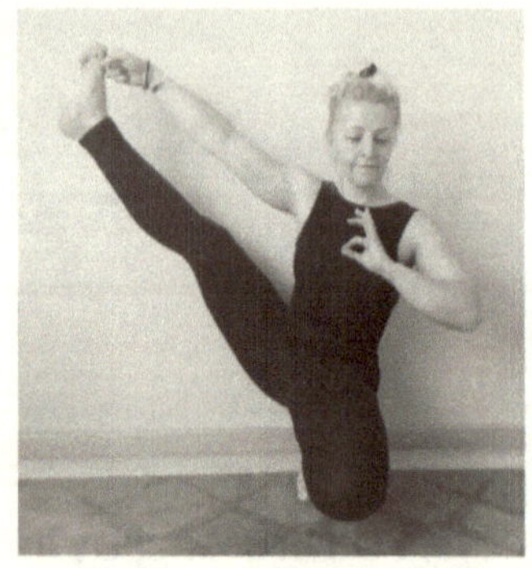

Uklęknij, podwiń palce stóp, a pośladki umieść na piętach. Połóż lewą dłoń na macie po lewej stronie. Następnie, powoli przesuń prawą nogę przed siebie. Wykonaj wdech, palcem wskazującym, środkowym i kciukiem prawej dłoni chwyć duży palec u nogi. Zrób wydech, unieś prawą nogę do boku w prawo i powoli wyprostuj się do góry. Skoncentruj się na centrum, złap równowagę i w razie potrzeby spróbuj poprawić ustawienie ciała. Kiedy już jesteś pewien równowagi, powoli unieś lewą rękę z maty i umieść ją przed splotem słonecznym, przyjmując Jnana Mudrę. Niech twoje plecy będą wyprostowane. Sprawdź, czy możesz podnieść lewe kolano z maty, aby wykonać pełną pozycję równoważną tylko na palcach stopy, jeśli nie - lewe kolano możesz pozostawić na macie. Spójrz na podłogę. Zatrzymaj się w asanie przez 20 sekund, a następnie na wydechu, powoli wróć do klęku i wykonaj to samo na drugą stronę.
Drishti: Nasagre (nos).
Korzyści: To doskonała pozycja równoważna. Wzmacnia nogi, rozciąga nogi, kolana i stopy. Usuwa zmęczenie stóp i kolan. Wzmacnia biodra i uwalnia od sztywności. Modeluje boki ciała. Wzmacnia mięśnie środka i dolną część pleców. Rozciąga ramiona, barki i mięsień czworoboczny. Daje poczucie spełnienia i pewności siebie, gdy wykonasz pełną formę tej pozy, bez podpierania się kolanem o matę.
Środki ostrożności: To wymagająca pozycja dla zaawansowanych. Zanim osiągniesz pewną wprawę, wypróbuj tę asanę z plecami wspartymi o ścianę za sobą. Unikaj jej, jeśli masz kontuzje nóg lub słabe kolana.

BALA SHALABASANA

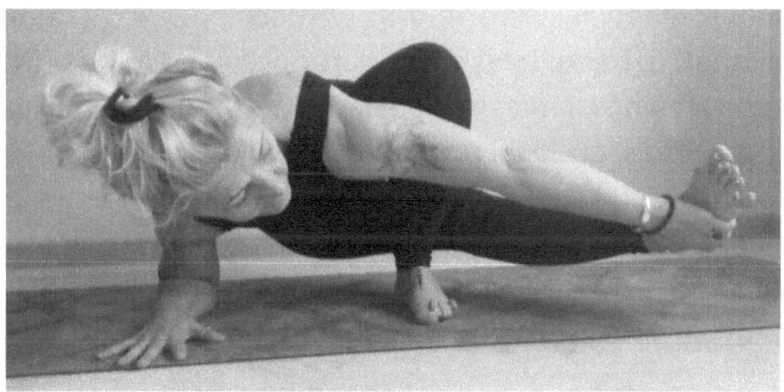

Zacznij od leżenia na prawym boku.

Niektórzy wykonują tę pozycję, podpierając się tylko na dłoni, inni z kolei – na przedramieniu. W zależności od twojej budowy anatomicznej oraz wprawy, możesz wybrać wersję dla siebie. Unosząc tułów na wdechu, ułóż prawe przedramię i dłoń płasko na macie tak, żeby łokieć znalazł się blisko prawego biodra.

Jednocześnie zegnij kolano lewej nogi, połóż lewą stopę stabilnie za prawym udem. Na wydechu, pochyl się do przodu, lewą dłonią złap prawą stopę, chwytając zewnętrzną jej krawędź (możesz zgiąć prawą nogę, żeby ułatwić sobie sięgnięcie do stopy). Weź głęboki wdech, a na wydechu unieś całe ciało z maty, odpychając się z przedramienia i lewej stopy. Wyprostuj lewą rękę i prawą nogę w powietrzu, układając się równolegle do maty (ruch ciała jest najpierw w górę i do przodu, do pochylenia).

Odwróć głowę w lewo i spójrz na prawą stopę. Upewnij się, że prawa dłoń/przedramię jest blisko ciała, a prawy bark - nad prawym łokciem/dłonią. W przypadku, gdy wykonujesz tę pozę, podpierając się tylko na dłoni, sprawdź, czy łokieć nie jest przeprostowany. Zwróć też uwagę, że wówczas całe ciało będzie uniesione wyżej, noga do boku i biodra powinny znaleźć się w jednej płaszczyźnie z barkami. Podczas zgięcia do przodu utrzymuj wyprostowane plecy. Pozostań w asanie przez 20 sekund, a następnie zrób wydech i wyjdź z pozycji, połóż się na lewym boku i wykonaj wszystko na drugą stronę.

Drishti: Padayoragrai (palce/stopy).

Korzyści: Doskonała, wymagająca asana, która polega na utrzymaniu równowagi, skręcie oraz wzmacnianiu nóg i ramion. Rozciąga łopatkę, barki, mięsień czworoboczny i ramiona. Otwiera i uwalnia od sztywności mięśnie: pośladkowe średnie i wielkie, napinacz powięzi szerokiej i przywodziciel wielki.

Środki ostrożności: Nie należy wykonywać tej asany, jeśli masz jakiekolwiek urazy i kontuzje. Ponadto, unikaj tej pozycji, jeśli występują dolegliwości związane z ciśnieniem krwi, sercem, zapaleniem stawów kręgosłupa, astmą lub fibromialgią.

BAKASANA - POZYCJA ŻURAWIA

Bakasana (Pozycja Żurawia) i Kakasana (Pozycja Kruka) są często mylone przez niektórych ćwiczących. W Bakasanie ramiona są proste, a w Kakasanie - zgięte w łokciach. B. K. S. Iyengar, Dharma Mittra, Swami Vishnudevananda i większość guru pokazują Bakasanę z prostymi ramionami. „Hatha Ratnavali", XVII-wieczny tekst o Hatha Jodze, wymienia Bakasanę wśród 84 asan nauczanych przez Sziwę. Dziewiętnastowieczny tekst o jodze „Sritattvanidhi" ilustruje obie pozy - Bakasanę i Kakasanę. Bakasana jest często używana jako przygotowanie do Shirshasana (stania na głowie).

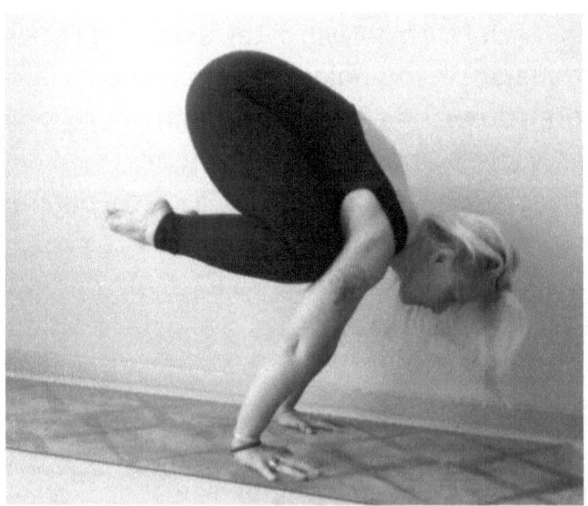

Połóż dłonie na macie, rozstaw je mniej więcej na szerokość barków i rozsuń szeroko palce (pamiętaj o 9 punktach na dłoni, na których rozkładasz ciężar ciała). Ugnij kolana i umieść je pod pachami,

wysoko na tricepsach. Na wydechu zacznij pochylać się do przodu, przenosząc cały ciężar ciała na dłonie. Na kolejnym wdechu, powoli pochylaj się dalej, aż znajdziesz dokładnie ten punkt, w którym nogi stają się nieważkie. Bez wahania oderwij od podłoża najpierw jedną stopę, potem drugą. Odpychaj się dłońmi od maty i oddalaj łopatki od siebie. Bakasana polega na powolnym znalezieniu równowagi, dlatego nie spiesz się i nie wskakuj w pozycję. Skoncentruj się na unoszeniu ciała i unikaj zapadania się w pozycji, ponieważ może to obciążyć barki. Trzymaj ramiona wyprostowane i popatrz w dół. Wykonuj asanę przez 20 sekund, a następnie zrób wydech, przenosząc ciężar z powrotem na stopy i kładąc je na macie.
Drishti: Angushtamadhye (kciuki).
Korzyści: To wymagająca asana dla osób średnio zaawansowanych i zaawansowanych. Wzmacnia nadgarstki, przedramiona i brzuch oraz rozciąga górną część pleców.
Środki ostrożności: Nie wykonuj jej, jeśli masz słabe nadgarstki, ramiona lub ból w dole pleców.

BAKA SHIRSHASANA

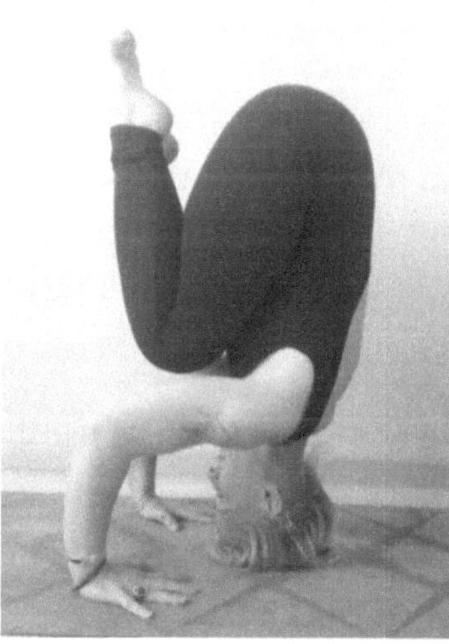

To bardzo ważna asana, która jest podstawą wszystkich pozycji stania na głowie. Gdy już ją opanujesz, wszystkie inne warianty tej asany przyjdą ci łatwo.

Metoda: Klęknij na macie i połóż dłonie płasko, na szerokość
barków, z rozłożonymi palcami.
Zegnij ręce w łokciach i połóż czubek głowy na podłożu na tyle
daleko, żeby dłonie i głowa utworzyły trójkąt. Zrób wdech, unieś
biodra i podchodź na palcach stóp w kierunku głowy. Ciało powinno
być tak ustawione, aby uniknąć nacisku na szyję; głowa nie może
być oparta za bardzo na czole, ani na tylnej jej części (na początku
możesz poprosić kogoś, aby podpowiedział ci, jak układa się twoja
sylwetka; możesz też to zrobić sam, patrząc w lustro). Ustaw łokcie
na szerokość ramion, nad dłońmi. Zrób wdech, unieś prawą nogę,
zginając ją w kolanie i umieść ją powoli na prawym tricepsie, a
następnie lewe kolano na lewym tricepsie. Zaangażuj triceps, aby
podtrzymać ciężar całego ciała. Napnij palce stóp i skieruj je do
sufitu. Wykonuj asanę przez 20 sekund, a następnie na wydechu,
powoli połóż prawą i lewą nogę na macie. Gdy już zdobędziesz
pewną wprawę w tej pozie i będziesz mógł wykonywać ją z
łatwością, spróbuj iść dalej, unosząc i odrywając lekko nogi od
tricepsów. W ten sposób wciąż rozwijasz siłę mięśni środka i
pewnego dnia będziesz w stanie całkowicie wyprostować nogi ku
górze.
Drishti: Nasagre (nos).
Korzyści: Asana poprawia siłę mięśni środka. Wzmaga koncentrację
i świadomość. Polepsza równowagę. Wzmacnia szyję. Stanowi
naturalny lek na łagodne przekrwienie, stres, zmęczenie, bóle
głowy, zaparcia i słabe krążenie. Zwiększa przepływ krwi do mózgu.
Świeża, natleniona krew pobudza przysadkę i szyszynkę do odnowy
i uspokojenia umysłu.
Środki ostrożności: Nie wykonuj tej pozycji, jeśli masz wysunięte
dyski, jakiekolwiek urazy szyi, problemy z plecami, ciśnieniem,
choroby serca i miesiączkę.

UTRIPADA SHIRSHASANA

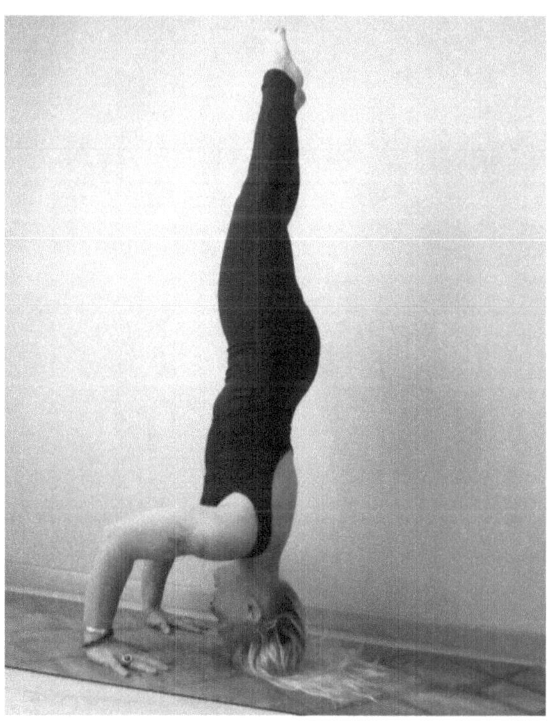

Wprawa w poprzedniej asanie jest bardzo ważna do wykonania Utripada Shirshasany. Twoja szyja i mięśnie środka (core) powinny być mocne, abyś łatwo mógł wejść w tę pozycję. Z pewnością któregoś dnia wykonanie tej asany przyjdzie ci automatycznie tak, że bez problemu wyprostujesz nogi do góry, ustawiając je w jednej linii z plecami. Musisz przestrzegać prostych zasad, jak w poprzedniej asanie.

Drishti: Nasagre (nos).

Uwaga: Zawsze zaleca się, aby po wykonaniu Shirshasany wykonać kilka minut Balasany (Pozycja Dziecka), Shavasany (Pozycja Trupa) lub po prostu zamknąć oczy i usiąść w Sukhasanie (siad skrzyżny).

EKA PADA SALAMBA SHIRSHASANA

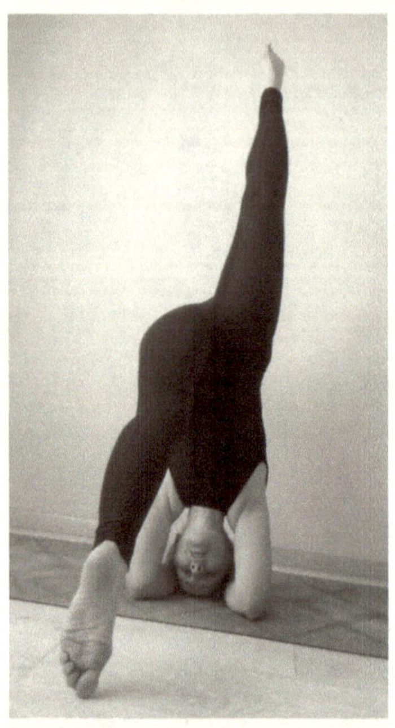

Uklęknij na macie. Połącz palce dłoni, ustawiając przedramiona na podłożu, łokcie rozstawione na szerokość barków. Odkręć ramiona lekko na zewnątrz, wciśnij wewnętrzną część nadgarstków mocno w podłogę. Umieść koronę głowy na macie, między splecionymi dłońmi, które wspierają tył głowy. Wyprostuj szyję. Wyprostuj nogi i zaangażuj stopy, podchodząc lekko w stronę ramion. Wydłużaj kręgosłup z każdym wydechem, odpychaj się od przedramion (głowa szyja i biodra tworzą prosty kręgosłup). Weź głęboki wdech, na wydechu unieś prawą nogę i wyprostuj ją wysoko nad biodrami. Niech plecy i prawa noga ułożą się w linię prostą. Lewa noga pozostaje wyprostowana na podłodze. Mocno aktywuj barki i ramiona, żeby odciążać koronę głowy i szyję. Utrzymuj równowagę, stale angażując mięśnie pleców, całego korpusu i nóg. Pozostań w asanie przez 20 sekund. Na wydechu, powoli opuść prawą nogę na podłogę, a następnie weź kolejny głęboki wdech i unieś nad ciało wyprostowaną lewą nogę. Po osiągnięciu doskonałości w tej pozycji, sprawdź, czy możesz też lekko oderwać drugą nogę od podłogi lub idź krok dalej, unosząc ją do połowy wysokości. Utrzymaj równowagę przez 20 sekund, a następnie zmień stronę.

Drishti: Padayoragrai (palce/stopy).

Korzyści: Ta pozycja otwiera biodra, ponieważ jedna noga zostaje na podłodze. Może uwolnić napięcie mięśni biodrowo-lędźwiowych, które jest czasami spowodowane niepokojem, emocjami i innymi czynnikami stresowymi. Odwrotny przepływ krwi pomaga stymulować więzadła oraz tkanki szyi i ramion. Poprawia także koncentrację i siłę pamięci.

SALAMBA SHIRSHASANA

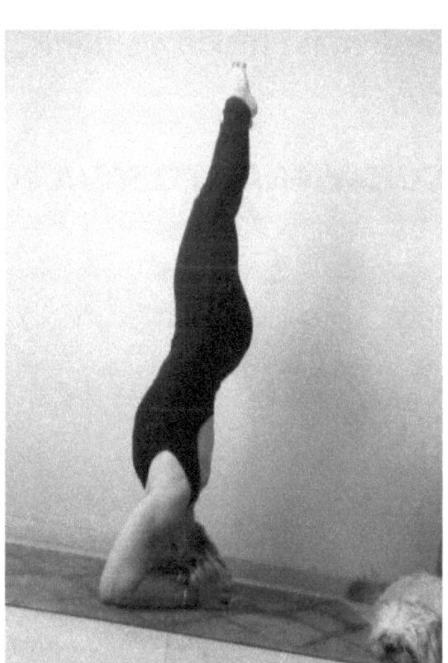

Kontynuuj poprzednią pozycję. Po nabraniu pewności siebie i wprawy, unieś nad ciało jedną nogę, a drugą - do połowy wysokości. Teraz spróbuj złączyć obie nogi w górze, napnij palce stóp i skieruj je do sufitu. Utrzymuj liniowe ułożenie głowy, szyi, barków, pleców, bioder, nóg i stóp. Zaangażuj mięśnie korpusu i nóg, odpychając się z przedramion i barków oraz kontrolując pozycję odwróconą i równowagę. Jeśli nadal nie masz pewności, ćwicz tę asanę pod ścianą. Kiedy już z łatwością podnosisz jedną nogę, a potem drugą, spróbuj przejść do następnego poziomu - weź głęboki wdech i unieś z podłogi obie nogi jednocześnie. Pozostań w pozycji przez 20 sekund, a następnie powoli, na wydechu opuść stopy na matę.

Drishti: Bhrumadhye (między brwiami).

Korzyści: Asana wzmacnia płuca, ramiona, nogi, okolice brzucha, szyję i kręgosłup. Uspokaja umysł, pomaga złagodzić stres i niepokój. Pobudza przysadkę mózgową i szyszynkę. Poprawia napięcie narządów jamy brzusznej. Usprawnia układ pokarmowy. Łagodzi objawy menopauzy. Działa terapeutycznie w przypadku astmy, bezpłodności, bezsenności i problemów z zatokami.

Środki ostrożności: Jest to pozycja średnio zaawansowana i zaawansowana. Początkowo ćwicz ją z plecami wspartymi o ścianę. Niektóre szkoły jogi sugerują, aby wykonywać Salambę Shirshasanę przed Sarvangasaną, inne - odwrotnie. Unikaj tej pozycji, jeśli masz uraz szyi lub pleców, ból głowy, choroby serca, wysokie ciśnienie krwi lub miesiączkę. Jeśli masz niskie ciśnienie, nie rozpoczynaj praktyki jogi od tej pozycji.

DANDASANA – POZYCJA KIJA

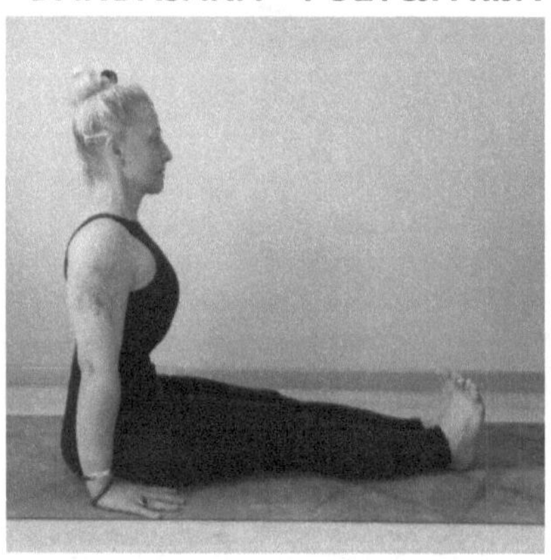

Usiądź na macie z prostymi nogami. Weź wdech, wydłuż kręgosłup i całkowicie wyprostuj nogi, angażując stopy, pięty wciśnij w matę, a palce skieruj do sufitu. Nie wyginaj dolnej części, ani nie zaokrąglaj górnej części pleców. Początkujący mogą również oprzeć plecy o ścianę. Trzymaj stopy, wewnętrzne części pięt i wnętrza kolan złączone. Angażuj i mocno aktywuj uda i łydki, podciągnij rzepki kolanowe. Wciśnij guzy kulszowe w matę. Nie podwijaj dolnej części pleców. Powoli unoś tułów, poczynając od miednicy, podczas gdy dłonie ułożone blisko bioder wciskasz w matę, palce skierowane do przodu. Trzymaj obojczyki i barki szeroko otwarte, klatka piersiowa uniesiona. Zassij pępek, tułów ustaw prostopadle względem maty. Unoś jeszcze wyżej koronę głowy, podbródek ustaw równolegle do podłogi.

Drishti: Bhrumadhye (między brwiami).

Korzyści: Asana rozciąga i wzmacnia barki, górną część pleców, klatkę piersiową i brzuch. Poprawia postawę. Łagodzi ból rwy kulszowej i działa leczniczo na astmę. Przygotowuje również do głębszych i trudniejszych póz, jest wprowadzeniem do większości pozycji siedzących. Wzmacnia koncentrację, skupienie i uspokaja umysł. Nasze myśli stają się jaśniejsze, umacnia się nasz związek z rzeczywistością.

Środki ostrożności: Jeśli nadal nie czujesz się komfortowo w tej pozycji, użyj kostki do jogi lub złożonego koca. Dzięki temu usiądziesz w taki sposób, aby guzy kulszowe były nieco wyżej niż nogi.

HINDOLASANA – POZYCJA KOŁYSKI

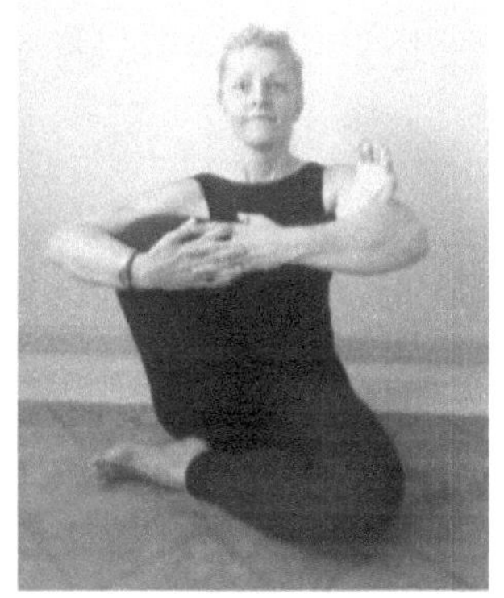

Zacznij od Sukhasany lub Dandasany. Zrób wdech, unieś prawą nogę. Na wydechu obejmij rękoma nogę od stopy po kolano, przyciągając ją do serca. Wewnętrzna strona, pomiędzy lewym bicepsem i przedramieniem blokuje prawą stopę, a wewnętrzna krawędź, pomiędzy prawym bicepsem i przedramieniem – zamyka prawe kolano. Robiąc wdech, spleć palce dłoni i przysuń prawą nogę jeszcze bliżej klatki piersiowej. Wyprostuj plecy i wyrównaj barki. Możesz ugiąć lewą nogę, kierując stopę do prawego pośladka lub wyprostować ją przed sobą. Zrób wydech, skręć ciało w lewo, a potem z kolejnym wydechem – skręć się w prawo. Wykonaj to kilka razy, a następnie zatrzymaj pozycję na 20 sekund. Na wydechu ostrożnie wyjdź z asany, opuszczając prawą nogę.

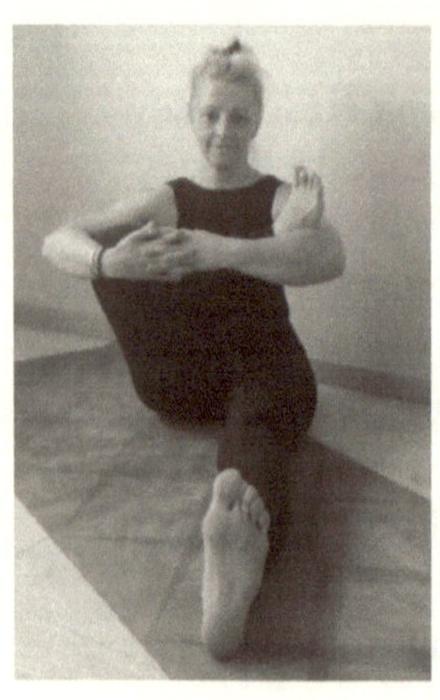 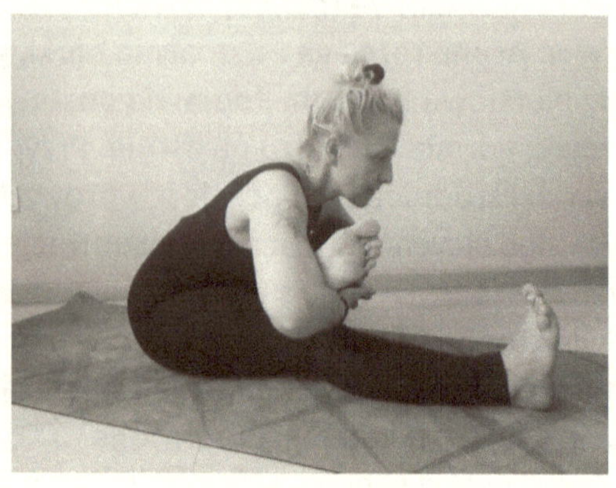

Aby dodać intensywności i pogłębić rozciąganie, możesz wykonać Hindolasanę z drugą nogą wyprostowaną przed siebie. Weź głęboki oddech, a następnie na wydechu wykonaj skłon do przodu w talii, nie zaokrąglając pleców.

Drishti: Bhrumadhye (między brwiami).

Korzyści: Asana doskonale otwiera biodra, a także rozciąga mięśnie pośladków, tyłu ud i łydek. Szczególnie rozciąga mięśnie pośladkowe: średni, wielki, mały i gruszkowaty. Wzmacnia pachwiny, rozciąga kolana i wzmacnia je. Uspokaja umysł. Odpręża dolną część ciała. Masuje narządy układu trawiennego i rozrodczego. Jest korzystna dla osób, które spędzają długie godziny pracując przy biurku, ponieważ łagodzi zmęczenie i sztywność, która występuje z powodu braku aktywności przez dłuższy czas. Co więcej, łagodzi ból nerwu kulszowego.

Środki ostrożności: Unikaj zaokrąglania pleców. Jeśli boli cię kolano, zaprzestań wykonywania tej pozycji. Jeśli pogłębiasz asanę poprzez skłon do przodu, upewnij się, że plecy są wyprostowane, zginaj się tylko w takim stopniu, w jakim nie jest to bolesne.

CHATUSHKONASANA

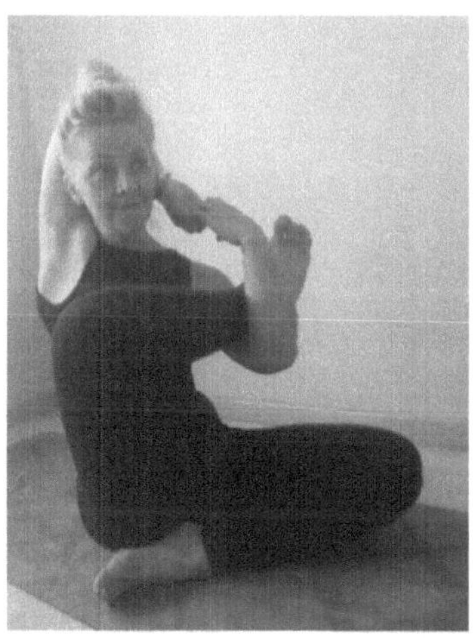

Zacznij od pozycji siedzącej. Zrób wdech, unieś prawą nogę i przybliż ją do klatki piersiowej, jak w poprzedniej asanie. Umieść lewą rękę pod prawym ścięgnem Achillesa, zegnij w łokciu i unieś przedramię. Teraz twoja prawa noga jest oparta w zgięciu między bicepsem a przedramieniem. Weź głęboki oddech i unieś prawą rękę nad głowę, zegnij w łokciu, aby przenieść ją za tył głowy. Zrób wydech, połącz obie ręce. Prawy łokieć jest skierowany do sufitu. Utrzymuj stabilną postawę, bez zaokrąglania pleców. Upewnij się, że głowa nie jest wysunięta do przodu, ani nie nadwerężasz karku. Zaangażuj mięśnie górnej części pleców i barków, rozszerz klatkę piersiową. Wykonuj asanę przez 20 sekund. Następnie, krok po kroku, wyjdź z pozycji w odwrotnej kolejności, niż w nią wchodziłeś i powtórz wszystko na drugą stronę.

Drishti: Bhrumadhye (między brwiami).

Korzyści: Oprócz zalet Hindolasany, ta pozycja jeszcze bardziej rozciąga pośladki, tyły nóg, łydki, barki, ramiona i górną część pleców. Usuwa sztywność i dyskomfort bioder, miednicy, pachwin, barków i górnych pleców. Wzmacnia ramiona, barki, plecy i szyję.

Środki ostrożności: Jest to zaawansowana poza, która wymaga już pewnego poziomu elastyczności. Unikaj jej, jeśli masz kontuzję barku, pleców, bioder, kolan, wysunięte dyski, słaby dolny odcinek pleców, kręgozmyk lub zwyrodnienie w odcinku szyjnym. Jeśli poczujesz przeciążenie lub dyskomfort karku, przerwij tę asanę.

PARIVRITTA PARSHVA BALASANA

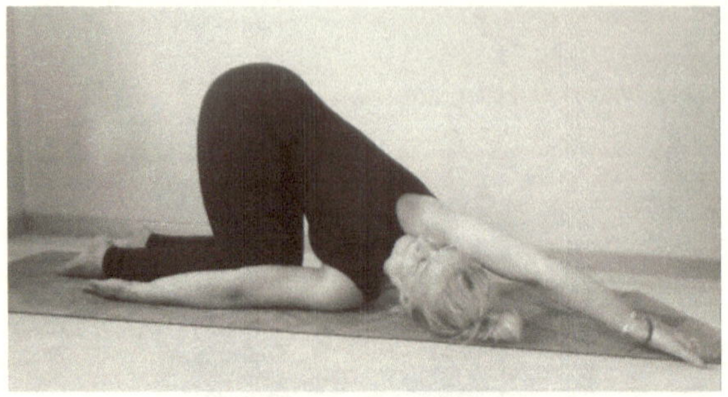

Na Zachodzie jest ona również nazywana Pozycją Nawlekania Igły. To doskonała asana, która łączy w sobie skłon do przodu, rozciąganie i skręt.

Zacznij od Bharmanasany (klęku podpartego) z kolanami i stopami rozstawionymi na odległość ok. 5 - 10 cm. Zrób wdech, połóż lewą rękę zewnętrzną częścią ramienia i barkiem na macie. Lewa skroń, policzek i ucho spoczywają na podłożu, a twarz zwrócona jest w prawo. Na wydechu sięgnij prawą ręką w kierunku przodu maty, umieszczając dłoń jak najdalej. Złap równowagę. Ponownie na wydechu skręć górną część tułowia w prawo do sufitu, przełóż lewe ramię za prawe kolano i sięgnij nim jak najdalej, tak aby grzbiet lewej dłoni położyć obok prawej stopy (ręka powinna leżeć blisko kolana, łydki i stopy). Wydech, sięgnij palcami prawej ręki najdalej jak możesz, wyrównując ramię z prawym bokiem ciała. Wydłużaj kręgosłup i szyję, aby jeszcze bardziej pogłębić skręt, uzyskując więcej przestrzeni między klatką piersiową, a biodrami. Pozwól, aby prawa strona górnej części tułowia była ułożona nad lewą, a biodra - bezpośrednio nad kolanami. Skręt ciała powinien mieć swój początek w odcinku piersiowym. Pozostań w tym skręcie przez 20 sekund.

Drishti: Parshva (prawa i lewa strona).

Korzyści: Asana rozciąga i wzmacnia ramiona, barki, szyję, klatkę piersiową, przestrzenie międzyżebrowe, brzuch, plecy i miednicę oraz zwiększa zakres ruchu tych części. Pobudza narządy jamy brzusznej i poprawia ich funkcje. To bezpieczna pozycja do pracy nad kontuzjami pleców i kręgosłupa. Napina jedną i rozciąga drugą stronę wewnętrznych i zewnętrznych mięśni skośnych brzucha.

Zmniejsza ból pleców i łagodzi niepokój.

Środki ostrożności: Nie wykonuj tej pozycji, jeśli masz przewlekły uraz pleców, barków, szyi lub jeśli cierpisz na przepuklinę dyskową, zapalenie stawów kręgosłupa lub zwyrodnienia w odcinku szyjnym.

BALASANA/GARBHASANA - POZYCJA DZIECKA

Jest to doskonała kontrapozycja, którą można włączyć między vinjasami, między asanami jogi, aby po prostu zrobić sobie przerwę, wyrównać oddech i zrelaksować się. Balasana jest również używana przez wielu praktykujących jako asana przed lub po Shirshasanie i jej odmianach.

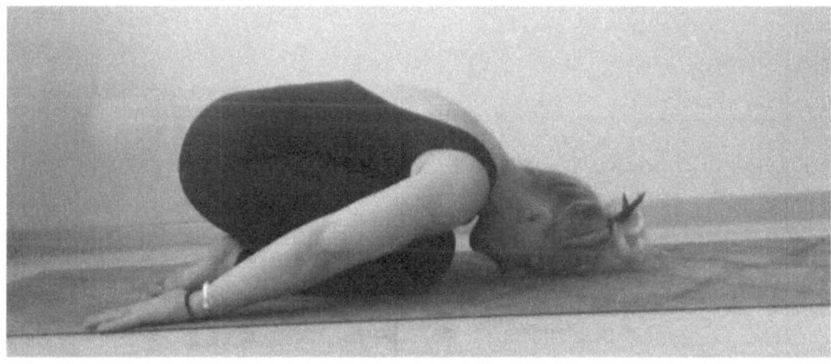

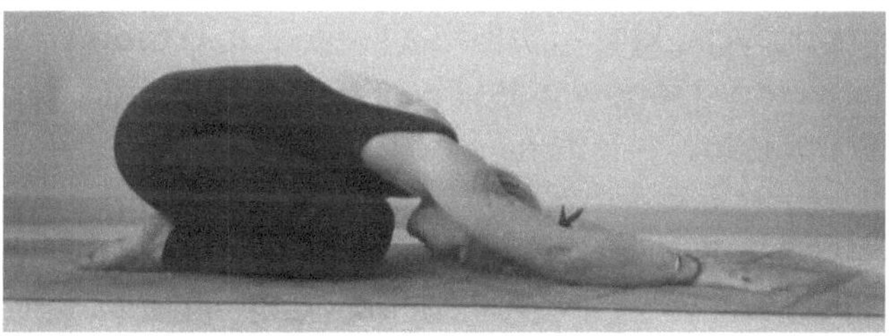

Uklęknij na macie, kolana i stopy złączone lub lekko rozstawione; usiądź na piętach. Z wydechem, powoli pochyl się do przodu i opuść czoło, aby oprzeć je na podłożu. Możesz trzymać ręce wzdłuż ciała, przy nogach, lub położyć przed głową, z dłońmi skierowanymi do podłogi. Pozwól klatce piersiowej delikatnie naciskać na uda lub pomiędzy udami, jeśli kolana są rozchylone. Pozostań w tej pozie przez minutę lub dłużej. Kiedy robisz wdech, wyobraź sobie, że wciągasz powietrze do pępka; przyciągnij go wtedy do kręgosłupa. Podczas wydechu, rozluźniaj ciało i ramiona. Aby zakończyć pozycję, połóż dłonie pod barkami i stopniowo podnoś górną część ciała, podczas wdechu powróć do pozycji siedzącej na piętach.

Drishti: Antara (do wewnątrz).

Korzyści: Jest to asana spoczynkowa. Odpręża ciało. Pomaga złagodzić zmęczenie i przywraca spokój. Łagodzi niepokój i stres. Koncentracja na oddechu pomaga zrelaksować umysł. Asana pomaga rozciągać i wydłużać kręgosłup. Odmładza ciało i umysł. Rozciąga kostki, biodra i ramiona. Stymuluje trawienie i wydalanie. Łagodzi ból szyi i pleców. Przynosi spokój i wyciszenie.

Środki ostrożności: Unikaj tej pozycji, jeśli cierpisz na biegunkę lub urazy kolan.

UPAVISTA PARIGHASANA 1

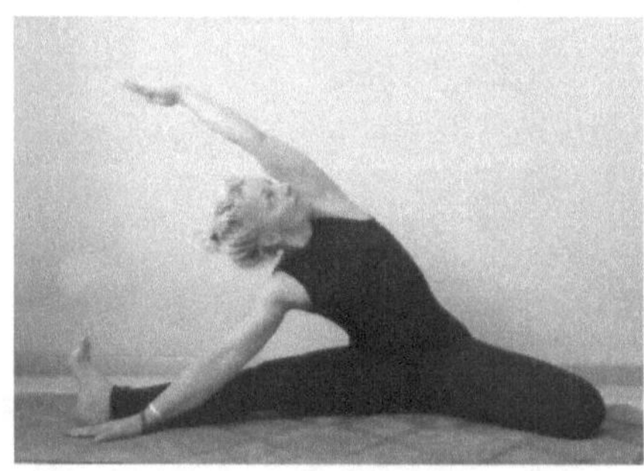

To doskonała pozycja, która rozluźnia kręgosłup i stanowi przeciwieństwo do skłonów w tył i w przód.

Zacznij od Dandasany, usiądź na środku maty.

Weź wdech, rozstaw szeroko nogi na boki. Prawa noga powinna być prosta, a lewą zegnij w kolanie i stopę przyciągnij do lewego pośladka. Zaangażuj mięsień czworogłowy prawej nogi, aby ją wyprostować, docisnąć piętę do maty, kierując palce do sufitu. Weź wdech, a następnie na wydechu sięgnij prawą dłonią do prawej nogi i umieść ją na macie w pobliżu wewnętrznej kostki. Na wdechu unieś bokiem lewą rękę nad głowę. Obróć tułów do boku i lekko w górę. Skręć zewnętrznie lewe ramię i ściągnij łopatkę w dół, wydłuż całą rękę aż po czubki palców. Lekko dociskaj prawą rękę do maty, aby pogłębić rotację tułowia. Niech lewa ręka i cała lewa strona będą wyrównane z prawą nogą. Pozostań w pozycji przez 20 sekund i powoli, podczas wdechu, wróć do pionu. Zmień ułożenie nóg i z wydechem wykonaj skłon do lewego boku.

Drishti: Urdhva (do nieba).

UPAVISTA PARIGHASANA 2

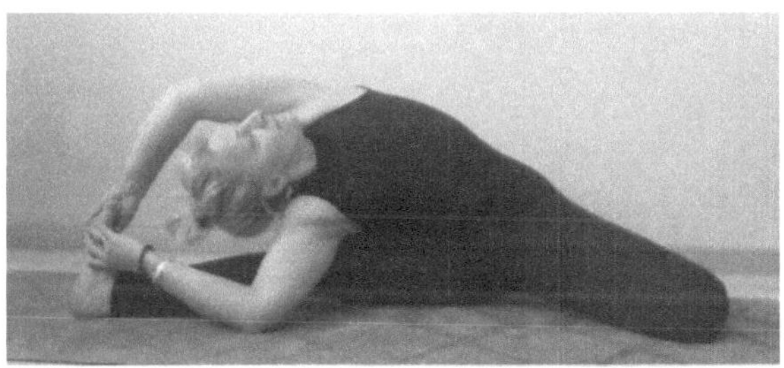

Kontynuuj poprzednią, łatwiejszą wersję pozycji. Na wydechu sięgnij dłonią z dołu, aby chwycić stopę prostej nogi, łokieć połóż na macie przed nogą. Zrób wydech, sięgnij dłonią z góry, aby chwycić stopę prostej nogi. Górna część tułowia powinna być wyrównana i równoległa względem prawej nogi, a górny bark umieszczony nad dolnym. Odwróć głowę w stronę sufitu.

Drishti: Urdhva (do nieba).

Korzyści: Asana stymuluje narządy jamy brzusznej. Rozciąga mięsień czworogłowy uda, tyły nóg i kostki. Rozciąga boki tułowia i kręgosłup. Otwiera barki i biodra.

Środki ostrożności: Nie wstrzymuj oddechu, gdy robisz zgięcie do boku. Wykonuj asanę powoli, jeśli zauważysz dyskomfort w dolnej części pleców lub w nogach. Jeśli w zgiętej do tyłu nodze odczuwasz ból kolana, zegnij nogę do wewnątrz, kierując stopę do pachwiny lub krocza.

PARIVRITTA UTTHITA PARSHVA PADA UPAVESHASANA 1 i 2

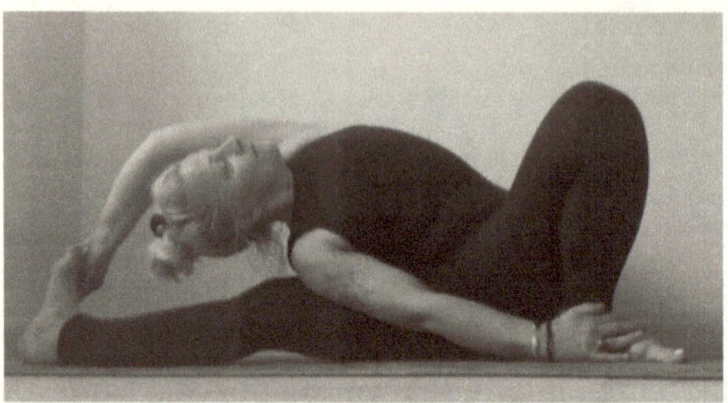

Zacznij od pozycji siedzącej (Sukhasana). Weź wdech, wyprostuj do boku prawą nogę, a lewą ugnij w kolanie i przyciągnij piętę do pachwiny, stopę układając palcami na zewnątrz. Lewe kolano powinno być ułożone nad lewą kostką. Z wydechem, powoli przechyl górną część ciała w prawą stronę, sięgnij prawą ręką w poprzek, aby chwycić lewą kostkę/stopę. Lewą rękę przenieś nad głową i chwyć prawą stopę. Z kolejnym wydechem, powoli obróć głowę i spójrz w sufit. Lewy bark powinien być ułożony nad prawym. Pozostań w asanie 20 sekund, a następnie kontynuuj kolejny wariant, **Parivritta Utthita Parshva Pada Upaveshasana 2.** Na wdechu przenieś prawą rękę i umieść ją na prawej stopie wyprostowanej nogi. Pozostań w pozycji 20 sekund.

Ta asana jest podobna do Upavista Parighasany 2, ale tutaj stopa ugiętej nogi jest ustawiona tuż przed guzem kulszowym, a kolano skierowane jest do sufitu.

Niektóre szkoły jogi zamieniają kolejność obu asan, uważając pierwszą z nich za drugą i odwrotnie.

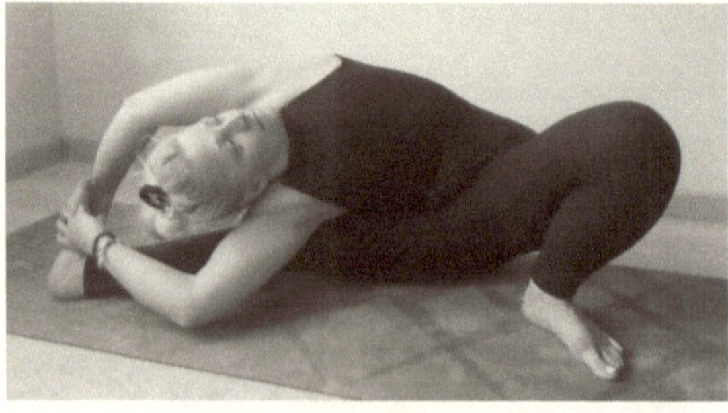

Drishti: Urdhva (do nieba).

Korzyści: Obie asany rozciągają i wzmacniają nogi oraz usuwają sztywność bioder i pachwin. Rozciągają również boki ciała. Rozluźniają i otwierają ramiona, górną część pleców i barki. Usprawniają funkcje narządów rodnych. Masują organy wewnętrzne. Redukują tkankę tłuszczową z brzucha i modelują mięśnie tej okolicy.

Środki ostrożności: To asany średnio zaawansowane i zaawansowane. Osoby z urazami kolana, biodra lub dolnej części pleców powinny unikać tych pozycji.

PARIVRITTA JANU SHIRSHASANA

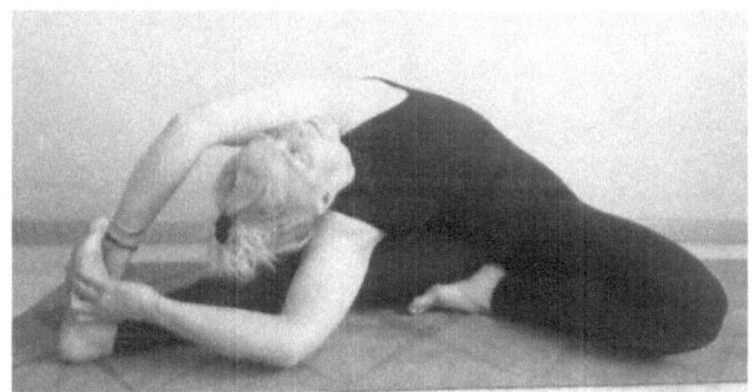

Jest to kolejna odmiana Parivritta Utthita Parshva Pada Upaveshasany 2, z tą tylko różnicą, że stopa zgiętej nogi jest przy pachwinie, a kolano leży na macie do boku. Obie ręce chwytają stopę prostej nogi. Górne ramię i tułów są jeszcze bardziej obrócone w kierunku sufitu. Umożliwia to dalsze rozciąganie i rozszerzanie klatki piersiowej i barków. Ważnym elementem takiego ułożenia ciała jest to, że tył głowy dotyka kolana prostej nogi. Łokieć dolnego ramienia spoczywa na macie przed wyprostowaną nogą.

Drishti: Urdhva (do nieba).

Korzyści: Ta pozycja przynosi podobne korzyści, jak poprzednie asany. Dodatkowym efektem jest pogłębione rozciąganie boków ciała. Gdy głowa dotyka prostej nogi, następuje jeszcze głębsze rozciągnięcie pachwin, miednicy i kolan. Jedyną modyfikacją jest ułożenie stopy ugiętej nogi oraz większy skręt i uniesienie tułowia, co dodatkowo intensyfikuje masaż mięśni i narządów brzucha.

Środki ostrożności: Jest to pozycja średnio zaawansowana oraz zaawansowana i wymaga już pewnego poziomu elastyczności. Unikaj jej, jeśli masz urazy kolana, biodra lub dolnej części pleców.

BADDHA KONASANA – POZYCJA SPĘTANEGO KĄTA, w dzisiejszych czasach jest znana również jako POZYCJA TRONU lub POZYCJA MOTYLA

Ta asana występuje jako Bhadrasana w XV-wiecznej „Hatha Pradipika" i jest wspominana jako poza do Dharany/Dhyany (koncentracji/medytacji).

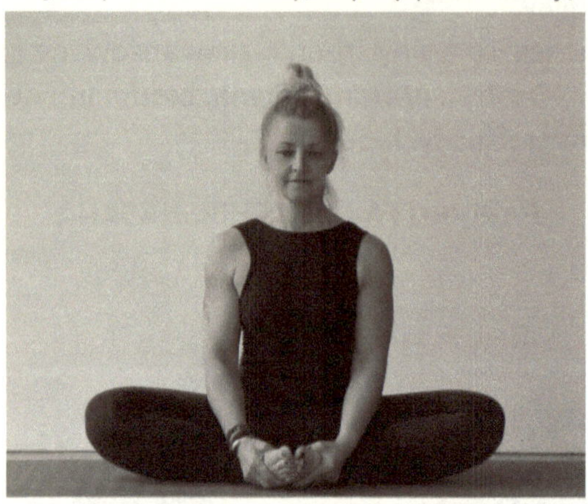

Zacznij od pozycji siedzącej lub od Dandasany.

Zrób wdech, ugnij kolana i złącz podeszwy stóp. Niech kolana opadną na boki. Na wydechu przysuń stopy jak najbliżej krocza, ale tak, aby nie odczuwać dyskomfortu w kolanach. Zrób wydech, mocno ściśnij zewnętrzne krawędzie stóp i rozłóż stopy jak książkę, używając dłoni. Zewnętrzna część łydek spoczywa na macie, kręgosłup wydłużony, łopatki ściągnięte w dół i oddalone od uszu. Zachowaj neutralne ułożenie głowy. Spójrz przed siebie lub zamknij oczy.

Drishti: Nasagre (nos) lub Antara (do wewnątrz).

Korzyści: Doskonała pozycja, aby uwolnić biodra i pachwiny od sztywności i zmęczenia. Rozciąga nogi, zwłaszcza wewnętrzną stronę ud, kolan, kostek i stóp. To asana dobra dla osób spędzających wiele godzin przy biurku, ponieważ koryguje problemy z postawą. Pomaga zmniejszyć łagodną depresję, niepokój i zmęczenie. Łagodzi objawy menopauzy. Ma terapeutyczny wpływ na płaskostopie, nadciśnienie, bezpłodność i astmę. Jest doskonała dla kobiet w ciąży, ułatwia poród. Pobudza serce i poprawia krążenie krwi. Aktywuje przywspółczulny układ nerwowy, usuwa stres i niepokój. Pobudza układ rozrodczy.

Środki ostrożności: Unikaj tej pozycji, jeśli masz słabe kolana lub ich kontuzję. Nie wykonuj skłonu w przód, jeśli masz urazy dolnej części pleców.

Baddha Konasana wykonywana w skłonie do przodu jest znana jako
TARASANA – POZYCJA GWIAZDY

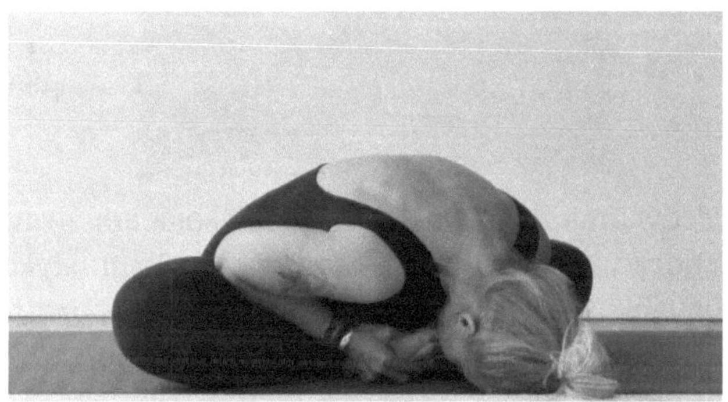

Kontynuuj Baddha Konasanę. Weź głęboki oddech i na wydechu, powoli pochyl się do przodu, dotykając czołem maty lub palców stóp. Możesz też spróbować czubkiem głowy dotknąć rozłożonych jak kołyska stóp (stopy muszą być jednak nieco oddalone od ciała). Zamknij oczy i powoli oddychaj.

Drishti: Antara (do wewnątrz).

Korzyści: Guru B. K. S. Iyengar mówi: „Po wykonaniu tej pozycji czujesz się wypoczęty, jakbyś obudził się z długiego snu". Asana pomoże ci, jeśli cierpisz na problemy z rwą kulszową. Działa dobrze w przypadku niedogodności związanych z menopauzą, takich jak uderzenia gorąca. Zwiększa elastyczność kolan, pachwin i kostek. Przy zgięciu do przodu ta pozycja rozciąga również mięśnie wokół bioder, dolnej części pleców i wewnętrznych pachwin, co zwykle się nie dzieje w innych skłonach w przód. Dodatkowo stymuluje organy jamy brzusznej, narządy rozrodcze, jajniki, prostatę, nerki i pęcherz.

Środki ostrożności: Nie wykonuj tej pozycji, jeśli masz kontuzję dolnej części pleców, problemy z kolanem, dolegliwości w dolnym odcinku kręgosłupa, pachwinach lub problemy z wysuniętymi dyskami.

BADDHA KONASANA - odmiana

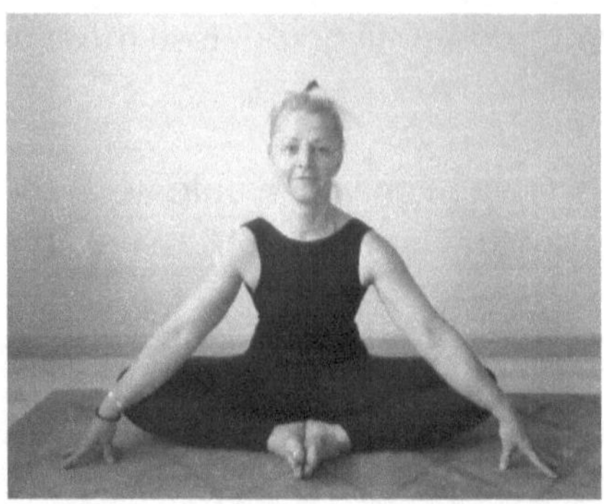

Opuszki palców umieść na macie, tuż przed kolanami. Jest to znakomita pozycja po powrocie z Tarasany lub do praktykowania Dharany/Dhyany (koncentracji/medytacji). Możesz pozostać w tej asanie, aby skupić się, odprężyć i napełnić nową energią.
Drishti: Nasagre (nos).

PADANGUSHTA URDHVA UPAVISTHA KONASANA

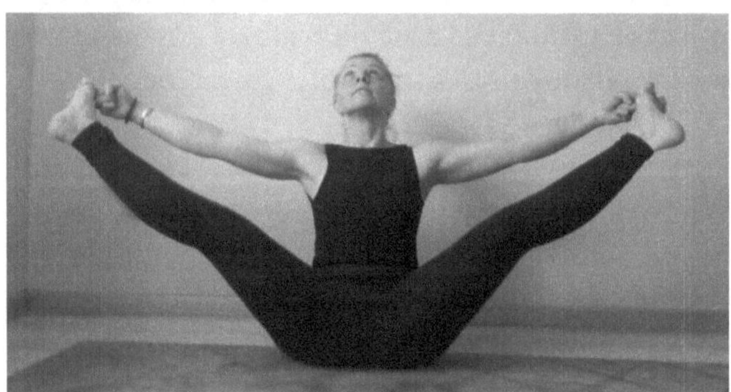

Zacznij od pozycji siedzącej, podeszwy stóp złączone, nogi zgięte, kolana na macie. Weź wdech, palcami wskazującymi i środkowymi dłoni chwyć i owiń duże palce stóp. Osadź mocno guzy kulszowe na macie i skoncentruj się na równowadze. Weź głęboki wdech, a na wydechu unoś i wyciągaj w powietrzu obie nogi, aż do wyprostu. Napnij mięśnie korpusu i czworogłowe ud, podciągnij rzepki kolanowe. Balansuj na pośladkach i kości ogonowej, utrzymując wyprostowany i mocny kręgosłup. Możesz patrzeć prosto przed siebie lub w kierunku sufitu. Na początku nogi nie będą ustawione dokładnie po bokach ciała, ale lekko z przodu i z delikatnie ugiętymi

kolanami. W miarę regularnych ćwiczeń, z czasem osiągniesz
większą elastyczność i pełnię tej pozy. Wykonuj asanę przez 20
sekund, a następnie, na wydechu opuść nogi do pozycji wyjściowej.
Drishti: Bhrumadhye (między brwiami), jeśli patrzysz przed siebie
lub Urdhva (w górę, w kierunku nieba), jeśli patrzysz w sufit.
Korzyści: Asana buduje siłę i zwiększa elastyczność tyłu nóg,
tułowia, ud i łydek. Rozciąga nogi, ścięgna Achillesa, biodra,
ramiona, pachy, mięsień czworoboczny i barki. Wzmacnia dolną
część pleców. Poprawia postawę i wydłuża kręgosłup. Polepsza
koncentrację, uspokaja umysł.
Środki ostrożności: Nie wykonuj tej pozycji, jeśli masz uraz dolnej
części pleców, kolana lub ból i uraz kości ogonowej. Wskazane jest,
aby kolana były lekko ugięte, aby uniknąć przeprostu nóg. Nie patrz
w górę, jeśli masz problemy z ciśnieniem krwi. Jeżeli nie potrafisz
jeszcze podnieść obu nóg jednocześnie, możesz unieść najpierw
jedną, a potem drugą nogę.

DWI HASTA PADA PARIVRITTA UPAVISTHA KONASANA

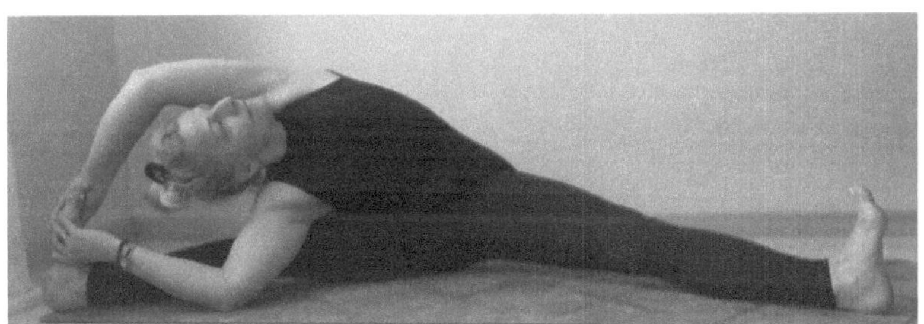

Zacznij od pozycji siedzącej. Na wdechu rozłóż jak najszerzej do
boków proste nogi. Napnij uda i podciągnij rzepki kolanowe. Siedź
prosto, unikając opadania lub zaokrąglania pleców. Palce stóp
powinny być skierowane do góry, aby chronić wewnętrzne więzadła
kolan. Zrób wdech, sięgnij prawą dłonią do prawej stopy od
wewnątrz, łokieć oprzyj na macie. Lewą rękę przenieś górą, nad
głową i złap stopę od zewnątrz. Wydłużaj boki ciała i plecy, otwieraj
klatkę piersiową. Podczas wydechu - odwracaj klatkę i głowę do
sufitu, kładąc plecy na udzie, rozkładając łokcie do boków (gdy
górne ramię nie jest zwrócone do sufitu, wtedy ta pozycja nazywana
jest Parshva Upavista Konasana). Pozostań w asanie przez 20

sekund, a następnie powoli, podczas wdechu wróć i wykonaj to samo na drugą stronę.

Drishti: Urdhva (do nieba).

Korzyści: Ta pozycja w pełni rozciąga boki ciała i rozszerza klatkę piersiową. Wyciągnięcie i wydłużenie działają dobrze na układ limfatyczny i odpornościowy oraz na detoksykację. Doskonale otwiera biodra i rozciąga nogi, pachwiny, pośladki, boki dolnej części pleców, mięśnie skośne brzucha, tricepsy, pachy, barki i ramiona. Modeluje mięśnie brzucha. Redukuje tkankę tłuszczową w okolicy brzucha.

Środki ostrożności: Jest to zaawansowana pozycja, która wymaga odpowiedniej praktyki i dobrej elastyczności. Jeśli nie możesz chwycić stopy, użyj paska do jogi. Nie wykonuj tej asany, jeśli masz kontuzję kolana, bioder lub dolnego odcinka pleców.

PADANGUSHTA UPAVISHTA KONASANA

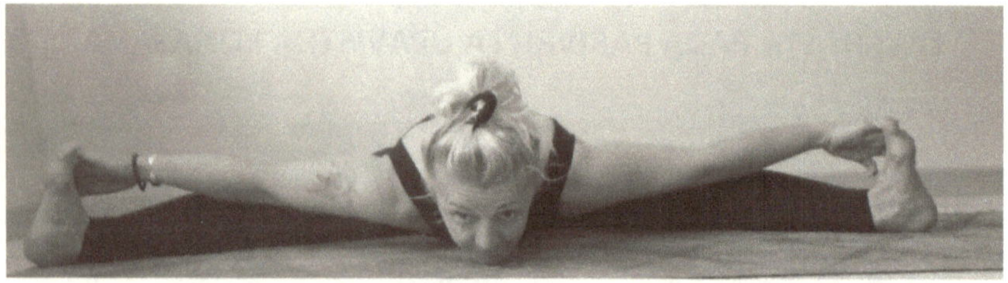

Zacznij od pozycji siedzącej. Weź wdech, wyprostuj nogi jak najszerzej do boków, podciągnij rzepki kolanowe i napnij uda. Usiądź prosto i unikaj zaokrąglania lub zapadania się pleców. Pięty wciskaj w matę, a palce stóp skieruj do góry (tzw. flex), aby chronić wewnętrzne więzadła kolan. Zrób wydech, prawą ręką chwyć prawą stopę, a lewą - lewą. Gdy złapiesz stopy po zewnętrznej stronie, górna część tułowia będzie lekko pochylona do przodu, ale nawet w tym momencie nie zaokrąglaj pleców. Na wdechu popatrz w górę. Wydychając powoli powietrze, pochyl się do przodu z bioder i dotknij maty brodą lub czołem. Spróbuj ściągnąć przednią część barków do maty. U niektórych osób w skłonie do przodu plecy będą zaokrąglone, ale niech to nikogo nie zniechęca. Ćwicz wyprost pleców, gdy podbródek opiera się na macie. Wykonuj asanę przez

20 sekund, a następnie weź głęboki wdech i wróć do pozycji pionowej, zdejmując ręce ze stóp.

Drishti: Bhrumadhye (między brwiami).

Korzyści: Asana stymuluje narządy jamy brzusznej i organy rozrodcze. Rozciąga nogi, barki, górną część pleców, szyję, klatkę piersiową i ramiona. Wzmacnia kręgosłup i mięśnie środka. Uspokaja mózg. Uwalnia sztywność bioder, miednicy i pachwin.

Środki ostrożności: Unikaj tej pozycji, jeśli masz uraz dolnej części pleców. Na początku staraj się wykonywać skłon do przodu, tylko tak nisko, jak potrafisz. Możesz umieścić kostkę do jogi przed sobą na wypadek, gdyby podbródek lub czoło nie dotykały maty.

PASCHIMOTTANASANA 1

Paschimottanasana była jedną z pozycji użytych w badaniu, które zostało opublikowane w styczniu 1990 r. pt."Efekty praktyki asan jogi na skurczowe odstępy czasu w czynności serca" („Effect of Yogasana practice on cardiac function of systolic time interval", Fundacja Johna E. Fetzer, 9292 west K.L. Avenue, Kalamazoo, Michigan 49009, USA[3]

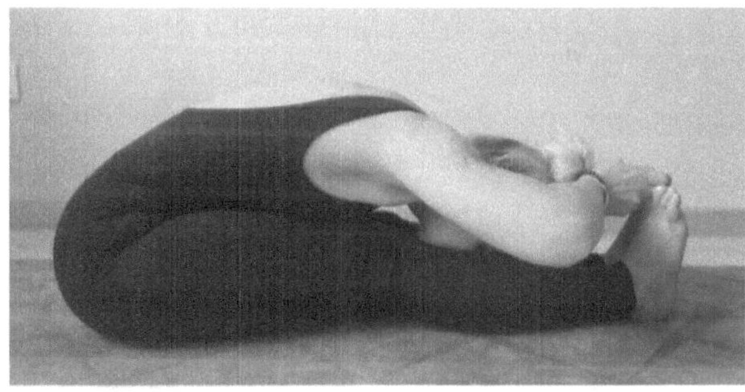

Ilustracja tej pozycji znajduje się w tekście o jodze „Yogapradipika"z 1830 r.

Metoda: Zacznij od Dandasany. Zrób wdech, unieś obie ręce nad głowę i wydłuż kręgosłup. Na wydechu pochyl się z bioder i przenieś ręce do stóp, chwytając dwoma palcami i kciukiem paluchy obu nóg. Spójrz na swoje stopy, weź głęboki oddech, a na wydechu

---

3 https://pubmed.ncbi.nlm.nih.gov/22557686/

całkowicie pochyl się do przodu, opierając brzuch na udach i wydłużając kręgosłup. Siłą łokci i chwytem palców spróbuj jeszcze bardziej pociągnąć kręgosłup, kierując twarz lub nos do kolan albo piszczeli. Łokcie skieruj na boki. Nie pozwól, aby kolana i stopy się rozsunęły. Pozostań w pozycji przez 20 sekund. Weź wdech, powoli wracając do Dandasany.

Drishti: Padayoragrai (stopy), jeśli wykonujesz skłon do połowy. Nasagre (nos), gdy jesteś w pełnej pozycji.

Korzyści: Asana rozciąga tyły nóg i uelastycznia biodra. Jest doskonała dla biegaczy. Uspokaja umysł, łagodzi stres i poprawia nastrój. Rozciąga, wydłuża plecy i kręgosłup oraz otwiera sztywne barki. Modeluje mięśnie brzucha. Zapobiega problemom z przedwczesnym wytryskiem. Poprawia płodność.

Środki ostrożności: Unikaj tej pozycji, jeśli masz kontuzjowane ramiona, biodra, kostki lub barki. Nie rób tej asany na siłę. Początkujący mogą używać paska do jogi, jeśli mają trudności z chwytaniem palców u stóp. Wykonaj skłon do przodu tylko na tyle głęboko, na ile jest to komfortowe. Kobiety w ciąży lub osoby z większym brzuchem mogą rozsunąć nogi szerzej.

PASCHIMOTTANASANA 2

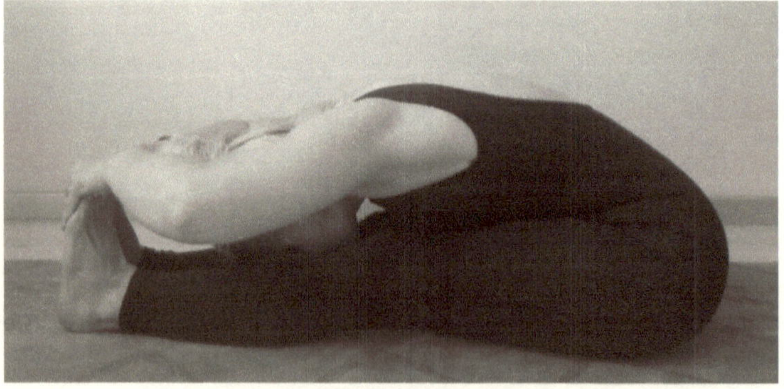

Technika wykonania asany jest taka sama, jak wyżej. Niewielka modyfikacji polega na tym, że należy chwycić palce stóp od góry.

TRIANGAMUKHAIKAPADA PASCHIMOTTANASANA

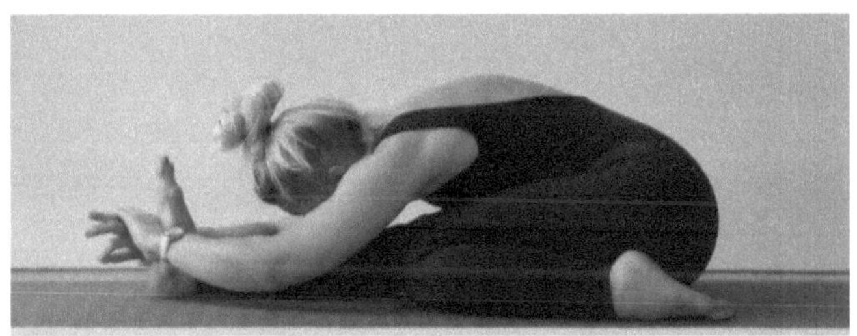

Zacznij od Dandasany. Zrób wdech, zegnij prawą nogę w kolanie, umieść stopę obok lewego pośladka tak, aby piszczel i grzbiet stopy spoczywały na macie. Upewnij się, że uda są złączone, a prawa noga jest wyprostowana. Nie przenoś ciężaru ciała na jedną stronę, ale stabilnie wbij oba guzy kulszowe w matę. Weź wdech, unieś ręce nad głowę. Zrób wydech, pochyl się do przodu w talii. Owiń podeszwę prawej stopy dłońmi, a czołem lub podbródkiem dotknij kolana albo piszczeli. Prawą ręką chwyć lewy nadgarstek, a lewą dłoń ułóż w Jnana Mudrę. Możesz też po prostu spleść dłonie lub użyć paska do jogi.

Niech twój brzuch miękko opadnie w kierunku kręgosłupa i w przód, a żebra otoczą kolano. Łopatki skieruj w dół. Wyciągnij łokcie na boki w linii z barkami, unieś mostek. Sprawdź, czy jeden bark nie opada niżej niż drugi, dbaj o liniowe ułożenie ciała. Zostań w asanie 20 sekund. Zrób wdech, zwolnij uchwyt wokół stopy i wróć do pozycji wyjściowej. Powtórz wszystko na drugą stronę.

Drishti: Nasagre (nos).

Korzyści: To uspokajająca pozycja. Napina i stymuluje miednicę i narządy wewnętrzne. Wspomaga trawienie i wyrównuje pracę wątroby, pomaga przy nadmiernym wydzielaniu żółci, zmniejsza wzdęcia, łagodzi zaparcia. Uelastycznia nogi i koryguje płaskostopie. Otwiera sztywne barki i rozciąga plecy.

Środki ostrożności: Jest to pozycja średnio zaawansowana i zaawansowana. Nie wykonuj jej, jeśli masz ból lub kontuzję kolan oraz problemy z dolnym odcinkiem pleców.

MARICHYASANA 1 – POZYCJA MĘDRCA MARICHI 1

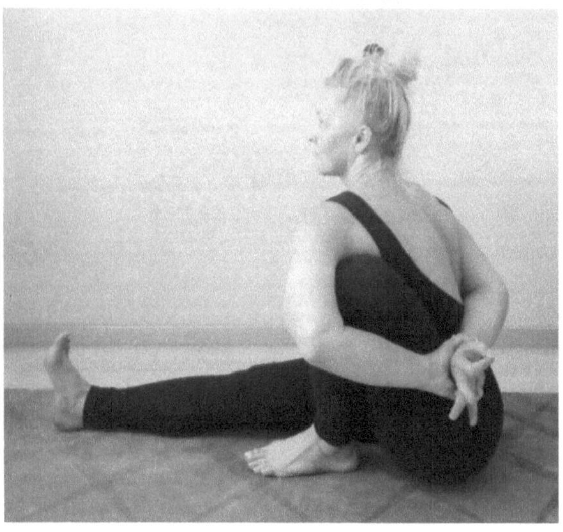

Etap I

*W książce „Yoga Makaranda" T. Krishnamacharyi z 1934 r. ta pozycja nazywa się **Marichasana Sannaha Sthiti**.*

Zacznij od Dandasany (Pozycja Kija). Zegnij lewą nogę w kolanie i umieść stopę blisko środka pośladka. Zachowaj odległość mniej więcej na szerokość dłoni pomiędzy lewą stopą a prawym udem. Prawa noga jest wyprostowana, jej mięśnie zaangażowane, a palce stopy skierowane do sufitu. Zrób wydech, pochyl się delikatnie do przodu, lewe kolano owiń lewym ramieniem, a prawą rękę przenieś za plecy. Prawą dłonią chwyć lewy nadgarstek, a palce ułóż w Jnana Mudrę (jeśli jest to zbyt trudne, zwyczajnie spleć palce lub użyj paska do jogi). Weź głęboki oddech, a na wydechu wyprostuj plecy i spójrz przed siebie.

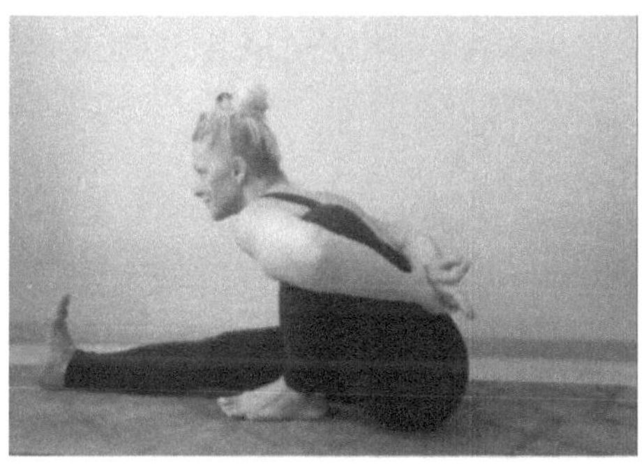

Etap II

Kontynuuj poprzednią pozycję. Na wydechu wykonaj półskłon do przodu w talii, nie zaokrąglając pleców.

„Yoga Makaranda" T. Krishnamacharyi z 1934 r. nazywa etap III asany jako **Marichasana Paristhiti**.

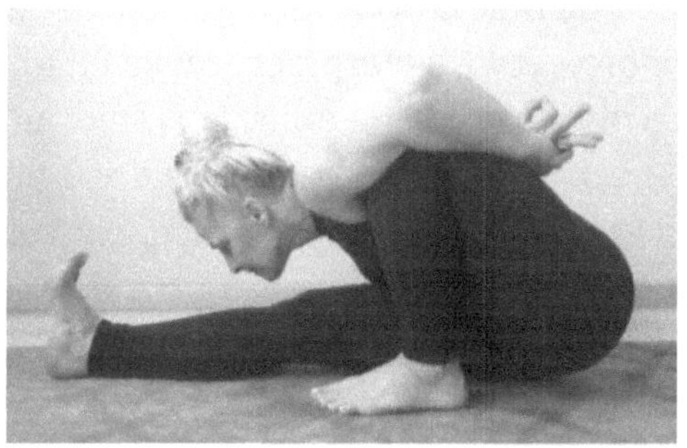

Etap III

Kontynuuj wcześniejszą pozycję. Zrób wydech, pochyl się do przodu z bioder, aż podbródek znajdzie się nad kolanem prostej nogi. Niech brzuch spocznie na prawym udzie. W każdym z etapów asany pozostań po 20 sekund. Pamiętaj, żeby wszystko powtórzyć następnie na drugą nogę.

Drishti: Bhrumadhye (między brwiami) dla wszystkich trzech części.

Korzyści: Pozycja rozciąga tyły nóg, biodra, plecy, ramiona i barki. Jest to znakomita poza dla biegaczy i sportowców. Masuje i odtruwa narządy wewnętrzne. Pobudza organy rozrodcze. Wzmacnia biodra i nogi.

Środki ostrożności: Nie wykonuj powyższych asan, jeśli masz kontuzję pleców, bioder lub kolan.

MARICHYASANA 2 - POZYCJA MĘDRCA MARICHI 2

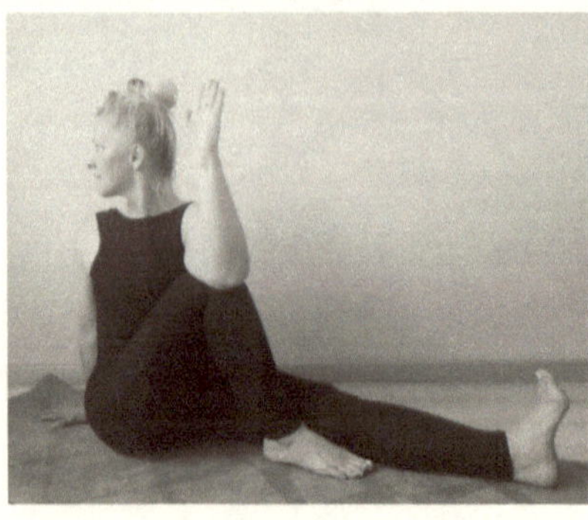

Różne szkoły jogi odmiennie numerują warianty Marichyasany 1 i 2. Jednak nie można powiedzieć, że jedna szkoła ma rację, a inna nie. Najistotniejsza jest właściwa metodyka i technika wykonania odmian i wersji asany.

Metoda: Zacznij od Dandasany. Weź wdech, zegnij prawą nogę i połóż prawą stopę na macie obok lewego kolana lub w wygodnej odległości od biodra. Aby się wesprzeć, z wydechem połóż prawą rękę na macie za plecami, a lewą unieś i przenieś przez prawe kolano. Zrób wydech, przyciśnij lewe ramię do zewnętrznej części prawego kolana i zegnij lewy łokieć, kierując dłoń do sufitu. Obróć głowę w prawo, wyrównując ją z prawym barkiem i spójrz za siebie. Wciśnij guzy kulszowe w matę i wydłuż kręgosłup. Z każdym wydechem skręcaj się jeszcze bardziej w prawo. Utrzymuj wyprostowaną i aktywną lewą nogę, palce stopy skieruj do góry. Wyrównaj barki i otwórz klatkę piersiową. Nie zaokrąglaj górnego, ani nie wyginaj dolnego odcinka pleców.

Drishti: Parshva (prawa/lewa strona).

Korzyści: To jedna z podstawowych pozycji, często włączanych do sesji jogi, aby złagodzić zmęczenie. Otwiera sztywne barki, dolną część pleców i nogi. Jest świetna dla osób, które odczuwają dyskomfort i ból w dolnym odcinku kręgosłupa. Rozciąga tyły nóg, biodra, miednicę, plecy i ramiona. To znakomita poza dla biegaczy i sportowców. Masuje narządy jamy brzusznej i pobudza gruczoły wydzielania wewnętrznego. Wzmacnia biodra i nogi. Zwiększa elastyczność i siłę mięśni kręgosłupa i pleców.

Środki ostrożności: Sprawdź, czy jeden bark nie jest wyżej niż drugi. Nie odchylaj się i nie opieraj całym ciężarem na tylnej dłoni.

SUKHA MATSYENDRASANA 1 – ŁATWA POZYCJA WŁADCY RYB 1

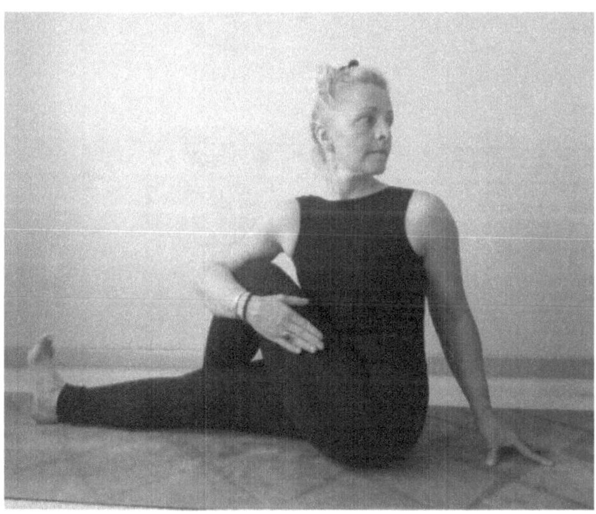

Jedyna różnica między tą pozycją a poprzednią jest taka, że stopa
zgiętej nogi jest umieszczona od zewnątrz prostej nogi, za kolanem.
Przeciwległe ramię oplata i przytula kolano oraz zewnętrzną część
uda ugiętej nogi.

Drishti: Parshva (prawa/lewa strona).

Korzyści: To jedna z podstawowych i fundamentalnych pozycji,
łagodzących ból w dole pleców i w biodrach. Kilkoro znanych nam
nauczycieli wplata tę asanę w trakcie lub na samym końcu zajęć
jogi. Przynosi ona takie same korzyści, jak poprzednia pozycja.

Środki ostrożności: Nie wykonuj tej asany, jeśli masz biegunkę, ból
głowy lub cierpisz na bezsenność.

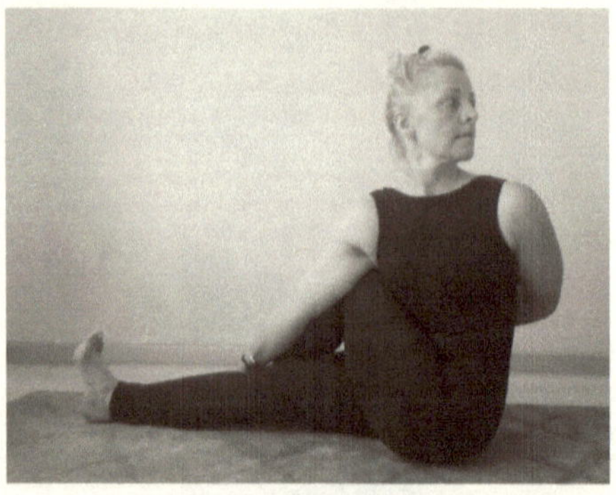

Kontynuuj poprzednią pozycję. Zrób wydech, sięgnij prawą ręką za zgiętą lewą nogę, aby chwycić zewnętrzną stronę lewej stopy. Prawa ręka powinna być prosta, bez uczucia dyskomfortu i bólu w łokciu. Zrób wydech, przenieś lewą rękę za siebie, zegnij ją w łokciu, oprzyj dłoń na dolnej części pleców lub prawym udzie. Zrób wdech, wydłuż kręgosłup do sufitu, aby na wydechu skręcić górną część tułowia (odcinek piersiowy) w lewo, spoglądając za siebie. Zaangażuj i napnij mięśnie prawej nogi, palce stopy skieruj do góry. Nie zaokrąglaj pleców.

W innym, łatwiejszym wariancie tylne ramię jest umieszczone na macie za ciałem, a głowa nie jest zwrócona do tyłu, ale ustawiona jest neutralnie; wzrok skierowany przed siebie, do prostej nogi.

Drishti: Bhrumadhye (między brwiami).
Korzyści: Asana masuje brzuch i narządy wewnętrzne oraz oczyszcza je. Napina mięśnie środka i redukuje tkankę tłuszczową w okolicach brzucha. Odblokowuje sztywność barków, bioder i dolnej części pleców oraz wzmacnia ramiona i nogi.
Środki ostrożności: W wersji zaawansowanej asana wymaga już pewnej elastyczności ramion i górnej części ciała. Unikaj tej pozycji, jeśli masz biegunkę lub uraz dolnego odcinka kręgosłupa.

AKARNA DHANURASANA

potocznie znana jako POZYCJA ŁUCZNIKA, POZYCJA ŁUKU I STRZAŁY
lub POZYCJA STRZELAJĄCEGO ŁUKU
A - „w kierunku lub w pobliżu", karna - „ucho", dhanura - „łuk".

Pozycja nawiązuje do tej części eposu „Ramajana", w której niemowlę, maleńka Sita, podnosi ogromny łuk Sziwy. Gdy Sita osiąga wiek zamążpójścia, tylko Pan Rama jest w stanie dzierżyć łuk, stając się w ten sposób jej mężem.
Pozycja ta jest wymieniona jako Dhanurasana w XIX-wiecznym tekście o jodze „Sritattvanidhi", a B. K. S. Iyengar wspomina ją w swojej książce „Światło jogi" z 1966 r.

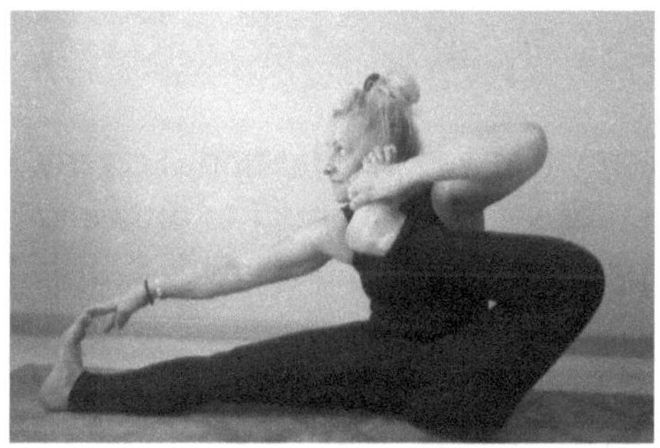

Zacznij od Dandasany. Zrób wydech, prawą dłonią sięgnij do prawej stopy i chwyć paluch, a lewą dłonią złap lewą stopę od zewnątrz i od spodu. Weź głęboki wdech i unieś lewą stopę, przykładając ją do lewego ucha. Sprawdź, czy guzy kulszowe są mocno osadzone i dociśnięte do maty. Prawa noga jest wyprostowana. Plecy nie powinny być zaokrąglone. Zachowaj neutralne ułożenie głowy i patrz przed siebie. Wytrzymaj w pozycji 20 sekund. Zrób wydech, powoli odłóż lewą nogę na matę i wykonaj to samo na drugą stronę.
Drishti: Bhrumadhye (między brwiami).
Korzyści: To świetna asana dla osób spędzających wiele godzin przy biurku. Zwiększa ona pojemność płuc i reguluje oddychanie, otwiera biodra. Pobudza narządy jamy brzusznej. Wzmacnia nogi. Poprawia trawienie. Reguluje cykl menstruacyjny.
Środki ostrożności: Unikaj jej, jeśli masz kontuzję dolnej części pleców lub kolan. W przypadku trudności z utrzymaniem równowagi na pośladkach, wesprzyj się bokiem ciała o ścianę.

ARDHA MATSYENDRASANA

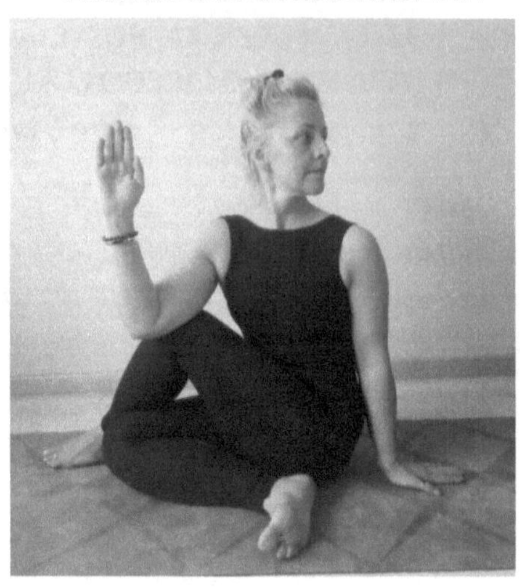

Zacznij od Sukhasany (Łatwa Pozycja, siad skrzyżny).
Weź wdech i przenieś stopę lewej nogi za prawe kolano. Zegnij
prawą nogę, a stopę przyciągnij bliżej lewego pośladka. Wydech.
Obydwa pośladki powinny być usadowione wygodnie na macie.
Zrób wdech, unieś prawą rękę i na wydechu zahacz łokieć na
zewnątrz lewego kolana. Lewą rękę połóż na macie za lewym
biodrem. Zwróć uwagę, że lewe kolano może zapadać się do środka,
dlatego kieruj je w lewo, tworząc dodatkowy opór i dociskając do
prawego łokcia. Zrób wdech, wydłuż całe ciało, a na wydechu skręć
się w lewo wokół własnej osi. Kieruj wzrok za lewym barkiem.
Uważaj, aby nie skręcać tylko szyi, ale wykonaj rotację w odcinku
piersiowym kręgosłupa tak, aby skręt w odcinku szyjnym wynikał z
tego ruchu i był jego kontynuacją. Wykorzystaj wdech, aby
wydłużać ciało, a wydech – aby pogłębiać skręt.
Drishti: Parshva (prawa/lewa strona).
Korzyści: Asana poprawia postawę i przeciwdziała skutkom długich
godzin spędzonych przy biurku. Pobudza trawienie, łagodzi zaparcia,
wzdęcia i gazy. Wzmacnia mięśnie centrum ciała i
przykręgosłupowe. Rozciąga plecy, zewnętrzne części ud, pośladki i
mięśnie czworogłowe. Łagodzi ból w dole pleców, a także
dolegliwości bioder. Uspokaja umysł i odnawia energię.

Środki ostrożności: Nie wykonuj tej pozycji, jeśli masz kontuzję kolan, zapalenie stawów kolanowych lub inne problemy. Unikaj jej również, jeśli masz problemy z biodrami lub kontuzję dolnej części pleców. W przypadku łagodnych urazów kręgosłupa lub bólu, należy zachować szczególną ostrożność lub wykonywać tą asanę pod okiem doświadczonego nauczyciela.

MATSYENDRASANA – POZYCJA WŁADCY RYB

Gdy ręka z tyłu jest umieszczona na macie, pozycja nazywa się Ardha Matsyendrasana 1 i jest współczesną odmianą asany. Jednak, gdy tylna ręka jest zapleciona za plecami, nazywa się ją **Paripurna (udoskonalona) Matsyendrasaną.**

Pozycja jest zadedykowana jednemu z twórców Hatha Jogi, mędrcowi Matsyendrze.

Asana jest opisana w XV-wiecznym dziele „Hatha Pradipika"[4] i XVII-wiecznej „Gheranda Samhita"[5]. W książce autorstwa Yogi Ghamande „Yogasopana Purvacatuska" z 1905 r. asana jako Baddha Ardha Matsyendrasana znajduje się na okładce.

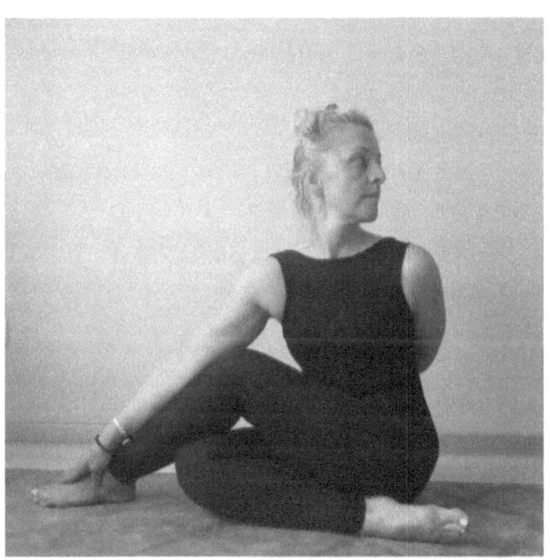

---

[4] Hatha Pradipika, 1:26-27

[5] Gheranda Samhita, 2: 22-23

Metoda: Zacznij od Sukhasany (Łatwa Pozycja, siad skrzyżny). Weź wdech, przesuń prawą stopę blisko lewego pośladka, a lewą stopę przełóż przez prawe kolano i przesuń lekko do przodu tak, aby zewnętrzna kostka lewej stopy dotykała prawego kolana. Wydech. Wraz z kolejnym wdechem prawą dłonią chwyć wewnętrzną część lewej stopy (łokieć prawej ręki zostaje przed lewym kolanem). Lewe ramię umieść za plecami, próbując opleść dolne plecy i złapać prawe udo. Skręcając ciało, wykonuj wszystkie kroki, jak w poprzedniej asanie. Wydłuż kręgosłup i sprawdź, czy barki są wyrównane w jednej linii. Zrób wydech, obróć głowę w lewo i spójrz przez lewy bark, utrzymując wyprostowane plecy. Jeśli nie możesz położyć lewej ręki od tyłu na przeciwległym biodrze lub udzie, zwyczajnie umieść rękę na macie za sobą. Następnie wykonaj wszystko na drugą stronę.

Drishti: Parshva (prawa/lewa strona).

Korzyści: Zalety i korzyści są takie, jak w poprzedniej pozycji. „Hatha Pradipika" podaje, że ta asana „niszczy wiele chorób".

Środki ostrożności: Takie same, jak we wcześniejszej pozie.

NAVASANA/NAUKASANA[6] - POZYCJA ŁODZI lub OKRĘTU
Ta pozycja znana jest również jako Ardha Navasana.

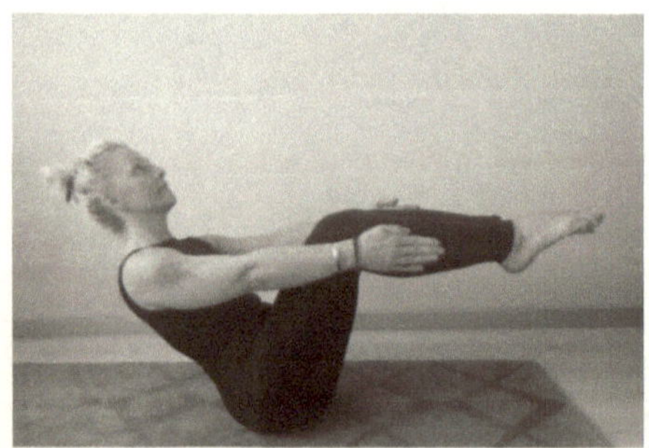

Zacznij od Dandasany. Weź głęboki oddech, powoli unieś jednocześnie obie nogi, zginając kolana, ręce wyprostuj przed siebie i odchyl górną część ciała do tyłu. Zrób wydech, ułóż łydki równolegle do podłogi, utrzymując równowagę na kościach

---

[6] W XIX-wiecznym "Sritattvanidhi" ta pozycja jest znana jako Naukasana (Pozycja Okrętu).

miednicy i zachowując zwartą pozycję. Kolana i stopy muszą być złączone (osoby, które mają trudności w złączeniu kolan i stóp, mogą trzymać kostkę do jogi między kolanami, aby biodra nie ograniczały pozycji). Palce stóp są napięte i skierowane do przodu (tzw. point). Niech tył głowy ułoży się w jednej linii z kręgosłupem, aż do kości ogonowej. Utrzymaj asanę z prostymi plecami przez 20 sekund, oddychając powoli. Popatrz w sufit. Zrób wydech, wróć do pozycji wyjściowej.

Drishti: Urdhva (do nieba).

Korzyści: To jedna z podstawowych pozycji wzmacniających mięśnie korpusu oraz brzucha. Stymuluje gruczoły wydzielania wewnętrznego. Zwiększa siły układu trawiennego. Reguluje cykl menstruacyjny i nierównowagę hormonalną. Pobudza tarczycę. Wyrównuje pracę nerek. Wzmacnia mięśnie nóg, pleców i szyi.

Środki ostrożności: Wesprzyj się plecami o ścianę, jeśli nie masz pewności, że utrzymasz równowagę. Osoby z problemami z sercem i ciśnieniem krwi powinny unikać tej pozycji. Jeśli masz biegunkę lub astmę, nie wykonuj tej asany. Nie zaokrąglaj pleców. Początkujący mogą trzymać rękoma tyły ud, jeśli mają trudności z wyciągnięciem rąk do przodu, po bokach łydek.

Kiedy nogi nie są zgięte, a uniesione prosto do góry (ciało ułożone w kształcie litery V), nazywa się to Paripurna Navasana – Pełna Pozycja Okrętu, uwidoczniona na kolejnym zdjęciu. Technika wykonania pozostaje taka sama, jak wcześniej.

PARIPURNA NAVASANA - PEŁNA POZYCJA OKRĘTU

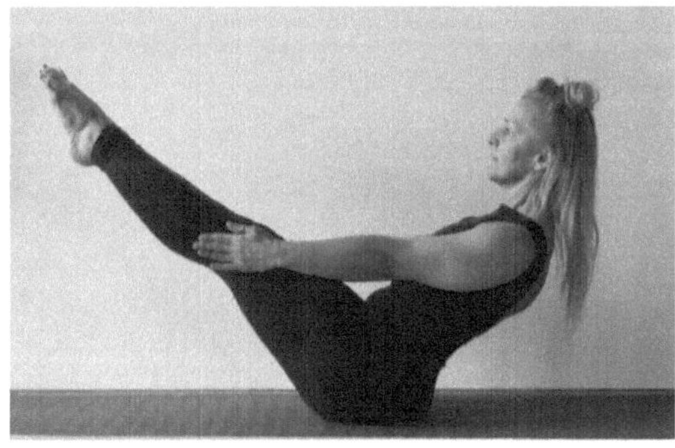

PARIVRITTA NAVASANA NAMASKAR

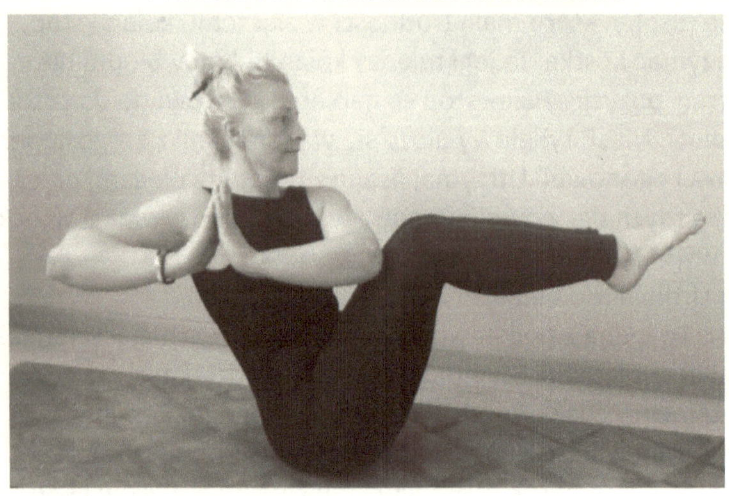

Kontynuuj od Navasany. Zrób wydech, przenieś lewy łokieć za
prawe kolano. Usiądź na guzach kulszowych tak, aby uzyskać
odpowiednią równowagę. Weź wdech, teraz na wydechu połącz
dłonie w Namaskar/Anjali Mudrze. Zrób wydech, delikatnie skręć się
w prawo. Nogi są złączone, plecy wyprostowane. Pozostań w asanie
przez 20 sekund. Powróć do pozycji wyjściowej na wydechu i
powtórz to samo na drugą stronę.
Drishti: Padayoragrai (palce/stopy).
Korzyści: To wymagająca pozycja, oferująca te same korzyści, co
Navasana. Dodatkowo masuje ona narządy wewnętrzne i modeluje
brzuch, daje poczucie postępów i osiągnięć w praktyce asan.

BHARADWAJASANA 1 - POZYCJA MĘDRCA BHARADWAJ 1

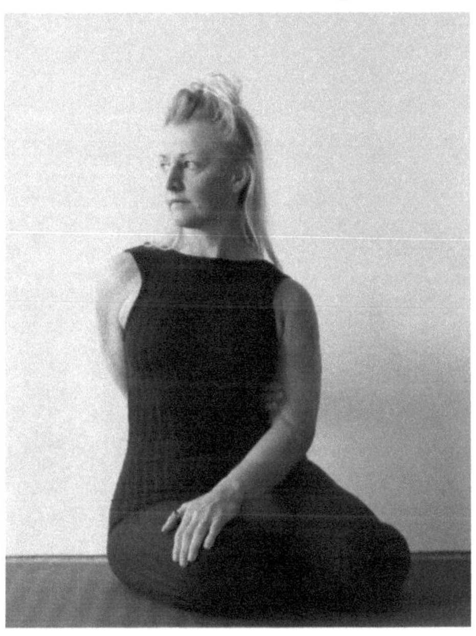

Zacznij od Sukhasany. Zrób wdech, zegnij lewą nogę w lewo i ustaw prawe biodro w rotacji wewnętrznej, a lewe - w rotacji zewnętrznej. Pięty przenieś w lewą stronę, umieszczając stopy pod biodrami w kierunku pleców. Pozwól grawitacji poprowadzić kolana do maty. Zrób wydech, wyciągnij prawą rękę w tył i chwyć za plecami lewy biceps. Wydech, połóż lewą dłoń na prawym kolanie. Popraw biodra, usiądź wygodnie. Na wdechu wydłuż kręgosłup, na wydechu skręć górną część tułowia, obróć głowę i spójrz w prawo.
Drishti: Parshva (prawa lub lewa strona).

BHARADWAJASANA 2 - POZYCJA MĘDRCA BHARADWAJ 2

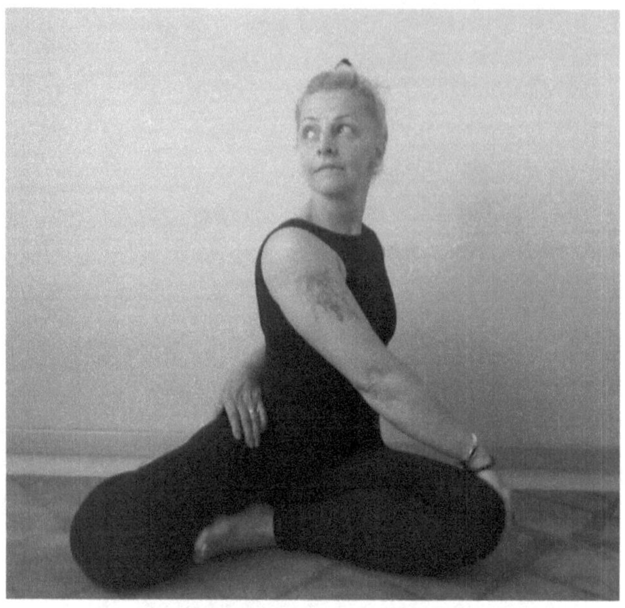

Zacznij od Sukhasany. Przenieś prawą nogę do tyłu i umieść stopę na macie obok prawego biodra (guza kulszowego). Prawe kolano jest ustawione szerzej, ale pod wygodnym kątem i tak, aby nie powodować w nim bólu. Lewą stopą dotknij wewnętrznej części prawego uda, a piętę ułóż blisko pachwiny. Zrób wydech, skręć się w lewą stronę, przenieś lewą rękę do tyłu, sięgnij i chwyć prawe biodro lub udo. Na wydechu połóż prawą rękę na lewym kolanie. Weź głęboki oddech, a na wydechu obróć głowę w prawo lub w lewo.

Drishti: Parshva (prawa i lewa strona).

Istnieje kilka odmian tej asany. Kolejna pozycja jest najpowszechniejsza i najczęściej praktykowana przez większość joginów w Indiach.

BHARADWAJASANA 3 - POZYCJA MĘDRCA BHARADWAJ 3

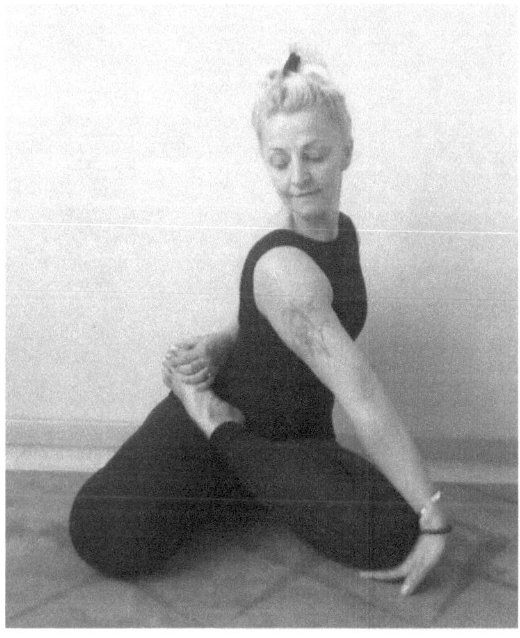

Zacznij od Sukhasany (Łatwa Pozycja, siad skrzyżny). Zrób wdech, przenieś prawą nogę do tyłu i umieść stopę na macie obok prawego biodra. Prawe kolano powinno być skierowane nieco szerzej do boku. Zrób wydech, unieś lewą stopę i umieść ją wysoko na prawym udzie, a ostatecznie w Półlotosie na prawym biodrze. Trzymaj oba kolana na macie.

Na wydechu skręć się w lewo, przenieś lewą rękę za plecami, chwyć lewą stopę ułożoną w Półlotosie. Weź wdech, a następnie podczas wydechu sięgnij i podłóż prawą dłoń pod lewe kolano (możesz też po prostu położyć prawą rękę na lewym kolanie). Na wydechu obróć głowę w prawo.

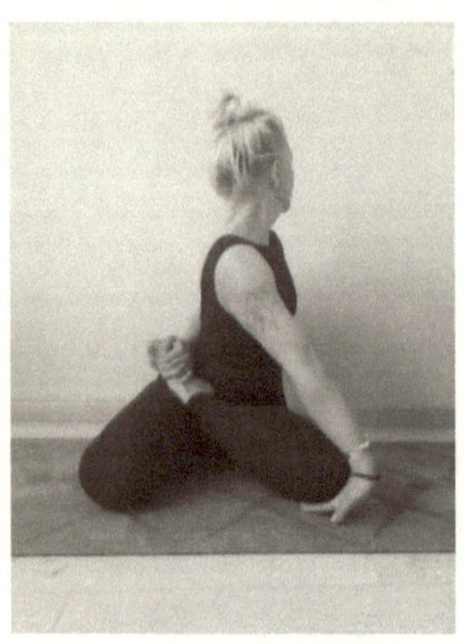 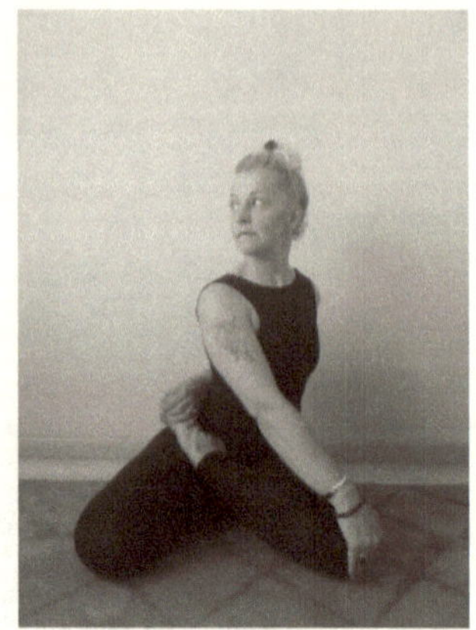

Inne odmiany: Głowa jest zwrócona w lewo lub w prawo, dłoń spoczywa pod lub na kolanie. Wszystkie sposoby wejścia w pozycje są opisane tylko na jedną stronę. Pamiętaj, aby pozostać w asanie przez 20 sekund, a potem powtórzyć wszystko na drugą stronę.
Drishti: Parshva (lewa lub prawa strona).
Korzyści: Wspólne dla wszystkich odmian Bharadwajasany – pozycje rozciągają kręgosłup, barki i biodra. Działają terapeutycznie na zespół cieśni nadgarstka. Łagodzą ból w dole pleców, bóle szyi oraz rwę kulszową. Pomagają uśmierzyć stres. Poprawiają trawienie. Masują narządy jamy brzusznej, redukują tkankę tłuszczową i uelastyczniają mięśnie brzucha.
Środki ostrożności: Dla wszystkich odmian Bharadwajasany - nie wykonuj tych asan, jeśli masz bóle głowy, napięte mięśnie klatki piersiowej, blokady i urazy barków, biegunkę, problemy z ciśnieniem krwi, bezsenność lub miesiączkę.

PARYANKASANA – POZYCJA ŁOŻA,
znana też jako SUPTA VIRASANA – POZYCJA LEŻĄCEGO BOHATERA

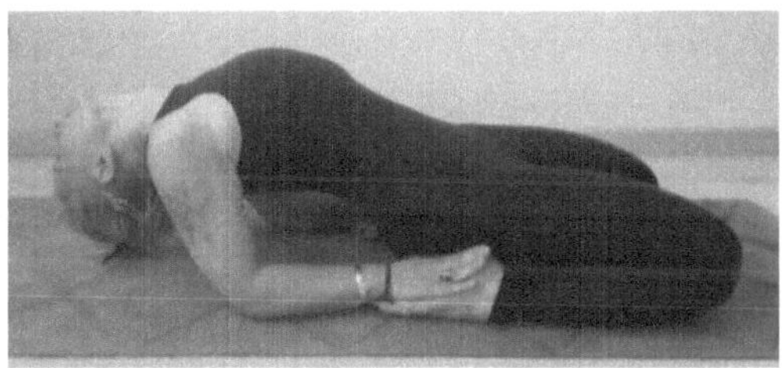

Klęknij i usiądź na piętach. Zrób wdech, powoli rozchyl kolana i stopy, usiądź pośladkami między nimi, na macie. Grzbiety stóp, obciągnięte palce, piszczele, kolana i miednica spoczywają na podłożu.

Zrób wydech, połóż ręce na podłodze obok pośladków, zegnij je w łokciach. Powoli odchylaj głowę do tyłu, aż jej czubek znajdzie się nieco nad matą (a jeśli twoje ciało na to pozwala, możesz dotknąć maty czubkiem głowy). Ułóż ręce na przedramionach a dłonie na podeszwach stóp. Upewnij się, że kolana nie są rozstawione szerzej niż biodra. Dolna część pleców jest wygięta w łuk i oderwana od podłogi, podobnie jak cały kręgosłup. Spójrz na ścianę za sobą. Pozostań w asanie przez 20 sekund.

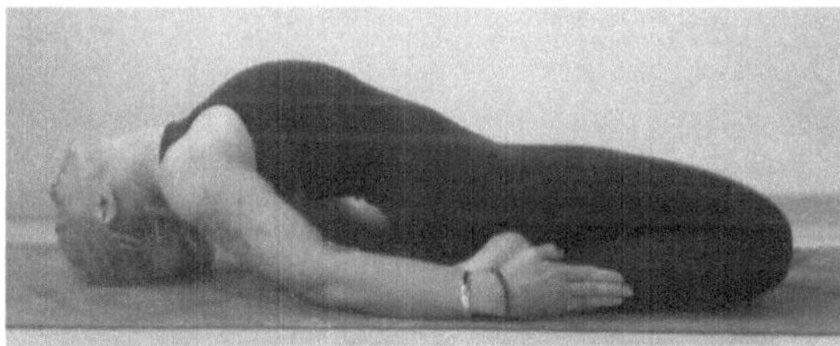

Inna wersja, kiedy dłonie układasz na zewnątrz stóp.

Aby wyjść z asany, zrób wdech i pomagając sobie łokciami i przedramionami, odepchnij się i idź w górę do klęku oraz siadu na piętach. *Supta Virasana jest podobną pozycją półleżącą, ale pośladki nie dotykają maty, a stopy, nogi i kolana nie są rozstawione.*
Drishti: Bhrumadhye (między brwiami).

Korzyści: Asana poprawia funkcjonowanie nerwów rdzeniowych, nerwów szyi i tarczycy. Rozszerza klatkę piersiową, aby zapewnić pełną zdolność do pobierania tlenu. Masuje narządy jamy brzusznej. Rozciąga brzuch, uda, zginacze bioder, kolana i stawy skokowe. Działa terapeutycznie na bóle głowy, zaokrąglone barki, zapalenie stawów, problemy trawienne, astmę i inne dolegliwości układu oddechowego, płaskostopie, bezpłodność, bezsenność, gazy, nadkwasotę, dolegliwości miesiączkowe i żylaki. Łagodzi zmęczenie nóg.

Środki ostrożności: Unikaj tej pozycji, jeśli masz kontuzję pleców, kolan, kostek lub ostry ból rwy kulszowej. Nigdy nie wychodź z asany prostując nogi, podczas gdy głowa nadal spoczywa na macie, a plecy są w wygięciu. Może to spowodować urazy w odcinku szyjnym i zwichnięcie stawów kolanowych.

URDHVA DHANURA SHIRSHASANA

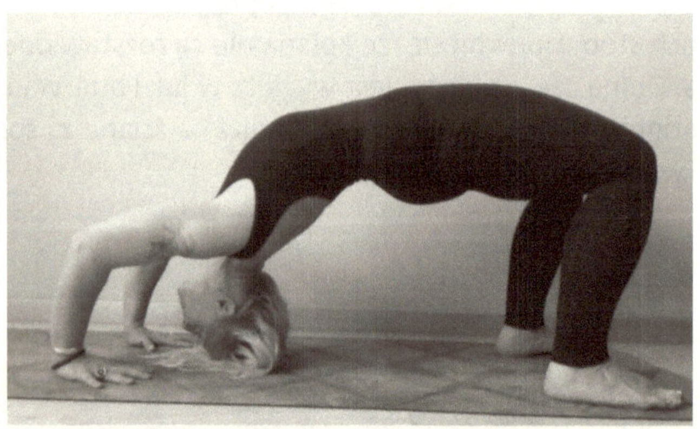

Połóż się płasko na plecach. Weź wdech, zegnij i unieś łokcie nad głową, umieść dłonie pod barkami. Upewnij się, że odległość między dłońmi nie przekracza szerokości barków, a palce są skierowane w stronę stóp. Zrób wdech, przybliż stopy do pośladków, zginając kolana (kolana wskazują sufit, a stopy ustawione są na szerokość bioder). Weź głęboki oddech, a na wydechu unieś tułów i oprzyj czubek głowy na macie. Wyciągnij klatkę piersiową do góry i rozciągnij odcinek krzyżowy kręgosłupa oraz brzuch. Uaktywnij tyły nóg, a stopy mocno osadź i wciśnij w matę. Zaangażuj mięśnie ramion, zbliż łokcie, mocno przyciśnij dłonie do maty. Ciężar ciała należy rozłożyć równomiernie na głowę, dłonie i stopy. Pozostań w asanie przez 20 sekund. Następnie, na wydechu przybliż brodę do mostka, powoli opuść ciało na matę i odpocznij.

Drishti: Bhrumadhye (między brwiami).

Korzyści: Ta pozycja rozciąga klatkę piersiową i poprawia pojemność płuc. Wzmacnia ramiona i nadgarstki, nogi, pośladki, brzuch i plecy. Jest dobra dla osób cierpiących na astmę, bóle pleców, bezpłodność i osteoporozę. Pobudza tarczycę i przysadkę mózgową. Wzmacnia mięśnie szyi. Uspokaja umysł.

Środki ostrożności: Nie wykonuj tej asany, jeśli masz problemy z ciśnieniem krwi, urazy pleców, kolan, szyi lub ból głowy.

VIPARITA PRAPADA DHANURASANA

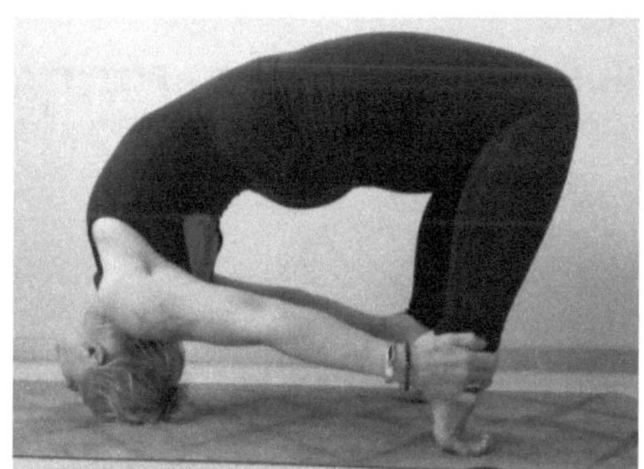

Połóż się na plecach. Zegnij nogi w kolanach i zbliż stopy do guzów kulszowych (pośladków). Ustaw stopy płasko na macie, rozstaw je na szerokość bioder. Robiąc wdech, dłońmi chwyć kostki stóp od zewnątrz. Teraz twoje przedramiona i łokcie spoczywają na macie. Wydech, przygotuj się psychicznie i fizycznie do kolejnego ruchu, zaciśnij dłonie na stawach skokowych. Zrób wdech i odpychając si ę mocno z łokci, unieś biodra z maty. Pchnij plecy i biodra w kierunku stóp, przenosząc ciężar ciała na nogi i połóż koronę głowy na macie. Ustaw kolana dokładnie nad kostkami i delikatnie popraw jeszcze ułożenie głowy. Sprawdź, czy klatka piersiowa jest w pełni otwarta ku górze, barki opadają do podłogi, a łopatki próbują się połączyć na plecach. Na wydechu oderwij pięty. Z każdym kolejnym wydechem unoś biodra i pięty jak najwyżej. Pozostań w tym wygięciu 20 sekund. Następnie, na wydechu przyciągnij brodę do klatki piersiowej, oprzyj plecy na macie, zwolnij uchwyt z kostek i odpocznij przez chwilę. Możesz też na moment przyciągnąć i przytulić kolana do klatki piersiowej.

Drishti: Bhrumadhye (między brwiami).

Korzyści: Asana dodaje energii całemu ciału. Łagodzi stres, niepokój i zmęczenie. Pobudza tarczycę i przysadkę mózgową. Rozciąga plecy, klatkę piersiową, nogi, kostki. Rozszerza płuca, umożliwiając głębsze oddychanie. Wzmacnia kręgosłup i zwiększa elastyczność. Wzmacnia szyję. Zwiększa przepływ krwi do mózgu.

Środki ostrożności: Unikaj tej pozycji, jeśli cierpisz na urazy szyi, pleców lub głowy. Nie wykonuj jej, jeśli masz problemy z dyskopatią w odcinku szyjnym, sercem, ciśnieniem krwi i zespołem cieśni nadgarstka.

SETU BANDHA SARVANGASANA – POZYCJA MOSTU

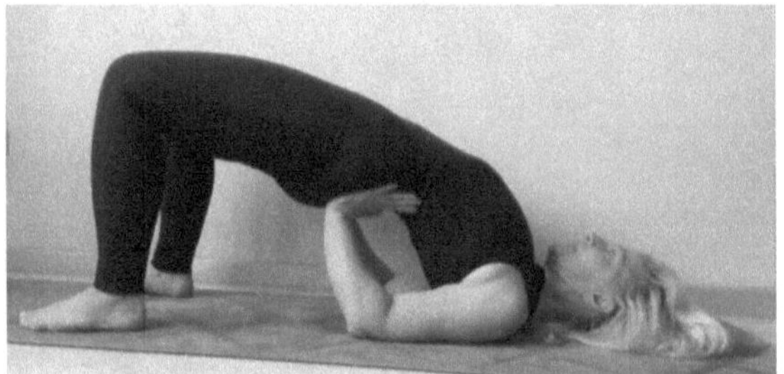

To łatwiejsza wersja poprzednich pozycji, znana też jako Pozycja Mostu Z Podparciem.

Połóż się na plecach. Zegnij nogi w kolanach, przybliżając pięty do pośladków. Ustaw stopy na szerokość bioder, a kolana bezpośrednio nad kostkami. Ręce ułóż wzdłuż ciała. Aktywnie wciśnij ramiona w podłogę. Weź głęboki oddech, a następnie, na wydechu pchnij kość ogonową w stronę spojenia łonowego, by oderwać biodra i wejść w pozycję. Powoli zbliżaj kość łonową do pępka. Ściągnij łopatki i wsuń barki pod plecy, przybliżaj mostek do brody najbardziej jak możesz. Unieś przedramiona, by podtrzymać dolną część pleców i biodra, palce dłoni skieruj w stronę głowy lub do boków. Nie unoś ani nie odwracaj głowy; głowa i szyja spoczywają na macie.

SETU BANDHA SARVANGASANA bez podparcia, znana również jako KANDHARASANA – POZYCJA MOSTU NA BARKACH

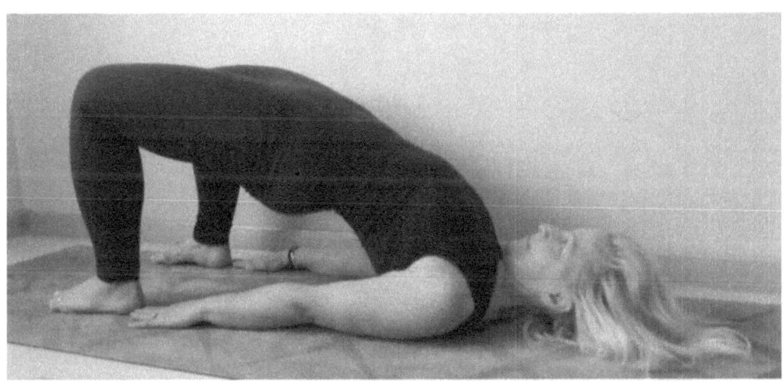

Gdy już poczujesz się pewnie wykonując poprzednią pozycję z podparciem rękoma, wówczas spróbuj zrobić ją z ramionami leżącymi po bokach ciała na macie. Upewnij się, że tył ramion i łopatki są stabilnie dociśnięte do podłoża. Wykonaj każdą pozycję z zatrzymaniem na 20 sekund.

Drishti: Urdhva (do nieba).

Korzyści: Asana stymuluje narządy jamy brzusznej, płuca i tarczycę. Usprawnia trawienie. Łagodzi stres, niepokój i zmęczenie. Przynosi ulgę w objawach menopauzy. Uśmierza dolegliwości menstruacyjne, bóle pleców, głowy i bezsenność. Działa leczniczo przy astmie, nadciśnieniu, osteoporozie i zapaleniu zatok.

Środki ostrożności: Unikaj tych pozycji, jeśli masz uraz karku.

HALASANA – POZYCJA PŁUGA (łatwiejsza wersja, z podparciem pleców)

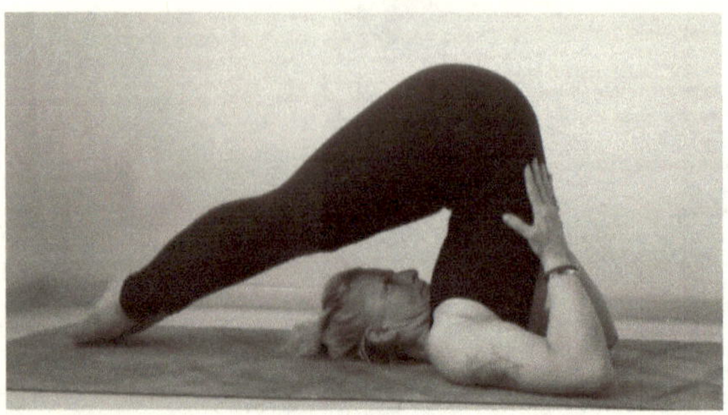

W eposie „Ramajana", cesarz Janaka orząc ziemię na polu ofiarnym, znajduje uroczą, maleńką dziewczynkę. Cesarz adoptuje niemowlę i nadaje mu imię Sita. Janaka kochał swoją adoptowaną córkę bardziej niż własne życie. W końcu Sita została żoną Pana Ramy, dla którego była skarbem życia, a historia ich miłości jest fundamentem eposu. Ta opowieść odnosi się do ogromnej mocy pługa jako narzędzia do odkrywania ukrytych skarbów.

Istnieje wiele sposobów, które ułatwiają adeptom jogi wejście w tę pozycję. Również nauczyciele jogi pomagają w tym swoim uczniom, umieszczając złożony ręcznik lub koc pod plecami, szyją, pod łopatkami. Sam czasami też z nich korzystam, bo dzięki temu nie czuję nacisku i przeciążeń w okolicy karku. Są też jogini, którzy lubią ćwiczyć, leżąc płasko na macie, bez dodatkowych rekwizytów. Ja często też tak robię, gdy nie chcę utracić płynności, *flow,* w czasie sesji jogi (jeśli twoja praktyka jogi łączy już w sobie trzy elementy - ruch, oddech i medytację - to każde sięganie po rekwizyty wybija ze skupienia, medytacji i rytmu nadawanego przez oddech).
Metoda: Zacznij od położenia się płasko na plecach, bez dodatkowych rekwizytów, bo tylko wówczas wyraźnie poczujesz, w którym miejscu rozpoczyna się ruch unoszenia przy wejściu w tę pozycję. Ręce ułóż po bokach ciała, a dłonie wnętrzami skieruj do maty. Weź głęboki wdech i unieś nogi pionowo w górę. Podczas wydechu, przyciągnij pępek w kierunku kręgosłupa i przenieś nogi nad głowę, odrywając w ten sposób biodra od podłogi. Zrób wdech, po kolei unieś najpierw jedną, potem drugą rękę, zginając je w łokciach i podtrzymując plecy. Trzymaj łokcie blisko tułowia. Kiedy

już poczujesz się pewnie z dłońmi wspierającymi plecy, uwolnij napięcie w przedniej części ciała. Powoli, z wydechem rozluźnij przeponę, klatkę piersiową i gardło, opuszczaj nogi na matę za głową. Biodra umieść nad barkami. Palce stóp mogą być naciągnięte lub flex, a nogi - wyprostowane w kolanach. Oddychaj w tej pozycji przez 20 sekund. Następnie, weź wdech, ugnij kolana i opuszczaj kręgosłup, rolując go kręg po kręgu na matę, aż cały tył ciała znajdzie się w pozycji wyjściowej i spocznie na podłodze.

HALASANA – POZYCJA PŁUGA (pełna wersja)

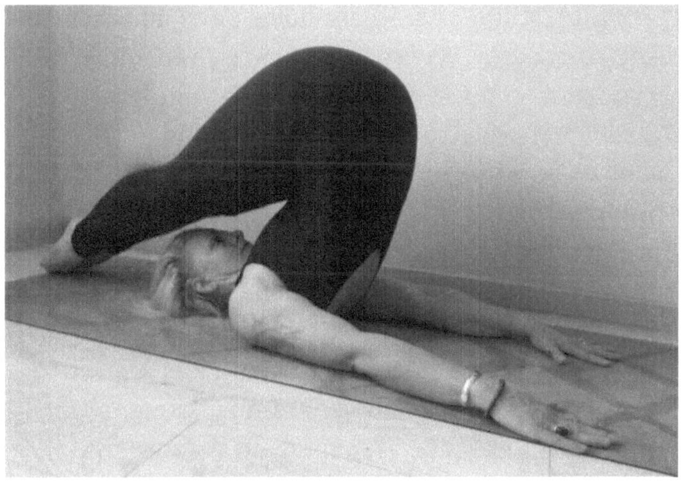

Kiedy już zdobędziesz wprawę w poprzedniej asanie, możesz rozpocząć kolejny etap – z ramionami ułożonymi płasko, wzdłuż ciała na macie. Wejście w pozycję wykonaj w taki sam sposób, jak we wcześniejszej asanie. Trzymaj dłonie i tył ramion mocno przyciśnięte do maty. Pozostań w pozycji 20 sekund. Wyjście z asany jest identyczne, jak wyżej.

BADDHA HASTA HALASANA

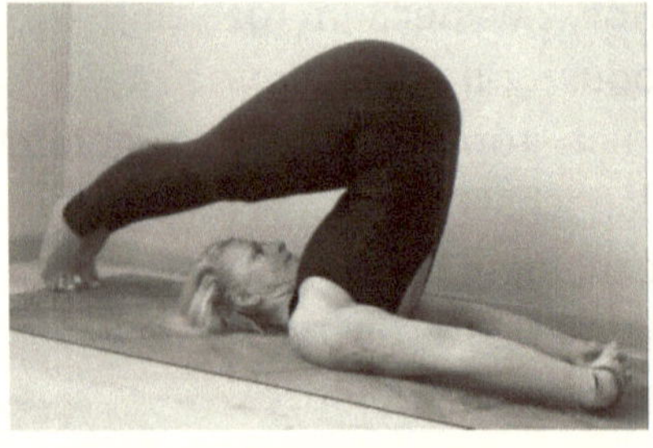 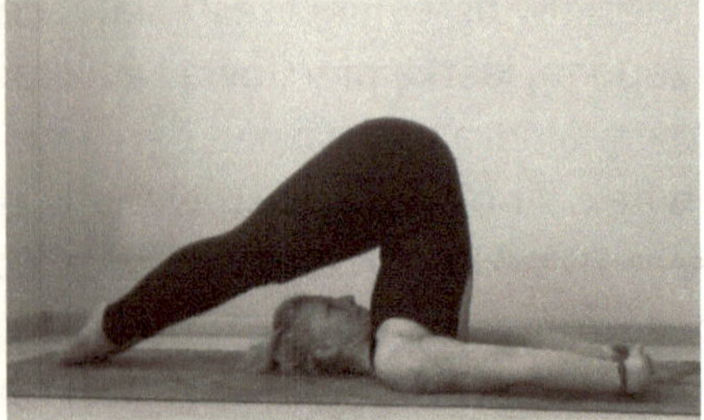

Kiedy już będziesz z łatwością wykonywać poprzednią, pełną wersję Halasany, możesz dodatkowo spleść palce dłoni, aby zintensyfikować pozycję. Wyprostuj ręce, tyły ramion wciskaj w matę, barki odkręć do podłogi, maksymalnie zbliż łopatki. Po upływie 20 sekund rozpleć dłonie, połóż ramiona płasko na macie, a potem powoli wróć do pozycji wyjściowej, odkładając plecy kręg po kręgu na podłogę.

Drishti: Bhrumadhye (między brwiami) dla wszystkich odmian.

Korzyści: Asana stymuluje i odtruwa narządy wewnętrzne. Pobudza tarczycę. Rozciąga barki, plecy i nogi. Uspokaja mózg. Zmniejsza stres i zmęczenie. Pomaga złagodzić objawy klimakterium. Działa leczniczo przy bólach głowy, zapaleniu zatok, bezsenności, bezpłodności, bólach pleców. Wspomaga trawienie i redukcję tkanki tłuszczowej na brzuchu. Wzmacnia mięśnie górnej części pleców i szyi. Odblokowuje sztywność barków.

Środki ostrożności: Powyższe asany to pozycje średnio zaawansowane i zaawansowane. Nie wykonuj ich, jeśli masz uraz szyi, biegunkę, miesiączkę, astmę, wysokie ciśnienie krwi lub wysunięte dyski. We wszystkich odmianach bardzo ważne jest, aby plecy nie były zaokrąglone, ale aby były tak proste, jak to tylko możliwe. Nie odwracaj głowy w prawo ani w lewo, ponieważ możesz uszkodzić szyję. Szczególnie podczas zajęć jogi nauczyciele powinni często instruować ćwiczących, żeby nie patrzyli na boki, chcąc zobaczyć innych.

HASTA PADA HALASANA (pozycja zaawansowana)

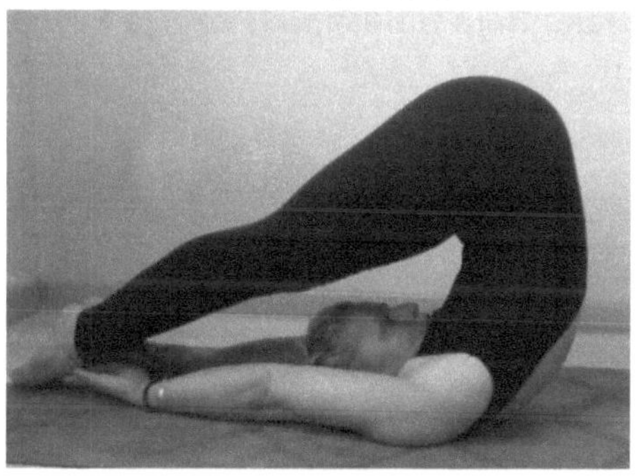

Kiedy już osiągniesz wprawę w poprzednich Halasanach, możesz zacząć ćwiczyć tę pozycję, sięgając rękoma do stóp.

Wykonaj pełną formę Halasany, z wdechem przenieś ręce za głowę, w kierunku stóp. W tej asanie plecy będą lekko zaokrąglone, ale staraj się, aby górna ich część i ramiona były stabilnie dociśnięte do maty. Aktywuj nogi. Wykonuj asanę przez 20 sekund, a następnie powoli przywróć ręce do pełnej wersji Halasany i ostrożnie wyjdź z pozycji.

Drishti: Bhrumadhye (między brwiami).

Korzyści: Zarówno ta pozycja, jak i wcześniejsze Halasany, rozciąga wszystkie struktury kręgosłupa i tyły nóg. Znakomicie uelastycznia kręgosłup i wzmacnia go. Jest pomocna dla osób cierpiących na migreny i nadciśnienie. Masuje narządy wewnętrzne, łagodzi zaparcia, poprawia trawienie, usprawnia pracę wątroby i nerek. Odnawia śledzionę, reguluje pracę tarczycy w celu zrównoważenia metabolizmu, stymuluje grasicę, poprawia krążenie krwi i spala tkankę tłuszczową na brzuchu. Wspomaga produkcję insuliny przez trzustkę.

Środki ostrożności: Unikaj tej asany, jeśli masz kontuzję szyi, ramion albo pleców lub problemy z wysuniętymi dyskami.

KARNAPIDASANA - POZYCJA ZE ŚCIŚNIĘTYMI USZAMI,
znana również jako Raja Halasana (Pozycja Królewskiego Pługa)

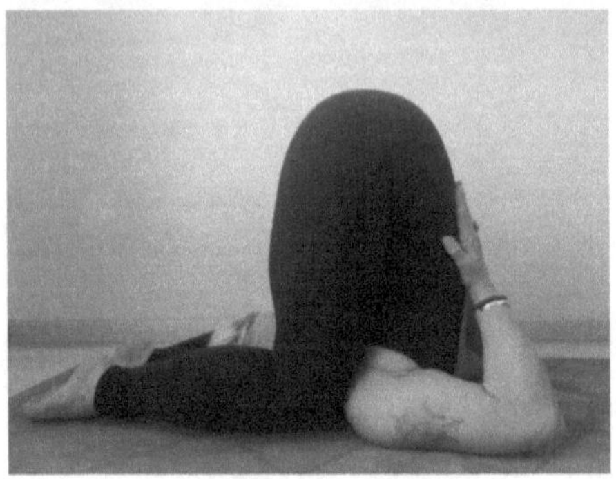

To zaawansowany wariant Halasany. Uwaga! Aby rozpocząć tę asanę, wymagane jest świetne i dokładne opanowanie wszystkich wcześniejszych odmian Halasany.

Metoda: Zacznij od Pozycji Pługa, weź wdech, zegnij łokcie, aby podtrzymać plecy dłońmi. Na wydechu, powoli ugnij nogi i przyłóż prawe kolano do prawego ucha, a lewe do lewego. Palce stóp mają być obciągnięte. Kolana powinny być oparte na podłodze, delikatnie dociskając uszy, aby wytłumić zewnętrzne, akustyczne zakłócenia. Możesz też tylko dotykać kolanami uszu. Wykonuj tę pozycję przez 20 sekund, a następnie, powoli wyprostuj nogi, połóż ręce po bokach na macie i wróć do Halasany.

BADDHA HASTA KARNAPIDASANA

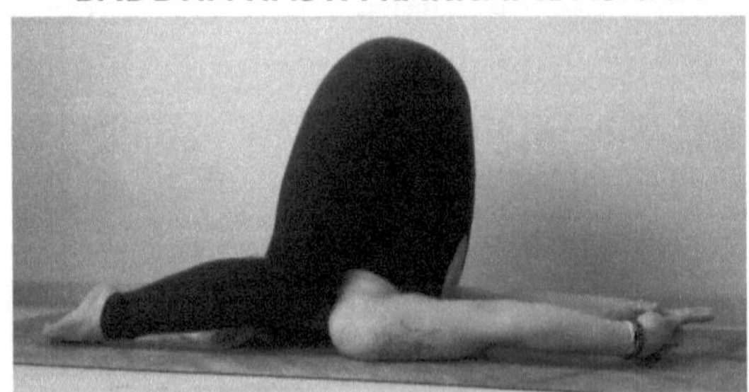

Gdy już opanujesz poprzednią asanę, z wdechem możesz wyprostować ręce i spleść palce lub połączyć dłonie w Ksepana Mudrę. Tył ramion mocno przyciskaj do maty. Zostań w pozycji 20 sekund, a następnie wróć do Karnapidasany i Halasany.

Drishti: Bhrumadhye (między brwiami) w obu pozach.

Korzyści: Asana wspiera zgięcie kręgosłupa, wzmacniając mięśnie i likwidując ból. Rozciąga całe plecy. Pobudza tarczycę i reguluje metabolizm. Zwiększa przepływ krwi do mózgu. Rozciąga tułów i poprawia oddychanie. Usprawnia trawienie i zwalcza zaparcia. Spala tkankę tłuszczową na brzuchu. Polepsza elastyczność i łagodzi ból w dole pleców.

Środki ostrożności: To asana dla osób zaawansowanych. Nie wstrzymuj oddechu, gdy zbliżasz kolana do uszu.

URDHVA PRASARITA PADASANA

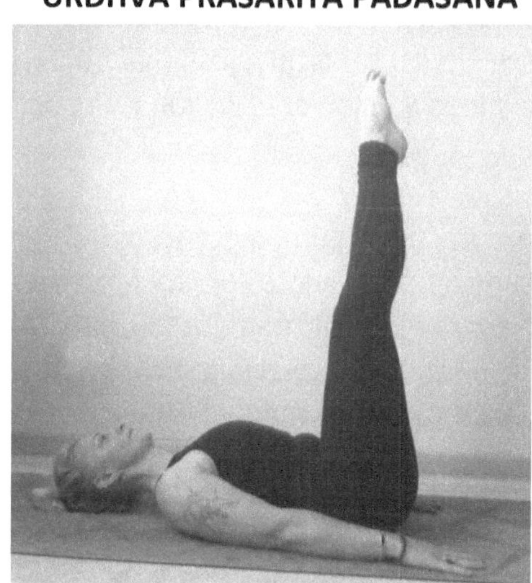

Połóż się na plecach. Weź głęboki oddech, wydłuż kręgosłup od kości ogonowej po czubek głowy, rozciągaj się, pomagając sobie dłońmi i rozpłaszczając dolną część pleców na macie. Na wydechu wydłuż szyję i pociągnij pięty do sufitu, stopniowo napinając brzuch. Trzymaj stopy złączone, palce naciągnięte i skierowane do sufitu (point), a nogi prostopadle względem podłogi. Rozluźnij nieco barki, ramiona, biodra i nogi. Spokojnie, równomiernie oddychając, pozostań w asanie przez 20 sekund. Podczas wydechu opuść nogi na matę do pozycji wyjściowej.

Drishti: Bhrumadhye (między brwiami).

Korzyści: Asana pomaga wzmocnić mięśnie środka i poprawia ogólną integrację struktur całego ciała. Rozciąga tułów, tworzy przestrzeń między stawami barkowymi i rozciąga mięśnie łączące ramiona z kręgosłupem. Poprawia krążenie obwodowe. Rozciąga tyły ud i łydki. Relaksuje i uspokaja mózg. Łagodzi zmęczenie. Odpręża dolną część pleców i biodra. To doskonała pozycja dla wzmocnienia lędźwi, poprawy sylwetki i ujędrnienia mięśni brzucha. Uważana jest za jedną z lepszych pozycji do rozluźnienia pleców, zwłaszcza ich dolnej części, oraz nóg. Pomaga złagodzić zmęczenie po długim dniu pracy na stojąco lub przy biurku.

Środki ostrożności: Unikaj tej asany, jeśli masz ostry stan zapalny i uraz dolnej części pleców. Wówczas wykonaj tę pozycję z nogami wspartymi o ścianę.

Zaleca się również, aby po długim, męczącym dniu w pracy wykonywać tę asanę z nogami uniesionymi i opartymi o ścianę. Możesz zamknąć oczy i rozluźnić napięte mięśnie barków i brzucha. Podparcie o ścianę eliminuje napięcie mięśni brzucha i korpusu, towarzyszące uniesieniu i zatrzymaniu nóg w górze. Dlatego wersja z podparciem uważana jest również za pozycję relaksacyjną.

SALAMBA SARVANGASANA[7] – POZYCJA ŚWIECY

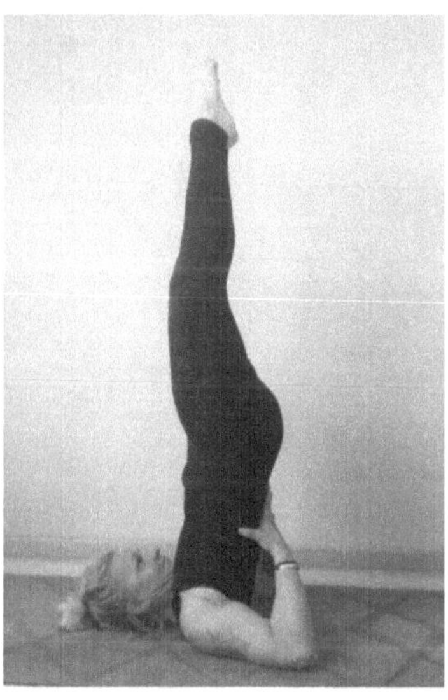

W tę asanę najłatwiej i najbezpieczniej można wejść z Halasany z
podpartymi plecami. Powtórz wszystkie kroki, jak przy wchodzeniu
do Pozycji Pługa. Następnie, na wdechu unieś nogi do sufitu, złącz je
i obciągnij palce stóp. Spójrz na palce. Pozostań w asanie 20 sekund.
Wyjdź z pozycji, opuszczając nogi do podłogi pod kątem ok. 45
stopni, ugnij kolana. Ostrożnie, kręg po kręgu, odkładaj plecy na
podłogę do pozycji wyjściowej.

Drishti: Padayoragrai (palce/stopy) lub Nabhi (pępek).

Korzyści: Asana uspokaja i odpręża układ nerwowy. Rozciąga barki i
kark. Poprawia ukrwienie tarczycy i przytarczyc. Zmniejsza
zatrzymywanie płynów w nogach i stopach. Reguluje i normalizuje
trawienie i wydalanie. Usuwa zmęczenie i poprawia sen. Wzmacnia
górną część pleców, barki i szyję.

Środki ostrożności: Unikaj tej pozycji, jeśli masz kontuzję szyi lub
ostre urazy dolnej części pleców. Patrz wprost przed siebie, nie
odwracaj głowy na boki.

---

[7] *Salamba Sarvangasana – Pozycja Świecy (lub Pozycja Stania Na Barkach) była
wykorzystywana w średniowieczu jako mudra Hatha Jogi - VIPARITA KARANI. Ta
pozycja, pod różnymi nazwami, jest bogato udokumentowana w tekstach o Hatha
Jodze, jak: "Shiva Samhita" 4.45-47, "Gheranda Samhita" 3.33-35 i "Hatha
Pradipika" 3.78-81.*

PADA AKUNCHAN SALAMBA SARVANGASANA

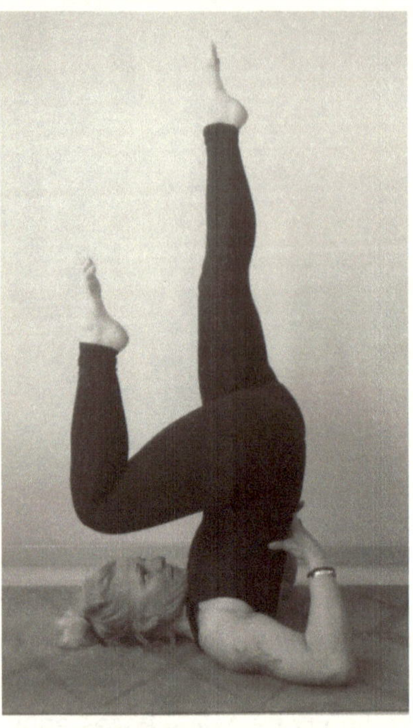

Kiedy już nauczysz się utrzymywać równowagę i nabierzesz
pewności, kontynuuj poprzednią asanę. Zegnij prawą nogę i przysuń
kolano do czoła podczas wydechu, palce stopy skieruj do sufitu.
Druga noga pozostaje prosta, również z obciągniętymi palcami.
Sprawdź, czy plecy i wyprostowana noga są ułożone w jednej linii.
Wykonuj asanę przez 20 sekund. Potem przejdź do kolejnej pozycji
ze zdjęcia poniżej lub powtórz tę asanę na drugą stronę.
Drishti: Padayoragrai (palce/stopy) lub Bhrumadhye (między
brwiami).

EKA PADA SALAMBA SARVANGASANA, znana też jako EKA PADA HALASANA

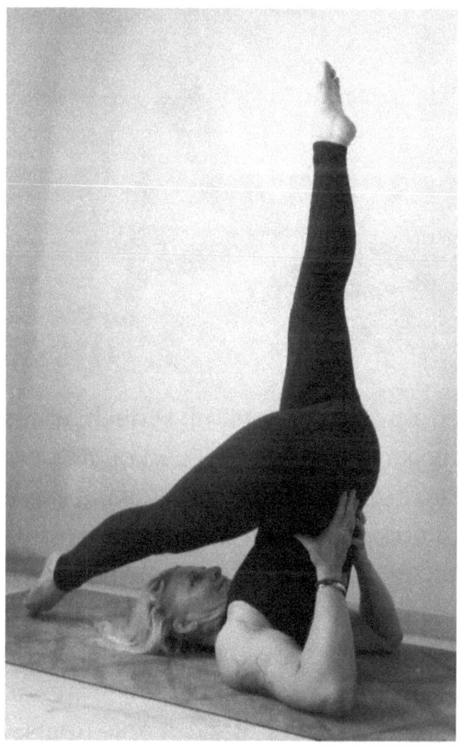

Kontynuuj poprzednią pozycję, gdy kolano prawej nogi jest przy czole. Zrób wdech, wyprostuj prawą nogę za głowę i umieść stopę na macie. Stopa może być obciągnięta (point) lub zgięta (flex). Upewnij się, że noga na macie jest całkowicie wyprostowana i nie ma to wpływu na zmianę pozycji reszty ciała. Noga skierowana do góry powinna być prosta i tworzyć jedną linię z plecami. Pozostań w asanie po 20 sekund na obie strony.

Drishti: Padayoragrai (palce/stopy) lub Bhrumadhye (między brwiami).

Korzyści: Asana jest podobna do Salamba Sarvangasany, jednak dodatkowo rozciąga tyły ud, łydki, pośladki, pachwiny i biodra. Masuje narządy wewnętrzne.

SUPTA PADANGUSHTASANA

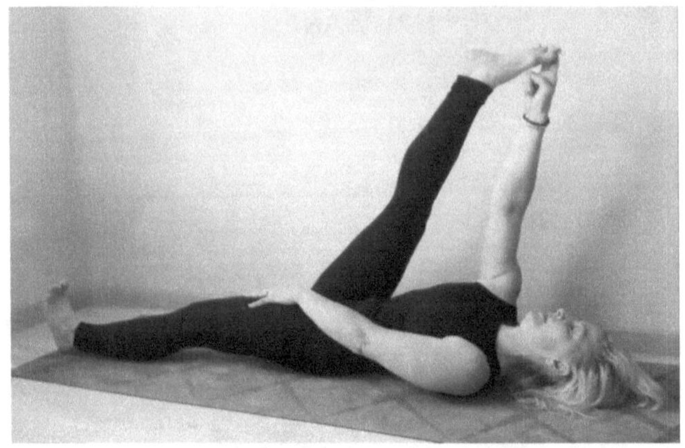

Połóż się na plecach z prostymi nogami. Wdech, unieś prawą nogę nad ciało, palcami wskazującym i środkowym prawej dłoni chwyć paluch stopy (możesz też złapać stopę, używając paska do jogi). Na wydechu wyprostuj nogę w kolanie tyle, ile możesz. Drugą dłoń umieść na lewym udzie. Oba barki i pośladki powinny spoczywać na macie, bez przechylania się na boki. Lewa noga powinna być wyprostowana, wciśnięta w matę, a stopa zadarta (flex). Zostań w pozycji 20 sekund. Potem, na wydechu ugnij prawe kolano do klatki piersiowej. Na kolejnym wydechu przytul obie nogi (wykonując poniższą **Supta Balasanę**). Następnie powtórz wszystko na drugą stronę.

Drishti: Padayoragrai/Padayoragre (palce/stopa).

Korzyści: To znakomita pozycja dla biegaczy i sportowców. Rozciąga tyły ud, łydki, barki i ramiona. Zmniejsza ból pleców przy pogłębionej lordozie lędźwiowej, ponieważ spłaszcza dolny odcinek kręgosłupa. Poprawia trawienie. Usuwa zmęczenie nóg i bioder.

Środki ostrożności: Nie wykonuj tej asany, jeśli masz kontuzję mięśni tyłu nóg, czworogłowych ud lub barków.

<h2 style="text-align:center">SUPTA BALASANA – PÓŁLEŻĄCA POZYCJA DZIECKA</h2>

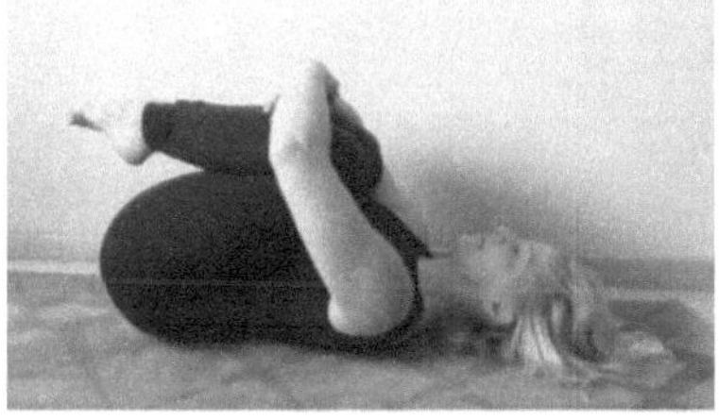

Leżąc na plecach, na wdechu przyciągnij kolana do siebie. Owiń nogi rękoma, przytulaj je i mocno przyciskaj do klatki piersiowej podczas wydechu. Weź wdech i przejdź do następnej pozycji.

<h2 style="text-align:center">VAYU MUKTYASANA</h2>

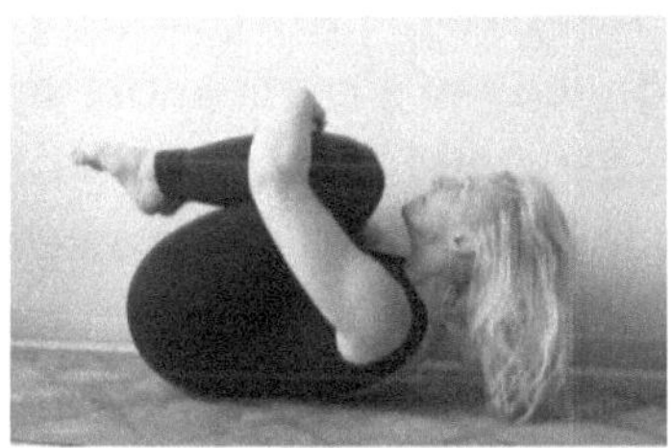

Zrób wydech, unieś głowę nad matę i zbliż brodę lub czoło do kolan (możesz też dotknąć kolan). Powtórz 10 razy.

Możesz pozostać w Supta Balasanie, przytulając nogi przez 20 sekund. Możesz też zacząć od Supta Balasany na wdechu, a na wydechu unosić głowę, dotykając kolan (10 powtórzeń). Możesz również pozostać w Vayu Muktyasanie przez 20 sekund.

Wybór pozostawiamy Tobie. Na co masz dziś ochotę i siłę: na relaksujące pozostanie w pozycjach, czy pracę z ruchem i oddechem?

Drishti: Bhrumadhye (między brwiami).

Korzyści: To świetna asana regeneracyjna. Odpręża umysł i łagodzi napięcia w ciele. Uwalnia od zmęczenia, bólu w dole pleców, dyskomfortu w biodrach. Rozciąga górną część pleców i barki. Wspomaga trawienie i usuwa nadmiar gazów z jelit (w końcu jej nazwę tłumaczy się na polski jako Pozycja Uwalniająca Wiatr...). Masuje i wyrównuje pracę narządów jamy brzusznej.

Środki ostrożności: Nie podnoś głowy, jeśli masz poważny uraz karku i szyi.

SUPTA MATSYENDRASANA

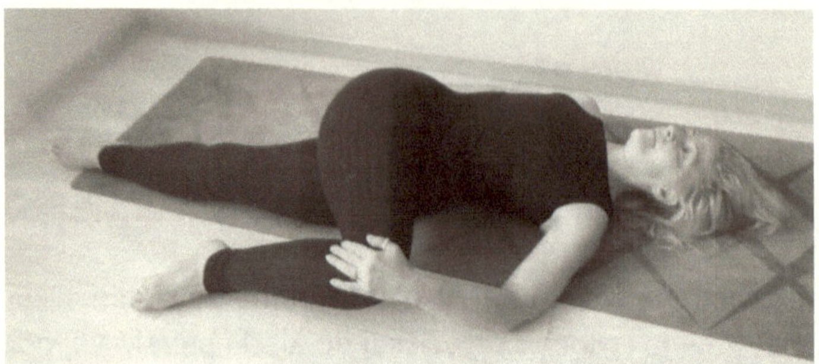

Połóż się na plecach z wyprostowanymi nogami. Zrób wdech, unieś prawą nogę i przenieś ją na lewo, zginając w kolanie pod kątem ok. 90 stopni. Na wydechu opuszczaj prawą stopę aż oprzesz ją na podłodze po lewej stronie. Prawe ramię może być wyciągnięte do boku, w linii z prawym barkiem lub może też leżeć wzdłuż prawego boku ciała. Lewą ręką delikatnie dociskaj prawe kolano do podłogi, pogłębiając skręt. Staraj się górną część pleców, szczególnie z prawej strony, pozostawić na macie, nie odrywaj barku ani łopatki. Niech lewa noga będzie prosta, barki i głowa rozluźnione; głowę możesz zwrócić w prawą stronę.

Drishti: Urdhva (do nieba).

Korzyści: Asana usprawnia funkcjonowanie narządów wewnętrznych. Poprawia liniowe ułożenie kręgosłupa i jego elastyczność w dolnym odcinku. Koryguje ustawienie stawów w odcinku krzyżowym. To świetna pozycja do regeneracji całego organizmu; uspokaja umysł oraz zmniejsza bezsenność. Usprawnia trawienie. Modeluje biodra i brzuch. Obniża napięcie, pojawiające się w dolnej części pleców po długotrwałym siedzeniu i pracy przy biurku.

JATARA PARIVARTANASANA

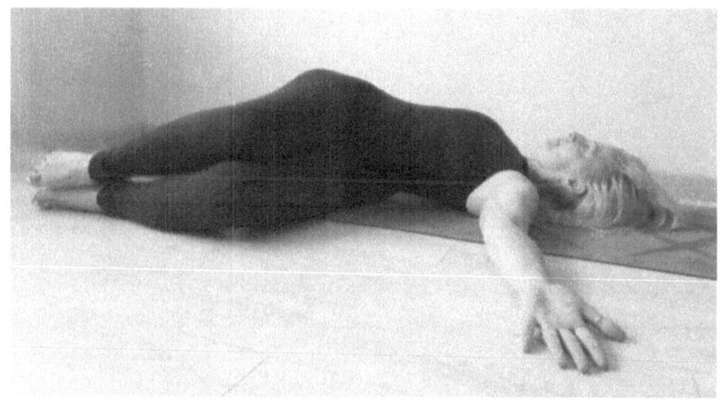

Połóż się na plecach z wyprostowanymi nogami i ramionami rozłożonymi na boki. Zrób wdech, unieś obie nogi z podłoża, złącz je, ustaw pod kątem prostym tak, aby kolana znalazły się nad miednicą, a łydki były równoległe względem podłogi. Na wydechu opuść obie nogi na lewą stronę, zachowując kąt 90 stopni i dociskając jedną do drugiej. Gdy położysz już nogi z lewej strony, wówczas rozluźnij plecy, biodra, barki i ramiona. Skoncentruj się na oddechu i pozostań w pozycji przez 20 sekund. Następnie, weź głęboki wdech, unieś obie nogi razem, aby wrócić do centrum. Na wydechu powtórz asanę na drugą stronę. Możesz zachować neutralnie ułożoną głowę lub z wydechem obrócić ją na bok, w stronę przeciwną niż kolana.

Drishti: Urdhva (do nieba/do boku).

Korzyści: Zalety tej asany są taki same, jak w poprzedniej Supta Matsyendrasanie. Ta pozycja dodatkowo pogłębia skręt i pomaga złagodzić ostry ból, sztywność i blokady w dolnej części pleców. Obie pozycje są dobre i polecane przez fizjoterapeutów przy rwie kulszowej.

Środki ostrożności: Unikaj obu tych asan, jeśli masz poważną kontuzję dolnego odcinka pleców.

RELAKS

Jest to najważniejsza część po zakończeniu praktyki asan - relaks umysłu i ciała to aspekt, którego nie można pominąć. Narodowy Instytut Zdrowia (NIH) uważa, że reakcja porelaksacyjna przynosi szeroki wachlarz korzyści zdrowotnych, w tym zmniejszenie bólu i przywracanie prawidłowego snu. Ponadto, odprężenie zwiększa również energię, zmniejsza napięcie i obniża poziom hormonów stresu oraz ciśnienie krwi. Rzeczywiście, relaks podnosi motywację, produktywność i spokój umysłu. Zawsze radzę moim podopiecznym, aby pod koniec sesji jogi wykonali kilka pozycji relaksacyjnych lub chociaż zwyczajnie poleżeli bez ruchu przez kilka minut, rozluźniając ciało i skupiając się na umyśle. Nigdy nie pozwalam im natychmiast i w pośpiechu opuścić sali. Uziemienie jest bardzo ważne, a podziękowanie i wdzięczność za mijający dzień, czas, nasze istnienie i Uniwersalną Świadomość oraz nasze połączenie z Matką Ziemią poprzez to uziemienie są koniecznością.

PIERWSZA SERIA RELAKSACYJNA

MAKARASANA - POZYCJA PANA MAKARA, znana również jako POZYCJA KROKODYLA

Ta pozycja jest opisana w XVII-wiecznym tekście o Hatha Jodze „Gheranda Samhita".

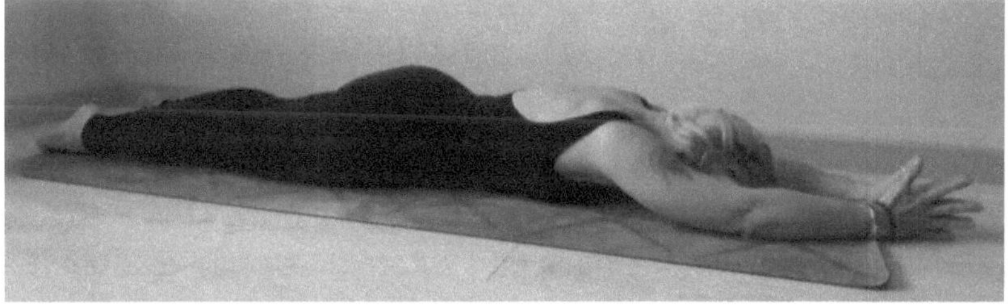

Połóż się na brzuchu z prostymi nogami i rękoma wyciągniętymi do przodu. Głowa znajduje się między ramionami, a dłonie są ułożone w Anjali Mudrę/Namaskar. Niech twoje ciało całkowicie się odpręży; zamykając oczy, skupiaj się na swoich wewnętrznych wibracjach.

Makarasana jest asaną alternatywną dla Shavasany. To jedna z lepszych pozycji do pracy nad oddychaniem przeponowym. Możesz również wykonać tę pozę nieco inną techniką, kiedy to kładziesz jedną dłoń na drugiej i opierasz na nich czoło; oczy zamknięte. Pozostań w pozycji przez minimum 4 do 5 minut.

PARSHVA SHAVASANA

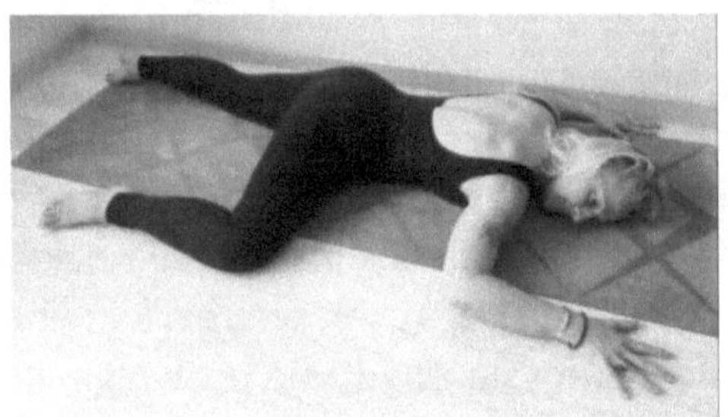

Kontynuuj poprzednią pozycję. Połóż ręce po bokach ciała pod kątem 90 stopni, dłonie skieruj do podłogi. Następnie, przesuń prawe kolano do boku, układając biodro, kolano i stopę pod kątem 90 stopni, połóż głowę na lewym policzku. Pozwól swojemu ciału na całkowite odprężenie. Pozostań w tej asanie przez 1 - 2 minuty na każdą stronę.

PARSHVA VAYU MUKTYASANA 1

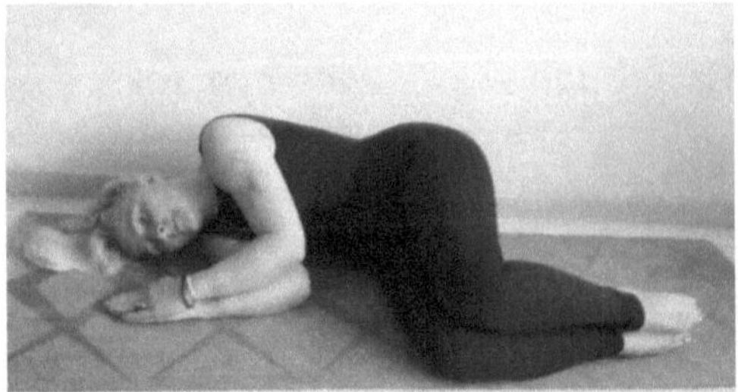

Kontynuując wcześniejszą asanę, obróć ciało na prawy bok, ułóż nogi złączone i ugięte w kolanach pod kątem 90 stopni. Podobnie połącz też dłonie i ręce, zegnij łokcie, ułóż w neutralnej odległości od twarzy. Rozluźnij głowę. Skoncentruj się na swoim naturalnym oddychaniu. Następnie, wspierając się prawą ręką na macie z boku, powoli przejdź do pozycji siedzącej, najlepiej do Sukhasany (siadu skrzyżnego). Upewnij się, że wchodząc do pozycji siedzącej, unosisz się łagodnie bokiem, a nie bezpośrednio wychodzisz w górę z leżenia na plecach. Pozostań w pozycji siedzącej, zamknij oczy i skieruj uwagę do wewnątrz lub skoncentruj się na oddechu.

DRUGA SERIA RELAKSACYJNA

Zawsze możesz wybrać jedną z dwóch serii. Podczas relaksu powinieneś uwolnić swoje myśli i nie próbować ich kontrolować na siłę, bo tylko niepotrzebnie będziesz się irytować. Po prostu odpuść, rozluźnij się, nie myśl o jakiejkolwiek kontroli. Wszystko, co możemy robić, to kierować myśli na coś innego, np. skupiając się na biciu serca, rytmie oddechu, dźwiękach wnętrza ciała lub delikatnej kojącej muzyce, a nawet próbując uchwycić dźwięki otoczenia.

SHAVASANA – POZYCJA TRUPA

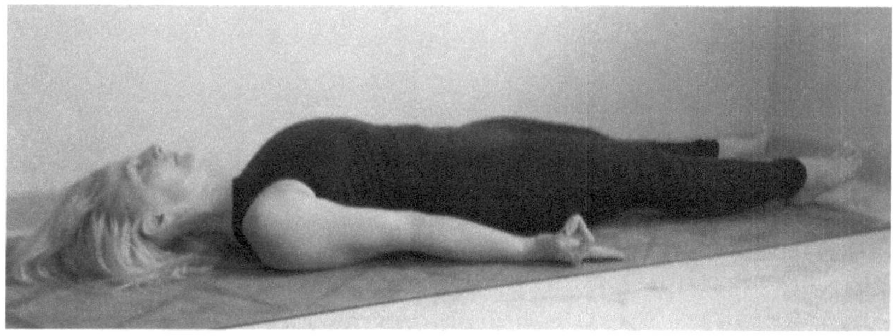

Po zakończeniu sesji asan jogi połóż się na plecach z zamkniętymi oczami, z całkowicie rozluźnionym ciałem. Nogi ułóż nieco szerzej niż biodra, ramiona po bokach ciała, głowę połóż wygodnie na potylicy i postaraj się nie odchylać jej do tyłu. Pozostań w tej pozycji przez 5 - 10 minut.

SHAVASANA, znana jest również jako MRTASANA.
Na zdjęciu powyżej dłonie przyjmują Jnana Mudrę. Shavasana jest
również używana w Jodze Nidra. W XV-wiecznej „Hatha Pradipika"
ta pozycja jest opisywana jako leżenie na plecach jak trup. Dzieło
wspomina również, że ta asana eliminuje zmęczenie i sprzyja
uspokojeniu umysłu.

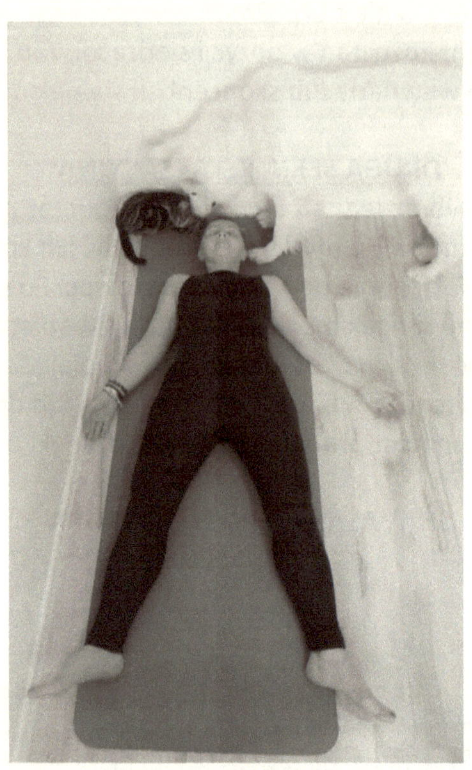

Shavasana z zamkniętymi oczami i grzbietami dłoni spoczywającymi na macie.

Ta pozycja jest jak pauza, chwila zatrzymania, która pozwala ci zintegrować w ciele i wprowadzić do swojej świadomości niezwykłe asany, które wykonałeś podczas zajęć. Nadszedł czas, aby być w teraźniejszości, uwolnić się od napięcia i po prostu poddać się chwili. Oderwij się od osądu. Nie próbuj powstrzymywać myśli, obserwuj je. Skoncentruj się na naturalnym oddechu i spróbuj się z nim połączyć. Chłoń korzyści płynące z praktyki asan i znajdź spokój w swoim cudownym Ja. Te 5 minut Shavasany powinno pozwolić odejść wszystkiemu, co stare i niepotrzebne, i odmłodzić ciało w nowe Ja. Wiele osób zasypia w tej pozycji. Ja wolę tego nie robić i pozostać całkowicie świadomym.

PARSHVA VAYU MUKTYASANA 2

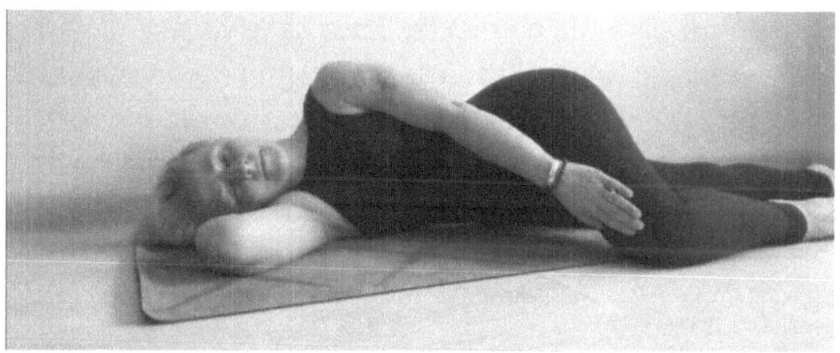

Z Shavasany połóż się na prawym boku, z prawą ręką ułożoną pod głową. Prawa strona twarzy spoczywa na połowie przedramienia. Przełóż lewą nogę do przodu i oprzyj wewnętrzną stronę kolana, łydki i stopy na macie. Lewa noga jest ułożona mniej więcej pod kątem prostym. Prawa noga jest wyprostowana, ale rozluźniona, bez napinania i zaangażowania mięśni. Połóż lewą dłoń na lewym udzie lub przed klatką piersiową na macie. Pozostań w tej pozycji ok. 1 - 2 minuty. Następnie, powoli połóż lewą dłoń na macie, aby podeprzeć się i wstać płynnie bokiem. Na samym końcu przejdź do pozycji siedzącej ze skrzyżowanymi nogami, najlepiej Sukhasany.

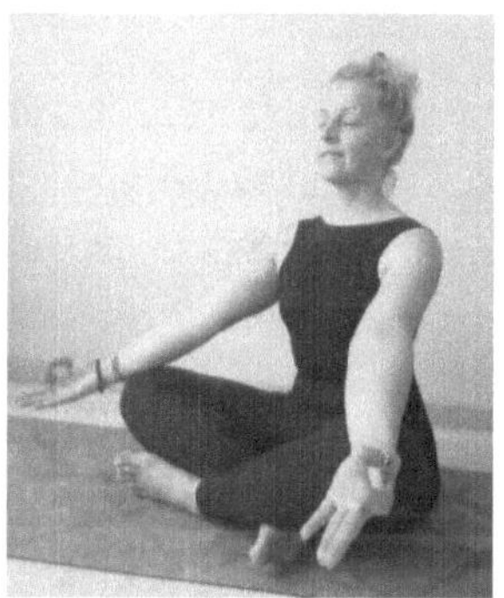

Na zakończenie Serii Relaksacyjnej 1 i 2 przejdź do **Sukhasany (Łatwa Pozycja, siad skrzyżny)**. Zamknij oczy i oprzyj tył nadgarstków na kolanach, utrzymując wyprostowane plecy i ramiona. Oddech powinien być normalny, regularny, a broda ustawiona równolegle względem podłogi. Kontynuuj głęboką koncentrację przez całą serię relaksacji lub skup się na „trzecim oku" (**Bhrumadhye** – między brwiami). Po prostu poddaj się boskiej energii i uwolnij wszystko. Pozostań w asanie ok. 2 - 3 minuty.

Powoli otwórz oczy. Podczas wydechu pochyl się w prawą stronę, kładąc prawe przedramię na macie. Lewą rękę wyciągnij nad głowę w prawo, zwracając twarz do sufitu. Rozciągnij się na boki, dłoń ułóż w Jnana Mudrę lub wyprostuj palce. Następnie, weź głęboki oddech, wróć do centrum, a z wydechem zrób to samo na drugą stronę. Powtórz po 5 razy na każdą ze stron.

PARSHVA SUKHASANA

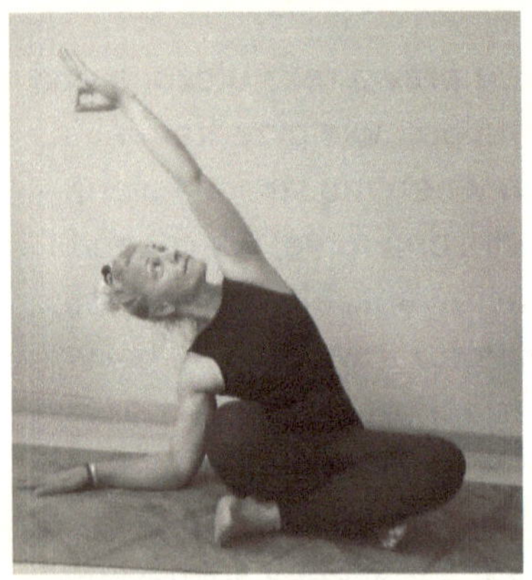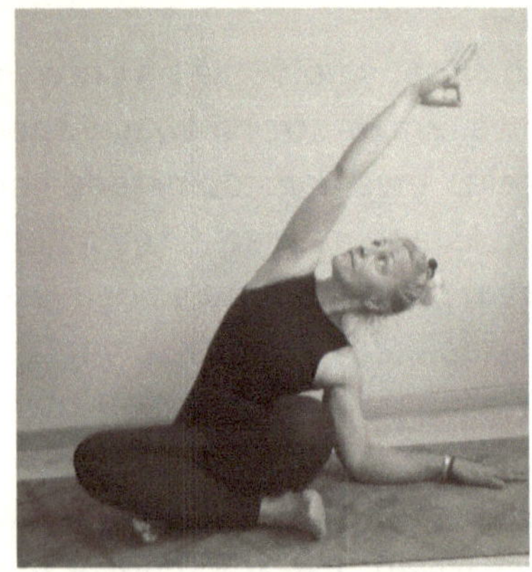

Drishti: Hastagre (ręce).
Kiedy skończysz przedstawioną asanę, zatrzymaj się na chwilę, połącz dłonie na wysokości serca w Anjali Mudrę/Namaste/Namaskar/Namaskaram/Pranaam i skłoń głowę, szeroko się uśmiechając.

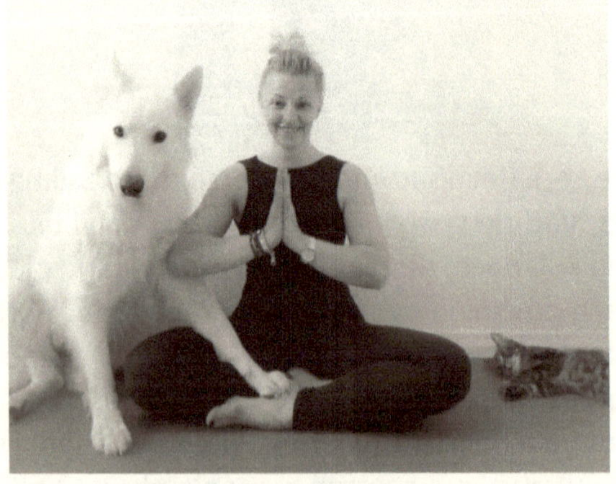

ASANY MEDYTACYJNE

SUKHASANA - ŁATWA POZYCJA SIEDZĄCA

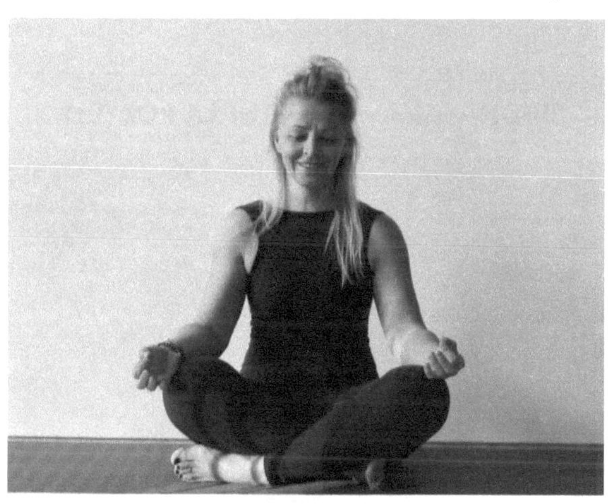

To podstawowa pozycja siedząca ze skrzyżowanymi nogami. Uważana za jedną ze starszych asan. Wedyjscy kapłani używali jej podczas rytuałów i oddawania czci bóstwom. Na przestrzeni najdawniejszych czasów ta asana była wykonywana przez mędrców, świętych, joginów, hindusów, buddystów, dżinistów i innych do celów Pranajamy, Dharany, Dhyany (dzisiaj znaczy to tyle, co medytacja), podczas studiowania, rytuałów i modlitw. Ta pozycja jest wspomniana w „Upaniszadzie Darszana" z IV wieku.

Osoby początkujące mogą siedzieć na złożonym kocu lub kostce do jogi. Jeśli siedzisz bezpośrednio na macie, sprawdź, czy guzy kulszowe są solidnie osadzone. Kilka razy pochyl się do przodu, do tyłu i na boki, aby wyczuć, czy barki są ustawione dokładnie nad biodrami. Przesuń łopatki w dół pleców tak, aby ramiona były oddalone od uszu. Wydłuż kręgosłup, utrzymuj go prosto i koroną głowy sięgaj w górę. Połóż ręce na kolanach. Przy każdym wdechu poczuj, jak twój kręgosłup rośnie i wydłuża się, a z każdym wydechem - zakorzeniaj się jeszcze mocniej w podłożu. Nie garb się, ani nie wysuwaj brody do przodu. Podnieś mostek i rozszerz klatkę piersiową. Nie próbuj wyginać dolnej, ani zaokrąglać górnej części pleców.

Drishti: Bhrumadhye (między brwiami/trzecie oko), Nasagre (nos) lub Antara (do wewnątrz).
Korzyści: To asana uspokajająca, regenerująca, dobra do Pranajamy, Dharany i Dhyany.

SIDDHASANA - DOSKONAŁA POZYCJA

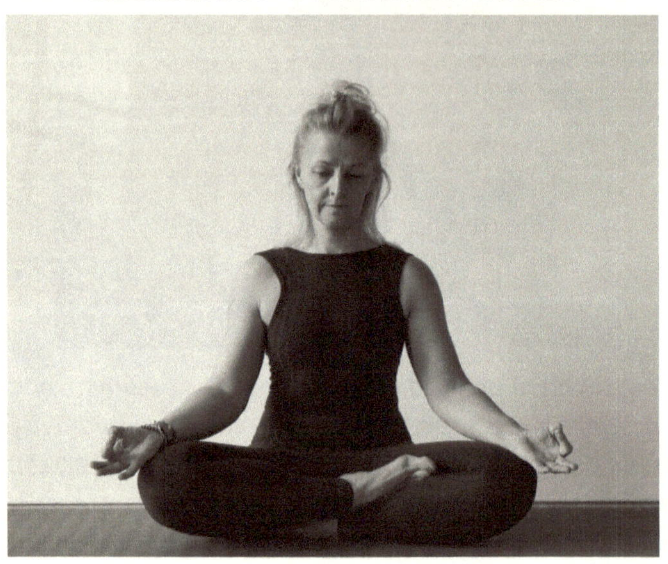

Siddhasana jest również jedną ze starożytnych asan używanych podczas Dharany, Dhyany i Pranajamy. Nazywa się ją „Doskonałą Pozycją", ponieważ celem wszystkich wcześniejszych asan było przygotowanie ciała i umysłu do pozostawania w medytacji w tej właśnie pozycji. Jest ona opisywana jako poza medytacyjna już w X wieku w „Goraksha Sataka" oraz w XV wieku w „Hatha Pradipika". W pozycji siedzącej połóż stopę na macie, zwróć piętę w stronę krocza, podeszwę płasko ułóż na wewnętrznym udzie drugiej nogi. Popraw ustawienie nóg i guzów kulszowych na podłodze. Kostkę drugiej nogi ułóż na pierwszej, a obie pięty - jedna na drugiej, rozsuń kolana na boki. Pięty usytuowane są w centralnej część ciała, w jednej linii z sercem i pępkiem; plecy wyprostowane. Ta pozycja dla kobiet nazywa się ***„Siddha Yoni Asana"***.
Drishti: Bhrumadhye (między brwiami/trzecie oko), Nasagre (nos) lub Antara (do wewnątrz).

MUKTASANA - POZYCJA WYZWOLENIA

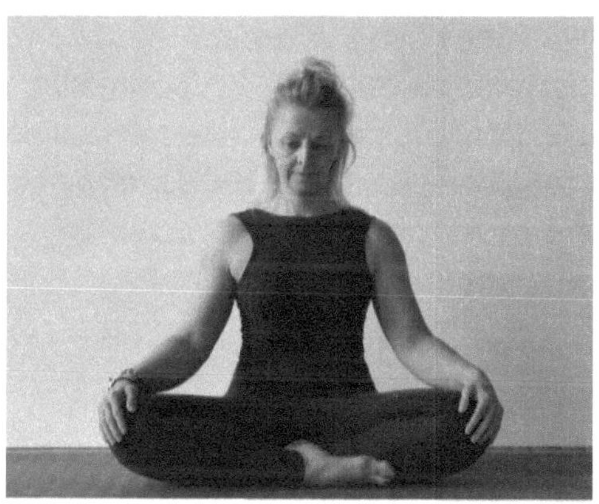

Jest to odmiana lub łatwiejsza wersja Siddhasany, z jedną piętą przed drugą, nazywana również „Ardha Siddhasana". Osoby, które chciałyby medytować przez dłuższy czas, ale mają trudności z Siddhasaną, mogą również przejść do Muktasany, zwyczajnie umieszczając stopy jedna przed drugą, a pięty w jednej linii przed kroczem. Ręce mogą spoczywać na kolanach, albo mogą być ułożone w Jnana/Chin Mudrę.

Drishti: Bhrumadhye (między brwiami), Nasagre (nos) lub Antara (do wewnątrz).

ARDHA PADMASANA - POZYCJA PÓŁLOTOSU

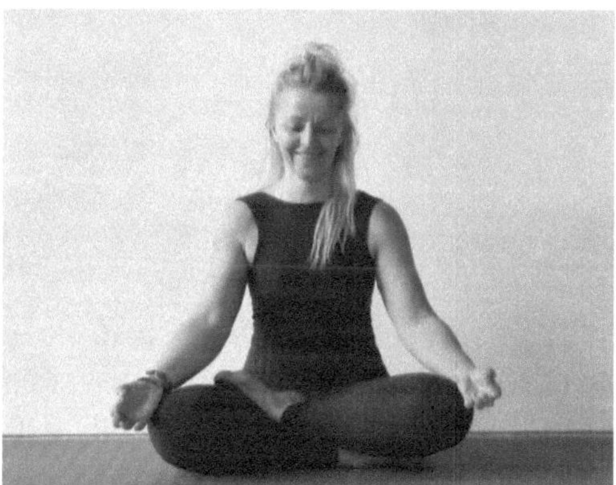

Zacznij od Sukhasany, pomagając sobie rękoma połóż lewą stopę na prawym udzie (podeszwą skierowaną do góry). Popraw ustawienie stopy tak, aby znajdowała się ona jak najwyżej na udzie, w pachwinie. Prawa noga jest ugięta, a jej stopa znajduje się blisko lewego pośladka. Unieś koronę głowy, wyprostuj plecy i wydłuż kręgosłup. Barki powinny być wyrównane i oddalone od uszu. Dłonie mogą spoczywać na kolanach swobodnie lub ułożone w Jnana/Chin Mudrę. Powtórz potem asanę z prawą nogą w Pozycji Półlotosu. Pozostań w niej po 20 sekund na każdą stronę. Jeśli potrafisz, możesz pozostać w niej nawet przez całą sesję relaksacji. Możesz też w niej medytować.

Drishti: Bhrumadhye (między brwiami), Nasagre (nos) lub Antara (do wewnątrz).

PADMASANA – POZYCJA LOTOSU

Padmasana jest jedną z popularniejszych i najdawniejszych siedzących pozycji medytacyjnych. Lotos jest uważany za święty w tradycji indyjskiej. Poza podstawowym celem medytacyjnym, ta pozycja była wielokrotnie wykorzystywana i przedstawiana na ikonach, monetach, ścianach świątyń, obrazach lub innych artystycznych i duchowych artefaktach.

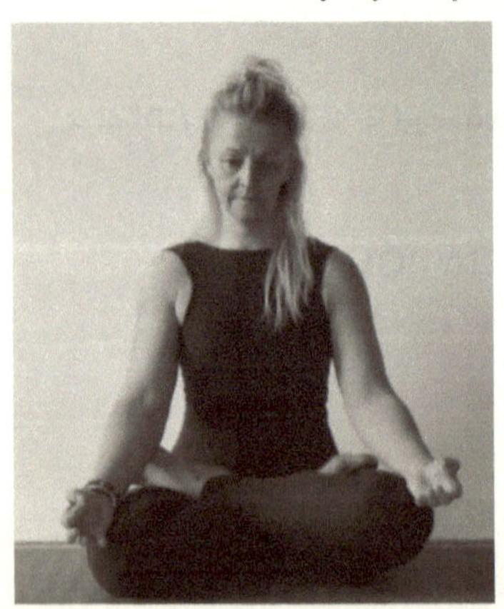
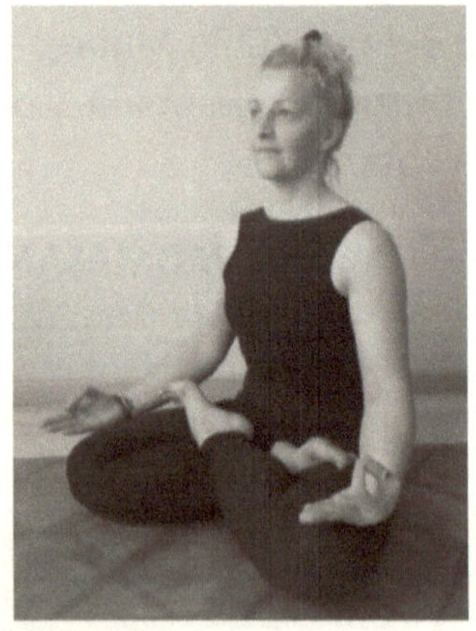

W przypadku Padmasany jest to odwrócony siad skrzyżny, gdzie stopy krzyżują się nad udami, nie pod nimi, a piszczele są skrzyżowane tak symetrycznie, jak to tylko możliwe. Przysuń stopy jak najbliżej brzucha. Połóż ręce swobodnie na kolanach lub oprzyj tylko wierzch nadgarstków, a dłonie ułóż w Jnana/Chin Mudrę. Plecy są wyprostowane, podbródek ustawiony równolegle względem podłogi, łopatki ściągnięte po skosie w dół, kręgosłup wydłużony.

Drishti: Bhrumadhye (między brwiami), Nasagre (nos) lub Antara
(do wewnątrz).

*Jeśli na początku zewnętrzna strona łydek i kolan nie dotyka maty
(jak na pierwszym zdjęciu), wszystko jest w porządku, nie naciskaj i
nie wymuszaj pozycji. Dzięki systematycznym ćwiczeniom w końcu
będziesz w stanie położyć kolana na podłodze.*

Korzyści: Uważa się, że Padamasana, Ardha Padmasana,
Siddhasana, Muktasana i Sukhasana zmniejszają napięcie mięśni,
regulują ciśnienie krwi oraz łagodzą niedogodności i stres związane
z menstruacją.

Środki ostrożności: Jeśli odczuwasz dolegliwości kolan, unikaj tej
asany albo usiądź na podwójnie lub potrójnie złożonym kocu tak,
aby górna część tułowia była uniesiona wyżej niż kolana.

WADŻRASANA - POZYCJA PIORUNA lub POZYCJA DIAMENTU

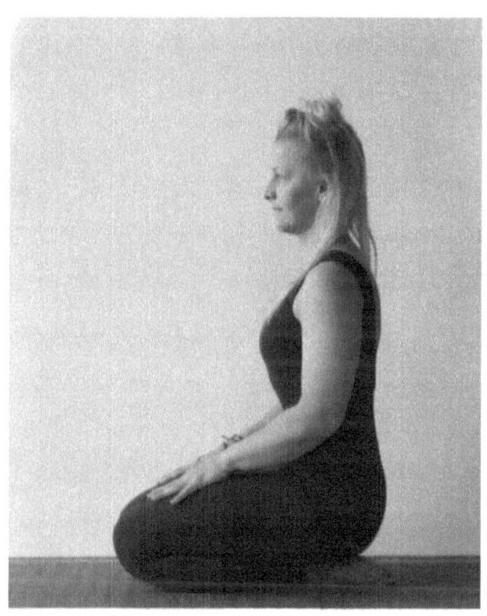

Usiądź na piętach z łydkami pod udami. Duże palce stóp stykają się
ze sobą. Wyprostuj się, wyciągnij i wydłuż kręgosłup. Stopy powinny
leżeć płasko na macie, z podeszwami skierowanymi do góry,
wspierając pośladki. Dłonie połóż na udach lub kolanach albo połącz
palce w Jnana Mudrę.

Drishti: Bhrumadhye (między brwiami), Nasagre (nos) lub Antara
(do wewnątrz).

VIRASANA - POZYCJA BOHATERA

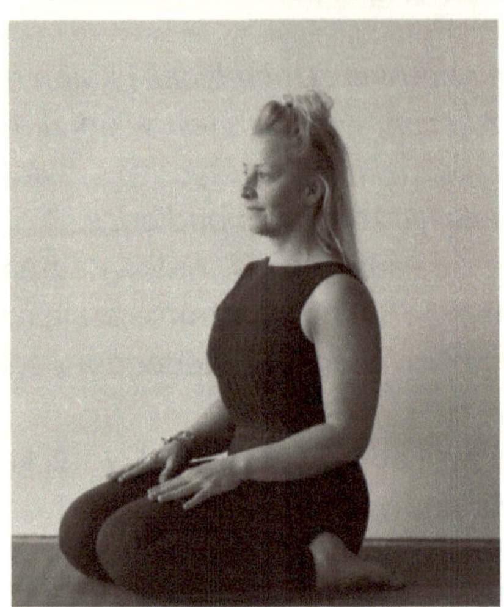

W tę pozycję wchodzi się z Vajrasany. Na wydechu rozłącz stopy tak, aby usiąść pośladkami na podłodze. Kolana mogą być złączone lub lekko rozstawione; plecy wyprostowane. Ręce umieść swobodnie na udach lub ułóż dłonie w Jnana Mudrę.

Virasana jest również fundamentem Supta Virasany i wszystkich jej odmian. Należy jednak być niezwykle ostrożnym z Virasaną, ponieważ wymaga ona doskonałej elastyczności kolan, kostek, bioder; nawet najmniejszy błąd może spowodować kontuzję kolan.

Łatwiejszy wariant – rozpoczynając od Vajrasany, delikatnie rozdziel stopy i użyj bloku lub złożonego koca, aby oprzeć pośladki.

Drishti: Bhrumadhye (między brwiami), Nasagre (nos) lub Antara (do wewnątrz).

Korzyści: Obie asany wzmacniają nogi i więzadła. Poprawiają trawienie. Łagodzą objawy menopauzy. Działają leczniczo przy nadciśnieniu i astmie.

Środki ostrożności: Unikaj Vajrasany i Virasany, jeśli masz kontuzję kolan lub kostek.

JNANA (GYANA) MUDRA i CHIN MUDRA

„Pochodzące z sanskrytu słowo 'mudra' jest interpretowane jako 'gest' lub 'stan umysłu'. Mudry można opisać jako 'jasnowidzące, entuzjastyczne, pełne czci i gustowne ruchy umysłu'. Jogini wykorzystywali je jako sposób zachowania strumienia witalności, wykonywany w celu połączenia indywidualnej siły pranicznej z mocą wszechogarniającą i potężną. Mudrę charakteryzuje się także jako 'pieczęć', 'łatwą drogę', 'objazd'. Pomagały one joginom zwrócić witalność do wewnątrz oraz postawić granice, które miały zapobiec wypływowi prany[8]. Mudry używane w połączeniu z ćwiczeniami oddechowymi Jogi tchną życie w rozprzestrzenianie się prany w ciele, wzmacniając w ten sposób różne części organizmu. Ponadto, mudra jest symbolem, formalnym znakiem używanym w Dżinizmie, Buddyzmie i Hinduizmie. Całkowicie nieomylne i zależne od zasad Ajurwedy mudry są rozumiane jako sposób naprawy. Mudra może obejmować całe ciało w połączeniu asan, pranajamy, bandh, może też przedstawiać podstawową pozycję dłoni. Jest to mieszanka dyskretnej fizyczności, która zmienia stan umysłu, postawę i zachowanie oraz rozszerza także uważność, skupienie i wnikliwość. 'Hatha Yoga Pradipika' i inne pisma o Jodze uważają, że mudra jest 'jogangą', czyli autonomiczną częścią Jogi, wymagającą subtelnej wyrafinowanej uważności"- „Classical Indian Yoga"[9]

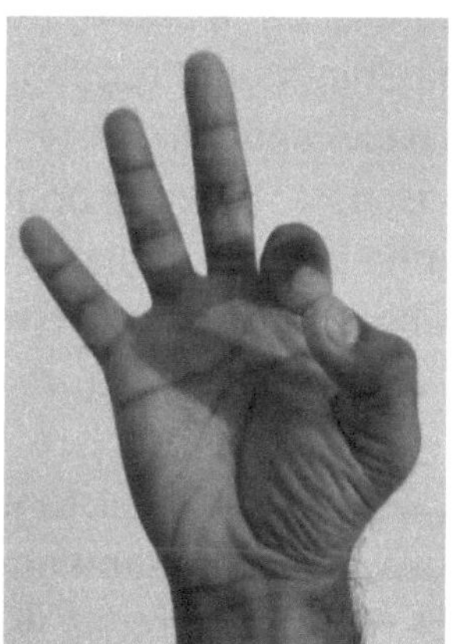

---

[8] Prana – energia witalna.

[9] Cytat pochodzi z książki Anila Machado "Klasyczna Joga indyjska – kompleksowy przewodnik po filozofii Jogi" ("Classical Indian Yoga – A comprehensive guide to Yoga philosophy").

Istnieje szeroka gama mudr, takich jak mudry dłoni, głowy, postury i dna miednicy. Omówimy jednakże tylko te, które są dla nas ważne i wykorzystywane podczas praktyki asan.

Jnana oznacza „mądrość" lub „wiedzę". Jest ona gestem intuicyjnej wiedzy.

Chin pochodzi od słowa z sanskrytu „chit" lub „chitta", oznaczającego „świadomość". To psychiczny gest świadomości.

W Gyan/Jnana Mudrze i Chin Mudrze osoba (której symbolem jest palec wskazujący) składa pokłon najwyższej świadomości (kciuk), uznając jej niezrównaną moc. Palec wskazujący, dotykający kciuka, symbolizuje ostateczną jedność obu doświadczeń i kulminację Jogi.

Połącz opuszki palca wskazującego i kciuka (palec wskazujący może również dotykać wewnętrznej nasady kciuka). Pozostałe 3 palce są wyprostowane (w tej technice mogą być one złączone lub lekko rozstawione).

Palce obu dłoni skierowane są w dół, a nadgarstki spoczywają na kolanach. Kiedy wykonasz tę samą mudrę z dłońmi skierowanymi do góry, nazywa się ona Chin Mudra (podczas asan siedzących, gdy nadgarstki spoczywają na kolanach).

Każda z tych mudr może zostać przyjęta podczas Dharany lub Dhyany, albo też włączona podczas praktyki Asan.

Ghyan/Jnana Mudra i Chin Mudra są prostymi, ale ważnymi psychonerwowymi blokadami palców, które sprawiają, że Asany, Pranajama i Dhyana stają się skuteczniejsze. Dłonie i palce mają wiele zakończeń nerwowych, które nieustannie wysyłają energię. Kiedy palec dotyka kciuka, powstaje zamknięty obwód, pozwalający energii, która normalnie rozproszyłaby się w otoczeniu, na krążenie we wnętrzu ciała, do mózgu. Kiedy umieszczasz dłonie na kolanach, powstaje kolejny obwód, który podtrzymuje i przekierowuje pranę z powrotem do ciała. Ponadto, umieszczenie rąk na kolanach stymuluje *nadi*, które biegnie od kolan, po wewnętrznej stronie ud, do krocza. Jest ono znane jako „gupta" lub „ukryte nadi".

Korzyści: Ta mudra tworzy obwód energetyczny (obwód praniczny) w ciele. Poprawia koncentrację, podnosi nastrój, polepsza sen. Łagodzi stres i napięcie. Uspokaja umysł i wspomaga pamięć. Co najważniejsze, napełnia pozytywną energią i dobrymi myślami.

NAMASKAR, NAMASKARAM, NAMASTE, ANJALI MUDRA lub PRANAMASANA

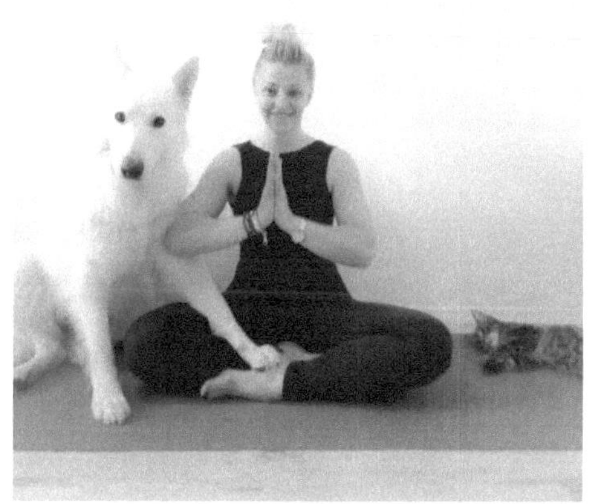

Namaskar, Namaste, Anjali Mudra, Pranamasana, Pranaam to formalne powitanie bezkontaktowe na subkontynencie indyjskim. Powszechnie używane przez hinduistów, buddystów, dżinistów i sikhów. Zwykle przyjmuje się je przez złożenie dłoni. Jest to gest, który można wykonać w pozycji stojącej, siedzącej lub podczas modlitwy, a nawet włączyć go do kilku asan.

*W „Atharvawedzie" Namaskar pojawia się w znaczeniu uwielbienia, adoracji, hołdu lub wychwalania. W „Mahabharacie" również pojawia się jako wyraz czci, głębokiego szacunku, hołdu i adoracji. We współczesnych czasach „Namah" oznacza „pokłon, pełne szacunku pozdrowienie lub uwielbienie". „Te" oznacza „do/dla ciebie". W filozofiach wedyjskich, a zwłaszcza w Jodze, przynosi to głęboki sens duchowy i wiarę, że **„boskość i jaźń są takie same w tobie jak i we mnie"**. „Namaste" oznacza zatem **„kłaniam się boskości w tobie"**.*

Anjali Mudra w jodze jest tym samym, co Namaste, ale ma głębsze znaczenie niż zwykłe „Witam!" lub „Do widzenia". Złożenie dłoni powoduje połączenie między prawą a lewą półkulą mózgu i reprezentuje zjednoczenie lub jarzmo. To jarzmo jest połączeniem z boskością odzwierciedloną we wszystkim. Dlatego Anjali Mudra szanuje i honoruje zarówno siebie, jak i wszystko, co wokół.
Korzyści: Ta mudra przynosi ulgę w stanie psychicznego napięcia i niepokoju. Dzięki niej osoba ćwicząca może osiągnąć koncentrację i skupienie podczas praktyki Asan, Dharany i Dhyany, aby wejść w stan medytacji.

KSEPANA MUDRA

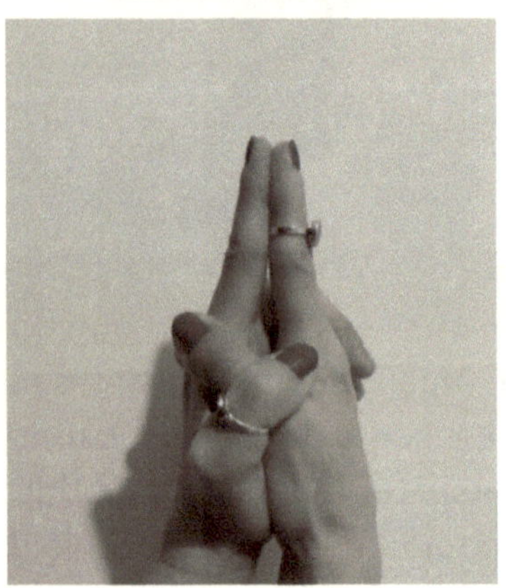

Ksepana w sanskrycie oznacza „wyrzucić", „pozwolić odejść", „odpuścić" lub „odrzucać".

Jest to kolejna powszechna mudra stosowana podczas ćwiczenia asan w pozycjach stojących, wygięciach do tyłu, siedzeniu lub leżeniu na plecach. Zabiera ona negatywną energię, przynosi pozytywne wibracje, wypłukuje stres i irytację. Często wykonuję Ksepana Mudrę rano, tuż po przebudzeniu. Siadam w Sukhasanie (siad skrzyżny), przyjmuję tę mudrę, zamykam oczy i oddycham głęboko przez ok. 5 - 7 minut. Jest to świetny sposób na początek dobrego dnia. Napełnia mnie dużą ilością pozytywnej energii i przynosi jasność umysłu.

Metoda: Złóż dłonie. Wyciągnij palce wskazujące i złącz je, ale sprawdź też, czy między dłońmi jest niewielka pusta przestrzeń. Spleć pozostałe palce. Skrzyżuj kciuki i dociśnij ich opuszki.

Najlepiej, jeśli w przypadku mężczyzn prawy kciuk krzyżuje się nad lewym *(ponieważ prawa strona reprezentuje męski kanał energetyczny)*, a dla kobiet - lewy kciuk nad prawym *(lewa strona symbolizuje kobiecą jakość, uważaną za bardziej dominującą kobiecą energię odwołującą się do bogini Kali, która niszczy zło i ciemność; kiedy lewy kciuk krzyżuje się nad prawym, wtedy nazywa się to również „Kali Mudra")*.

Współautorka i wykonawczyni pozycji DOROTA KAMIŃSKA

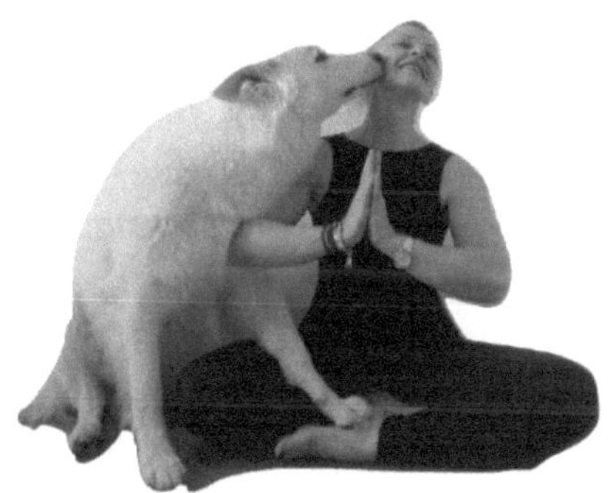

Dorota o sobie:

Jestem pełnoprawnym nauczycielem Vinyasa Yogi i Ashtanga Vinyasa Yogi (RYT 200), instruktorem Rekreacji Ruchowej ze specjalnością Fitness (po 300-godzinnym kursie) w klubie Legion Fitness w Bytomiu Odrzańskim (Polska). Z ruchem i jego odmianami związana jestem od ponad 10 lat, a od 2013 r. prowadzę także własną szkołę jogi i fitnessu Legion Fitness, oraz blog Do-joga Legion. Wszystkie szkolenia i warsztaty ukończyłam pod okiem znanych i cenionych nauczycieli w kraju i za granicą, takich jak: Basia Lipska Larsen, Beata Darowska, Manju Jois, Taylor Hunt, Stu Girling, Krystian Messjasz i Vinaya Kumar. W 2019 r. przebywałam 4 miesiące w Majsurze w Indiach, gdzie studiowałam nowy system dynamicznej jogi o nazwie Pranavashiayoga. Rok 2020 pokrzyżował jakiekolwiek plany dalszego pogłębiania wiedzy i praktyki własnej w Indiach. Ze względu na pandemię nie mogłam prowadzić swojej szkoły, a nawet regularnych zajęć dla studentów jogi; straciłam możliwość takiej pracy. Dlatego też dałam się namówić Anilowi, najpierw do wykorzystania mojego wizerunku w angielskiej wersji książki, gdzie wykonuję asany, a potem i do opisania po polsku metodyki wykonywania pozycji. Teraz, gdy ukończyłam ten drugi etap wspólnego tworzenia książki w języku polskim, jestem bardzo wdzięczna za tę możliwość. Bo przecież ci, którzy znają mnie trochę bliżej wiedzą, że nie jestem pisarką i daleko mi do tego. Jednak przygoda już się rozpoczęła i przede mną kolejne dwa tomy tej trylogii. Po cichu zdradzę Wam, że chciałabym wydać tę książkę w języku arabskim… To mój kolejny cel.

Anil o mnie:

„*Dorota to przede wszystkim uczennica i nauczycielka, która nieustannie pogłębia swoją wiedzę na temat różnych systemów i aspektów Jogi. Jest dla mnie jedną z czołowych nauczycielek jogi w Polsce. Natknąłem się na Dorotę, gdy szukałem nauczycielki do mojej książki. Podróżowałem po całym kraju, spotykając i obserwując wielu instruktorów i nauczycieli. Wprawdzie spotkałem kilku czołowych, ale jednak wciąż czegoś brakowało... W chwili, gdy poznałem Dorotę, wokół niej była aura wspaniałej energii i pasji do jogi z prawdziwą uczciwością i prawością. Pomimo wieloletniego doświadczenia i wykształcenia, jest ona zawsze gotowa do dalszej nauki i poznawania różnych stylów Jogi. Wykonała serię naprawdę trudnych pozycji, za każdym razem z zapałem i determinacją, by zrobić asanę jak najlepiej, z jak największą gracją. Wymieniliśmy wiele pomysłów i odmian asan. Kilku rzeczy nauczyłem się także od niej! Uznałem, że idealnie nadaje się do prezentowania asan w tej książce i świetnie byłoby napisać z nią polską wersję. Ja zajmuję się bowiem filozoficzną stroną tego przewodnika, a ona opisuje wspólnie ze mną pozycje i metody ich wykonania, wkładając w ten opis swoje doświadczenie i serce* ”- Anil Machado

Główny autor:
Anil Machado

Anil Machado od lat praktykuje Kalaripayattu i mocno przestrzega filozofii Jogi. Wiele podróżował po Indiach w poszukiwaniu zrozumienia pochodzenia i rozwoju Jogi, znajdując prawdziwą esencję, studiując różne ścieżki i ucząc się pod okiem guru, takich jak: Sadhguru, Sri Sri Ravi Shankar, B.K.S. Iyengar, Guru Pathare, Guru Darekar, Swami Satyananda Saraswati, Sri Yogendra, Profesor S. K. Ramchandra Rao i in. Żył wśród joginów Nath, Aghori, aby zrozumieć i nauczyć się oryginalnej praktyki Hatha Jogi. Prowadził rozległe badania nad wedyjską kulturą i Jogą m. in. w: Centralnej Bibliotece Archeologicznej Rządu Indii, Uniwersytecie Jadavpur, Uniwersytecie Sri Venkatesa, Bibliotece Narodowej Akademii Administracji L. B. S., Instytucie Jogi w Indiach, Aurobindo Ashram, Aghori Ashram i innych instytutach badawczych. Przeprowadził ponad tysiąc seminariów, szkoleń, konferencji poświęconych filozofii wedyjskiej, Jodze i Kalari. W 2016 r. prowadził prezentacje o wedyjskich Indiach i Jodze w niemal 250 szkołach w Polsce. Co najważniejsze, w 2018 r. otrzymał specjalne wyróżnienie od Premiera Indii, Shri Narendry Modi, za wkład w krzewienie i popularyzację Jogi w Polsce. Jest także autorem książki **„Classical Indian Yoga – A comprehensive guide to Yoga philosophy”** („Klasyczna Joga indyjska - kompleksowy przewodnik po filozofii Jogi”), dostępny na Amazon.

„Asany Jogi - Ilustrowany przewodnik dla praktyków, tom 2”
(„Yoga Asanas – An illustrated guide for practitioners, volume 2”)
 wydany zostanie w 2021 r.

Chcielibyśmy podziękować wszystkim, którzy byli częścią tej książki. Naszym paniom fotograf - Aleksandrze Piekarskiej, Renacie Brzozowskiej i Karinie Domińczak - za pracę przy zdjęciach i udział w tym projekcie.

Podziękowania należą się też uczniom Doroty, którzy dawali jej wsparcie i mocno jej kibicowali. Dorota i ja jesteśmy Wam bardzo za to wdzięczni.

Anil Machado

Wolność, pokój i miłość.
ANIL MACHADO & DOROTA KAMIŃSKA

www.ingramcontent.com/pod-product-compliance
Lightning Source LLC
Chambersburg PA
CBHW051040250726
48656CB00001B/71